Fachwissen der Zahnarzthelferin in Frage und Antwort

von

Dr. med. dent. Dorothea Krüger

Professor Dr. phil. Günter Springer

unter Mitarbeit von

Ute Springer

4., durchgesehene Auflage

1991

Verlag Dr. Max Gehlen · Bad Homburg vor der Höhe

Gehlenbuch 3018

Zeichnungen: Wolfgang Müller, Bad Homburg vor der Höhe

ISBN 3-441-03018-4

Herstellung: Buchdruckerei Dr. Alexander Krebs · Bad Homburg vor der Höhe

Vorwort

Die Zahnarzthelferin benötigt ein umfangreiches Fachwissen, das von der Anatomie über die Werkstoffkunde bis zur Verwaltungsarbeit am Schreibtisch reicht.

Das vorliegende Buch beschränkt sich auf die Themen der Speziellen Zahnmedizinischen Fachkunde, die in Klassenarbeiten, Zwischenprüfungen und Abschlußprüfungen der Zahnärztekammern und der Berufsschulen abgefragt werden. Deshalb ist es nicht nur zur Prüfungsvorbereitung zu gebrauchen, sondern auch während der gesamten Ausbildungszeit und darüber hinaus im Zusammenhang mit Fortbildungen.

Die Autoren wollen mit diesem Buch nicht nur fachlich informieren, sondern auch die Fähigkeit der Benutzer trainieren, auf klare Fragen klare und kurze Antworten zu geben. Deshalb sind die Antworten auf das Wesentliche beschränkt. Erweiterungen sollen über das Gefragte hinaus Wissenswertes zum Thema vermitteln, Nebenaspekte beleuchten und Querverbindungen herstellen.

Obwohl die Fragen innerhalb der einzelnen Kapitel nach logischen Zusammenhängen geordnet wurden, sind die Einzelfragen in den meisten Fällen auch ohne Kenntnis der vorhergehenden Antwort lösbar.

Das angewandte Frage-Antwort-System erfordert das ständige Mitdenken und erschwert ein einfaches Überlesen ganzer Passagen. Es erlaubt aber ein dosiertes Lernen in selbst gewählten kleineren oder größeren Schritten.

Da die Fragen sich nicht an einem bestimmten Lehrbuch orientieren, kann das „Fachwissen der Zahnarzthelferin in Frage und Antwort“ unabhängig von dem in der Schule verwendeten eingesetzt werden.

Vorwort zur 4. Auflage

Das Buch wurde aufgrund von Vorschlägen und Kritik, auch von Seiten der Zahnärzte, überarbeitet und aktualisiert. Es entspricht den Anforderungen der neuen Lehrpläne.

Autoren und Verlag sind für Verbesserungsvorschläge dankbar.

Frühjahr 1991 *Die Verfasser*

Inhaltsverzeichnis

1 Histologie, Anatomie und Physiologie

1.1 Zelle und Gewebe

▸ Grundbegriffe

1 Erklären Sie die Begriffe a) Histologie, b) Anatomie, c) Physiologie.

a) Histologie ist die Lehre von den Geweben des Körpers.
b) Anatomie ist die Lehre von Form und Bau der lebenden Körper.
c) Physiologie ist die Lehre von den Funktionen der Organe und ihrem Zusammenspiel.

Zytologie ist die Lehre von der Zelle.

2 Was ist ein Organsystem?

Ein Organsystem ist der Zusammenschluß verschiedener Organe zu einer funktionellen Einheit.

Organsysteme sind z. B. das Muskelsystem, das Verdauungssystem und das Nervensystem.

3 Was versteht man unter einem Organ?

Ein Organ ist der Zusammenschluß verschiedener Gewebe zur Erfüllung einer oder mehrerer bestimmter Aufgaben.

Beispiele für Aufgaben eines Organs:
- *Das Herz bewegt das Blut durch den Körper.*
- *Die Niere reinigt das Blut von giftigen Stoffen.*
- *Die Leber verarbeitet Nährstoffe, produziert Galle und entgiftet Schadstoffe.*

4 Aus welchen Organen besteht das Kreislaufsystem?

- Herz
- Blutgefäßen mit Blut
- Lymphgefäßen mit Lymphflüssigkeit

In das Lymphgefäßsystem sind Lymphknoten eingeschaltet.

5 Welche Organe gehören zum Nervensystem?

- Gehirn
- Rückenmark
- Nerven

Gehirn und Rückenmark werden als Zentralnervensystem bezeichnet. Die von ihnen ausgehenden und zu ihnen hinziehenden Nerven nennt man peripheres Nervensystem.

▶Zelle und Zellteilung

6 Was versteht man unter einer Zelle?

Eine Zelle ist der kleinste noch selbständig lebensfähige Baustein in einem menschlichen, tierischen oder pflanzlichen Organismus.

Es gibt Lebewesen, die aus einer einzigen Zelle bestehen, z. B. Bakterien und Protozoen. Der ausgewachsene menschliche Körper ist aus etwa 50 bis 70 Billionen Zellen aufgebaut.

7 Geben Sie die Bestandteile einer Zelle an.

- Zellkern (Nucleus)
- Zelleib (Zytoplasma)
- Zellhülle (Plasmalemm)

Wichtigster Bestandteil des Zellkerns sind die Gene (Erbfaktoren).

8 Welche Fähigkeiten haben Zellen?

Zellen können
- Stoffe aufnehmen, verarbeiten, speichern und ausscheiden
- auf Reize reagieren
- sich teilen
- sich spezialisieren
- sterben

Einige Zellen im menschlichen Körper können sich aktiv bewegen, z. B. die weißen Blutkörperchen.

9 Auf welche zwei Arten geht die Zellteilung im menschlichen Körper vor sich?
- durch Mitose (indirekte Zellkernteilung)
- durch Reduktionsteilung (Reifeteilung)

Amitose ist direkte Zellteilung durch einfache Abschnürung. Amitose kommt nur bei niederen Organismen, z. B. bei Bakterien, vor.

10 Beschreiben Sie den Vorgang der Mitose.

Die Erbanlagen, die auf 23 paarigen Chromosomenfäden angeordnet sind, verdoppeln sich. Es folgt eine Trennung der verdoppelten Erbanlagen in zwei Zellkerne. Der Zelleib teilt sich. Es sind zwei identische Zellen entstanden.

Bei der Reifeteilung entstehen Ei- bzw. Samenzellen mit einem einfachen Chromosomensatz.

▸Gewebearten

11 Was ist ein Gewebe?

Ein Gewebe ist der Zusammenschluß mehrerer gleichartiger Zellen mit gleicher Aufgabe und Funktion.

Die Zellen eines Gewebes liegen unmittelbar aneinander oder haben einen mehr oder weniger großen Abstand voneinander. Die Lücken zwischen den Zellen werden durch eine Zwischenzellsubstanz (Interzellularsubstanz) ausgefüllt. Sie wird von den Zellen ausgeschieden.

12 Nennen Sie die vier Arten von Grundgeweben.

– Epithelgewebe
– Binde- und Stützgewebe
– Muskelgewebe
– Nervengewebe

Die Zellen der verschiedenen Gewebe haben sich auf bestimmte Aufgaben spezialisiert.

13 Welche vier Gewebe gehören zu den Bindegeweben?

– Bindegewebe
– Fettgewebe
– Knorpelgewebe
– Knochengewebe

Knorpel und Knochen siehe Seite 12, Epithelgewebe Seite 44, Muskelgewebe Seite 20 und Nervengewebe Seite 47.

14 Woraus besteht das Bindegewebe?

Bindegewebe besteht aus
– Zellen, die ortsfest sind und durch Zellfortsätze miteinander verknüpft sind (Fibrozyten)
– Zellen, die wandern können (Histiozyten)
– Interzellularsubstanz
– Fasern

Histiozyten können Fremdkörper aufnehmen und auflösen.

15 Welche drei Arten des Bindegewebes unterscheidet man nach der Anzahl und Art der Fasern?

– lockeres (retikuläres) Bindegewebe mit wenig kollagenen (leimgebenden) und elastischen Fasern
– geformtes, straffes Bindegewebe mit sehr vielen kollagenen Faserbündeln
– geformtes, elastisches Bindegewebe mit vielen elastischen Fasern

16 Nennen Sie Beispiele für das Vorkommen von a) lockerem, b) straffem, kollagenem, c) elastischem Bindegewebe.

a) Lockeres Bindegewebe füllt Gewebslücken aus. Es bildet das Stützgerüst verschiedener Organe, z. B. der Milz.
b) Straffes, kollagenes Bindegewebe überträgt in Form von Sehnen Zugkräfte auf die Knochen; es umhüllt die Muskeln.
c) Elastisches Bindegewebe bildet z. B. das Stützgerüst der Lunge und die Bänder der Wirbelsäule.

Das lockere Bindegewebe ist auch beim Erwachsenen noch sehr wandlungsfähig.
Beispiele:
- *Aus dem Bindegewebe der Pulpa können sich neue Dentinbildungszellen entwickeln.*
- *Bei der Wundheilung nach einer Extraktion entsteht aus Bindegewebe in der Alveole Knochen.*

1.2 Skelettsystem, Knochen

▸ Knochen

1 Beschreiben Sie den Aufbau des Knochengewebes.

Das Knochengewebe besteht aus Knochenzellen und Knochengrundsubstanz. Die Knochenzellen liegen in Höhlen und sind untereinander durch Fortsätze verbunden. Die Grundsubstanz ist eine verkalkte Interzellularsubstanz. In ihr verlaufen Kanäle mit Blutgefäßen. Ein Drittel des Knochengewebes besteht aus organischen Stoffen, zwei Drittel aus anorganischen.

Knochenbildende Zellen heißen Osteoblasten, Knochenabbauzellen Osteoklasten.

2 Beschreiben Sie den Aufbau eines Knochens von außen nach innen.

Die Knochenhaut (Periost) bedeckt den Knochen mit Ausnahme der Gelenkenden. Auf sie folgt die eigentliche Knochensubstanz mit einer dichteren Knochenrinde (Compacta oder Corticalis) und der aus Knochenbälkchen bestehenden Schwammschicht (Spongiosa).

Bei den großen Röhrenknochen liegt im Schaft die Markhöhle. Die Hohlräume der Schwammschicht und die Markhöhle sind mit Knochenmark ausgefüllt.

3 Welche Aufgaben haben Knochen?

- Sie geben dem Körper Stütze und Halt,
- sie dienen den Muskeln als Ansatzpunkt,
- sie schützen in Höhlen wichtige Organe.

Die Gebiete des Knochens, an denen Muskeln ansetzen, weisen Rauhigkeiten, Höcker, Leisten oder dornförmige Fortsätze auf.

4 Welche vier Arten von Knochen unterscheidet man? Geben Sie dazu je ein Beispiel an.

- Röhrenknochen, z. B. Oberschenkelknochen,
- platte Knochen, z. B. Brustbein,
- kurze Knochen, z. B. Fingerknochen,
- pneumatisierte Knochen, z. B. Oberkieferknochen.

Pneumatisierte Knochen sind lufthaltige Knochen. Sie befinden sich im Schädel.

5 Was versteht man unter a) Epiphysen, b) Diaphyse bei Röhrenknochen?

a) Epiphysen nennt man die beiden Enden von Röhrenknochen.
b) Diaphyse nennt man das Mittelstück von langen Röhrenknochen.

Zwischen Epiphyse und Diaphyse liegt beim jungen Knochen die Epiphysenfuge. Sie ist eine Wachstumszone für das Längenwachstum des Knochens.

6 Welche Bedeutung hat die Epiphysenfuge für den Kieferorthopäden?

Eine mehr oder minder starke Verknöcherung der Epiphysenfuge gibt Hinweise auf das Knochenalter und das noch zu erwartende Wachstum eines Kindes.

Zu diesem Zweck werden Röntgenaufnahmen der Hand gemacht. Der Zahnarzt beurteilt daran den Entwicklungsstand der Handwurzelknochen und die Epiphysenfugen der Mittelhandknochen sowie der von Elle und Speiche.

7 Nennen Sie Vorkommen und Hauptaufgabe des roten Knochenmarks.

Rotes Knochenmark findet sich in den Markräumen der kurzen und platten Knochen, z. B. in Brustbein, Rippen, Beckenknochen und Fußwurzelknochen sowie in den Diaphysen der Röhrenknochen.
Im Markorgan werden die Blutzellen ständig neu gebildet.

In den Markhöhlen der langen Knochen wird das rote Knochenmark, das bei der Geburt auch hier vorhanden ist, in gelbes Fettmark umgewandelt.

8 In welche vier Teile gliedert man das Skelett des menschlichen Körpers?

- Kopfskelett
- Rumpfskelett
- obere Gliedmaßen
- untere Gliedmaßen

▸ **Schädel**

9 Wie heißen die im Bild mit 1 bis 10 bezeichneten Knochen des Schädels?

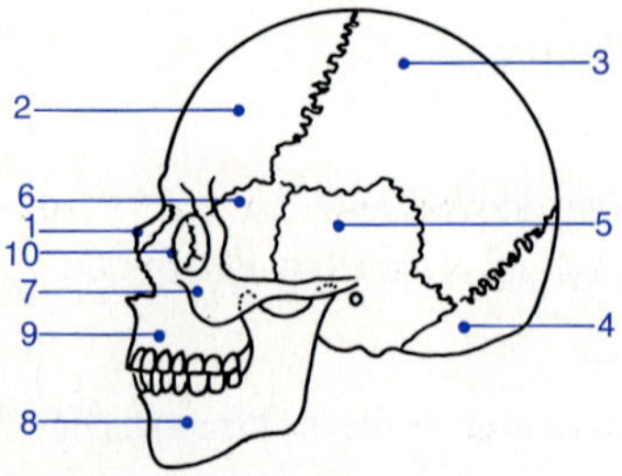

1 Nasenbein
2 Stirnbein
3 Scheitelbein
4 Hinterhauptsbein
5 Schläfenbein
6 Keilbein
7 Jochbein
8 Unterkiefer
9 Oberkiefer
10 Tränenbein

Man unterscheidet den Hirnschädel mit Schädelbasis und Schädeldach und den Gesichtsschädel.

10 Welche Knochen gehören zum Hirnschädel?

- Stirnbein
- Keilbein
- Scheitelbein
- Schläfenbein
- Hinterhauptsbein

Im Hinterhauptsbein befindet sich die größte Öffnung der Schädelbasis, das Hinterhauptsloch.

11 Welche Knochen gehören zum Gesichtsschädel?

- Oberkiefer
- Unterkiefer
- Nasenbein
- Jochbein
- Siebbein
- Tränenbein
- Pflugscharbein
- Gaumenbein
- Zungenbein

Das Zungenbein ist der einzige Knochen, der keine Verbindung zu anderen Knochen hat. Es ist zwischen Muskeln am hinteren Ende des Mundbodens aufgehängt.

▶ Unterkiefer

12 Wie heißen die im Bild mit 1 bis 6 bezeichneten Teile des Unterkiefers?

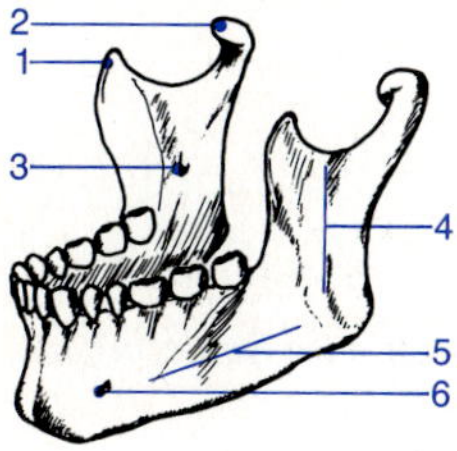

1 Kronenfortsatz (Muskelfortsatz)
2 Gelenkköpfchen
3 Unterkieferloch
4 aufsteigender Ast
5 Unterkieferkörper
6 Kinnloch

Zwischen Unterkieferloch (Foramen mandibulae) und Kinnloch (Foramen mentale) verläuft der Unterkieferkanal (Canalis mandibularis).

13 Welche Bedeutung haben Foramen mandibulae und Foramen mentale?

An diesen Öffnungen des Unterkieferkanals treten Nerven und Blutgefäße in den Knochen ein bzw. aus. Der Zahnarzt kann hier eine Leitungsanästhesie spritzen.

Im Oberkiefer gibt es entsprechende Foramina. Die meisten Leitungsanästhesien in der Zahnarztpraxis werden am Foramen mandibulae gelegt.

14 Was versteht man unter dem Kieferwinkel?

Als Kieferwinkel bezeichnet man die Stellen, an denen der horizontale Unterkieferkörper und die aufsteigenden Äste des UK ineinander übergehen.

Der Winkel beträgt zwischen 90° und 140°.

15 Beschreiben Sie Lage und Bau des Alveolarfortsatzes am Unterkiefer.

Der Alveolarfortsatz liegt oberhalb des Unterkieferkörpers. Er enthält Knochenfächer für die einzelnen Wurzeln. Diese Knochenfächer sind durch knöcherne Scheidewände (Septen) voneinander getrennt.

Der Bau des Oberkiefer-Alveolarfortsatzes entspricht dem des Unterkiefers.

▸ Oberkiefer

16 Von welchen vier Flächen ist der Oberkieferkörper (Corpus maxillae) begrenzt?

Von der
- Gesichtsfläche nach vorn,
- Augenhöhlenfläche nach oben,
- Nasenfläche nach innen,
- Unterschläfenfläche nach hinten.

Im Innern jeder Oberkieferhälfte befindet sich die mit Schleimhaut ausgekleidete Kieferhöhle (Sinus maxillaris).

17 Warum kann es bei der Extraktion eines Oberkiefermolaren auch bei behutsamem Vorgehen zu einer Eröffnung der Kieferhöhle kommen?

- Weil in manchen Fällen zwischen Wurzelspitze und Kieferhöhle gar kein Knochen ist und die Wurzeln nur von der Kieferhöhlenschleimhaut bedeckt sind.
- Weil krankhafte Prozesse an der Wurzelspitze eines Zahnes den Knochen auflösen können.

18 Warum läuft bei der Spülung einer eröffneten Kieferhöhle durch die Alveole die Spülflüssigkeit zur Nase heraus?

Weil die Kieferhöhle eine Nebenhöhle der Nase ist und zwischen beiden ein natürlicher Verbindungsgang besteht.

Weitere Nasennebenhöhlen siehe Seite 33.

19 Welche Fortsätze gehen vom Oberkieferkörper aus?

- Stirnfortsatz
- Jochfortsatz
- Gaumenfortsatz
- Alveolarfortsatz

Stirnfortsätze und Jochfortsätze übertragen den Kaudruck auf die übrigen Schädelknochen.

20 Was versteht man unter dem Tuber maxillae?

Der Tuber maxillae ist eine höckerartige Vorwölbung des Oberkieferknochens hinter den letzten Molaren.

Im Bereich des Tubers treten Gefäße und Nervenfasern für die Molarenwurzeln in den Knochen ein. Eine Leitungsanästhesie an dieser Stelle heißt Tuberanästhesie.

21 Wie heißen die im Bild mit 1 bis 4 bezeichneten Teile des knöchernen Gaumens?

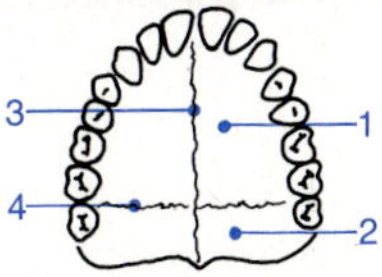

1 Gaumenfortsatz des Oberkiefers
2 Gaumenbein
3 mittlere Gaumennaht
4 quere Gaumennaht

Als Zwischenkiefer bezeichnet man den Teil des Kiefers, der die Schneidezähne trägt. Er entwickelt sich getrennt und verwächst später mit den Gaumenfortsätzen.

22 Geben Sie an, wo am Oberkiefer wichtige Nervenaustrittsstellen liegen.

- Auf der Gesichtsfläche unterhalb der Augenhöhlen die Unteraugenhöhlenlöcher (Foramen infraorbitale),
- dicht hinter 11, 21 in der Mitte des Gaumens das Schneidezahnloch (Foramen incisivum),
- beidseits am Gaumenbein etwa in der Höhe des dritten Molaren die großen und kleinen Gaumenlöcher (Foramen palatinum majus und F. p. minus).

▸ Gelenke

23 Wodurch können Knochen miteinander verbunden sein? Geben Sie dazu je ein Beispiel an.

- Durch Gelenke, z. B. Oberarm und Elle,
- durch Bindegewebe, z. B. die Knochen des Schädeldaches,
- durch Knorpel, z. B. die Schambeine.

Die Nähte des Schädeldaches verknöchern zwischen dem 20. und 50. Lebensjahr. Da das Gehirn bis zum 50. Lebensjahr wachsen kann, müssen die bindegewebigen Wachstumszonen des Knochens so lange erhalten bleiben.

24 Was versteht man unter einem Gelenk?

Ein Gelenk ist eine bewegliche Verbindung zwischen zwei oder mehreren Knochen.

Die lateinische Bezeichnung für Gelenk lautet Artikulatio; die griechische ist Arthron.

25 Wie heißen die im Bild mit 1 bis 4 bezeichneten Teile eines Gelenkes?

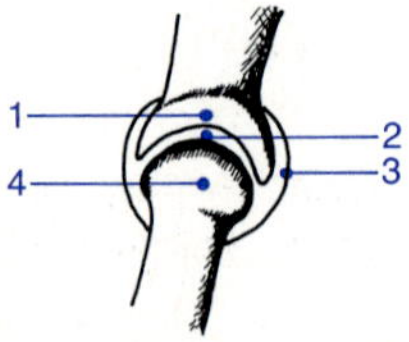

1 Gelenkpfanne
2 Gelenkspalt
3 Gelenkkapsel
4 Gelenkkopf

Der konvexe Teil des Gelenkes heißt Gelenkkopf, der konkave Teil Gelenkpfanne.

26 Welche Funktionen hat der Knorpelüberzug der Gelenkenden?

– Er erleichtert das reibungslose Gleiten,
– er kann Stöße abfangen, da er elastisch ist,
– er verhindert das Abschleifen oder Absplittern der Gelenkenden.

Der Knorpelüberzug ist zwischen 3 und 5 mm dick.

27 Welche zwei Arten von Knorpelbildungen kommen in Gelenken vor? Geben Sie je ein Beispiel an.

– Gelenkzwischenscheiben, z. B. Meniskus im Knie
– Gelenklippen, z. B. an der Pfanne des Hüftgelenkes

Aufgabe der Zwischenscheiben ist es, Paßungenauigkeiten zwischen Gelenkkopf und -pfanne auszugleichen.
Die Gelenklippen vergrößern zu kleine knöcherne Gelenkpfannen.

28 Welche drei Aufgaben hat die bindegewebige Gelenkkapsel (Capsula articularis)?

– Sie schließt den Gelenkspalt luftdicht ab.
– Sie schränkt durch verstärkte Faserzüge (Bänder) die Beweglichkeit ein und verhindert im Normalfall das Herausgleiten des Gelenkkopfes aus der Pfanne.
– Ihre Innenschicht produziert Gelenkschmiere (Synovia), die die Gleitbewegungen zwischen den Gelenkenden erleichtert.

Schleimbeutel, die teilweise mit dem Gelenkinnern verbunden sind, polstern die Knochen gegen den Druck vorüberziehender Sehnen ab. Es sind bindegewebige Säckchen mit einer Flüssigkeit gefüllt, die der Gelenkschmiere ähnelt.

29 Von welchen drei Faktoren hängt die Beweglichkeit eines Gelenkes ab?

- vom Bau der knöchernen Gelenkkörper
- von der Stärke und Anordnung der Bänder
- von den umgebenden Muskeln und ihren Sehnen

Eine Sehnenscheidenentzündung behindert z. B. die Gelenkbewegung, weil die Schmerzen den Patienten veranlassen, das Gelenk ruhigzustellen.

30 Nennen Sie die wichtigsten Gelenkarten, und geben Sie dazu Beispiele an.

- Kugelgelenk, z. B. Hüftgelenk
- Drehgelenk, z. B. Ellenbogengelenk
- Scharniergelenk, z. B. Kniegelenk
- Sattelgelenk, z. B. Daumengrundgelenk

Gelenke sind um eine, zwei oder mehr Achsen beweglich. Es gibt Gelenke, die durch Bänder in ihrer Beweglichkeit erheblich eingeschränkt sind, z. B. Wirbelgelenke.

▸ Kiefergelenk

31 Beschreiben Sie die Lage von Gelenkkopf und Gelenkpfanne des Kiefergelenkes!

Der Gelenkkopf (Condylus; Caput mandibulae) befindet sich am Gelenkfortsatz des Unterkiefers, der am distalen Ende des aufsteigenden Astes liegt.
Die Gelenkpfanne (Fossa articularis) befindet sich an der Unterseite des Schläfenbeins vor dem Ohr.

Die Bewegungen des Kiefergelenkköpfchens in der Gelenkpfanne kann man gut fühlen, wenn man die kleinen Finger in die äußeren Gehörgänge legt.

32 Benennen Sie die unter 1 bis 5 abgebildeten Teile des Kiefergelenkes.

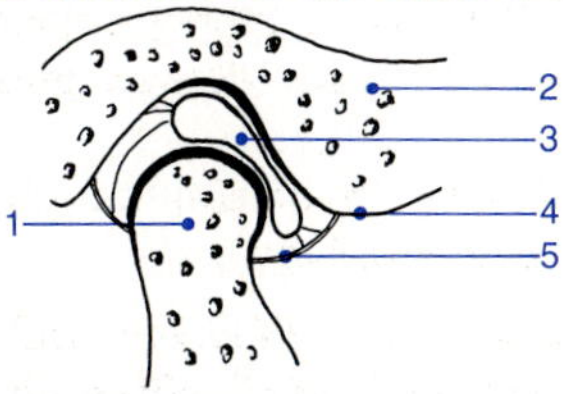

1 Gelenkkopf
2 Schläfenbein mit Gelenkpfanne
3 Gelenkscheibe (Discus articularis)
4 Gelenkhöcker (Tuberculum articulare)
5 Gelenkkapsel

Die Gelenkscheibe des Kiefergelenks besteht aus Knorpel. Sie ist mit der Gelenkkapsel verwachsen.

33 Wie wirkt es sich aus, wenn das Gelenkköpfchen des Kiefergelenks über das Tuberculum articulare springt und sich dort verhakt?

Der Patient kann den Mund nicht mehr schließen. Das nennt man eine Kiefersperre oder Mundsperre.

Kann der Patient den Mund nicht oder nur eingeschränkt öffnen, sprechen wir von einer Kieferklemme.

34 Welche Bewegungen sind im Kiefergelenk möglich?

- Öffnen
- Schließen
- Seitwärtsbewegung
- Vor- und Rückwärtsbewegung

Der Bewegungsablauf im Kiefergelenk ist sehr kompliziert. Es handelt sich um eine Dreh-Gleitbewegung.

35 Welche drei Größen beeinflussen die Bewegung des Unterkiefers?

- Der Bau der Gelenkenden
- die Kaumuskulatur
- die Zahnführung

Durch Veränderungen des Gebisses ist das Gelenk Veränderungen unterworfen. Mangelnde Abstützung im Seitenzahnbereich kann z. B. zu Abnützungserscheinungen an Knorpel und Knochen führen.

1.3 Muskelsystem

▸Muskelgewebe, Muskelaufbau

1 Welche drei Arten von Muskelgewebe unterscheidet man?

- glattes Muskelgewebe
- quergestreiftes Muskelgewebe
- Herzmuskelgewebe

Muskeln aus glattem Muskelgewebe werden als unwillkürliche Muskeln bezeichnet. Muskeln aus quergestreiftem Muskelgewebe heißen willkürliche oder Skelettmuskeln.

2 Welche Besonderheiten weist das Muskelgewebe des Herzens auf?

Es ist ein quergestreiftes Gewebe mit Zellkernen in der Mitte der Zelle. Seine Fasern sind verflochten. Es ist von unserem Willen unabhängig. Neben der Versorgung durch das vegetative Nervensystem verfügt es über ein eigenes Reizbildungs- und Reizleitungssystem.

3 In welchen Körperteilen findet sich a) glattes Muskelgewebe und b) quergestreiftes Muskelgewebe?

a) Glattes Muskelgewebe: z.B. in Verdauungskanal, Blutgefäßen, Atemwegen, Harnwegen und Gebärmutter,
b) Quergestreiftes Muskelgewebe: in den Skelettmuskeln.

4 Beschreiben Sie das glatte Muskelgewebe.

Es besteht aus länglichen, spindelförmigen Zellen mit einem ovalen Zellkern in der Mitte. In den Zellen liegen feine Fäserchen (Myofibrillen), die sich verkürzen können. Die Zellen liegen dicht nebeneinander.

Glatte Muskulatur wird von den Nerven des vegetativen Nervensystems innerviert (versorgt). Ihre Funktion ist außerdem von Hormoneinflüssen abhängig.

5 Beschreiben Sie das quergestreifte Muskelgewebe.

Es besteht aus langgestreckten Zellen mit mehreren Zellkernen, die am Rande liegen. Die Myofibrillen im Innern brechen das Licht unterschiedlich. Dadurch wirkt das Muskelgewebe bei Betrachtung unter dem Lichtmikroskop quergestreift.

Quergestreiftes Muskelgewebe wird von den Nerven des Zentralnervensystems innerviert.

6 Welche Aufgaben haben die Skelettmuskeln?

- Sie verrichten mechanische Arbeit, indem sie Bewegungen durchführen.
- Sie halten Körperteile in ihrer Lage.
- Sie produzieren bei ihrer Arbeit Wärme.
- Sie fördern den Blutrückstrom zum Herzen.

7 Wie ist ein Skelettmuskel aufgebaut?

Er besteht aus Muskelfasern, die parallel nebeneinander herlaufen. Mehrere Fasern werden durch eine straffe, bindegewebige Hülle zu einem Bündel zusammengefaßt, mehrere Bündel zu einem größeren. Der ganze Muskel ist von einer straffen Muskelhülle umgeben. An beiden Enden geht die Hülle des Muskelbauchs in Sehnen über, die den Muskel am Knochen befestigen.
Muskeln sind reichlich mit Blutgefäßen und Nerven versorgt.

Die Zahl der Muskelfasern bestimmt die Kraft, die der Muskel ausüben kann.

8 Erklären Sie im Zusammenhang mit Muskeln mit je einem Beispiel die Begriffe a) Antagonisten, b) Synergisten.

a) Antagonisten sind gegensätzlich wirkende Muskeln, z. B. Beuger und Strecker des Armes.
b) Synergisten sind Muskeln, die gleichsinnig wirken, z. B. alle Mundschließer.

Bei den Zähnen versteht man unter Antagonisten die Gegenbeißer.

9 Was geschieht mit einem Muskel, der a) längere Zeit ruhig gestellt ist, b) stark beansprucht wird?

a) Der Muskel verkümmert durch Inaktivität.
b) Es bilden sich mehr Muskelfasern; der Muskel wird stärker.

Atrophie/atrophieren = Schwund/schwinden,
Hyperthrophie/hypertrophieren = Vergrößerung, sich vergrößern

10 Erklären Sie den Begriff Tonus.

Tonus ist der durch Nerveneinfluß ständig gehaltene Spannungszustand der Muskeln, auch wenn diese nicht arbeiten.

Ein locker herabhängender Arm ist z. B. immer leicht gebeugt, weil der Tonus der Beuger stärker ist als der der Strecker.

▸ Kaumuskeln

11 Welche vier Muskeln zählen zu den Kaumuskeln?

– großer Kaumuskel (Musculus masseter)
– innerer Flügelmuskel (Musculus pterygoideus medialis)
– äußerer Flügelmuskel (Musculus pterygoideus lateralis)
– Schläfenmuskel (Musculus temporalis)

Die Kaumuskeln werden vom 3. Ast des Nervus trigeminus (5. Gehirnnerv) innerviert (siehe Seite 50).

12 Welche drei Hilfsmuskeln wirken bei der Öffnung des Mundes mit?

– Kinnzungenbeinmuskel (Musculus geniohyoideus)
– Unterkieferzungenbeinmuskel (Musculus mylohyoideus)
– zweibäuchiger Muskel (Musculus digastricus, Musculus biventer).

Beim Nachlassen des Tonus der Mundschließer sinkt der Unterkiefer infolge seines Gewichtes nach unten. Das kann man bei sitzend Schlafenden gut beobachten.

13 Welche Muskeln zählen zu den Mundschließern?

- Schläfenmuskel
- großer Kaumuskel
- innerer Flügelmuskel

Schläfenmuskel und großer Kaumuskel liegen so oberflächlich, daß man ihre Tätigkeit beim Kauen, aber auch beim Knirschen oder Pressen gut beobachten kann.

14 Welche Funktion hat der äußere Flügelmuskel a) bei einseitiger, b) bei zweiseitiger Kontraktion?

a) Bei einseitiger Kontraktion schiebt er den Unterkiefer zur Gegenseite.
b) Bei zweiseitiger Kontraktion wird der Unterkiefer nach vorn gezogen. Der äußere Flügelmuskel ist also auch bei der Öffnungsbewegung beteiligt.

Menschen, die knirschen, haben häufig schmerzhafte Verhärtungen in den Kaumuskeln, die auch Anlaß für Kopfschmerzen sein können.

15 In welcher Richtung verlaufen die Muskelfasern a) der Mundschließer, b) der Mundöffner, c) der Seit- bzw. Vorwärtsbeweger?

a) Die Fasern der Mundschließer verlaufen etwa senkrecht von oben zum Unterkiefer.
b) Die Fasern der Mundöffner verlaufen von der Innenseite des Unterkiefers zum Zungenbein.
c) Der Seit- bzw. Vorwärtsbeweger verläuft waagerecht von der Schädelbasis zum Gelenkfortsatz des UK.

▸ Mimische Muskeln

16 Welche zwei Aufgaben haben die mimischen Muskeln?

- Sie bestimmen den jeweiligen Gesichtsausdruck (Mimik), abhängig von der Gemütsverfassung.
- Sie schützen empfindliche Organe, z.B. die Augen, bei Gefahren von außen.

Beim Nachlassen der Hautelastizität im Alter entstehen durch den Zug der mimischen Muskeln Falten, z.B. sogenannte Krähenfüßchen um die Augen.

17 Wodurch unterscheiden sich die mimischen Muskeln von anderen?

Mimische Muskeln bestehen aus dünnen, zahlreichen Muskelbündeln. Ihr Ansatz liegt meist an der Haut (Hautmuskeln). Sie ziehen nicht über Gelenke hinweg.

Die mimischen Muskeln werden durch den Nervus facialis innerviert.

18 Welches sind die beiden größten mimischen Muskeln im Bereich des Mundes?

- Ringmuskel (Musculus orbicularis oris)
- Wangenmuskel (Musculus buccinatorius)

Der Ringmuskel umkreist mit seinen Fasern die Mundöffnung. Er gibt den Lippen die Form.
Der Wangenmuskel bildet den Hauptteil der seitlichen Mundhöhlenwand.

1.4 Kreislaufsystem

1 Welche Aufgabe hat das Kreislaufsystem?

Es dient als Transportweg für das Blut.

Das Lymphsystem ist verbunden mit dem Kreislaufsystem und ist Transportweg für die Lymphflüssigkeit.

2 Wie entsteht Lymphe?

Durch Austritt von Blutplasma aus den Blutkapillaren ins Gewebe.

Die Lymphe transportiert z. B. Krankheitserreger und Zellreste zu den Lymphknoten, wo sie aufgelöst werden.

3 Welche Aufgaben hat das Blut?

- Transportfunktion
- Wärmeregulation
- Abwehr.

▸Blutbestandteile

4 Aus welchen beiden Bestandteilen setzt sich das Blut zusammen?

Blut besteht aus etwa 60% Blutplasma (Blutflüssigkeit) und aus etwa 40% Blutzellen (Blutkörperchen).

Der menschliche Körper enthält 5–7 Liter Blut. Etwa 80% davon kreisen in der Regel im Körper, 20% befinden sich als Reserve in den Blutspeicherorganen Leber und Milz.

5 Woraus besteht Blutplasma?

- Wasser (etwa 90%)
- Fibrinogen (Vorfibrin)
- Mineralsalze
- Eiweißkörper

Durch die im Blutplasma gelösten Mineralsalze (z. B. Ca^{++}, Na^+ und K^+) entsteht ein gleichbleibender osmotischer Druck. Den gleichen Druck hat eine 0,9%ige NaCl-Lösung. Deshalb nennt man sie „Physiologische Kochsalzlösung".

6 Was versteht man unter Blutserum?

Blutserum ist die Flüssigkeit, die übrigbleibt, wenn der Gerinnungsstoff Fibrinogen aus dem Blutplasma ausgefällt wurde. Sie ist gelblich klar.

Im Serum befinden sich noch arteigene Eiweißkörper und Globuline, die der Abwehr dienen.

7 Zählen Sie Stoffe auf, die im Blut transportiert werden.

- Sauerstoff
- Kohlendioxid
- Nährstoffe
- Mineralstoffe
- Vitamine
- Schlackenstoffe
- Enzyme
- Hormone

Im Blut werden z. B. auch Medikamente, Giftstoffe, Narkosegase und Krankheitserreger transportiert.

8 Geben Sie Art und Anzahl der festen Blutbestandteile je mm^3 Blut an.

- rote Blutkörperchen: 5 Millionen
- weiße Blutkörperchen: 5000 bis 8000
- Blutplättchen: 300000 bis 600000

Die Bildungsstätte für die Blutkörperchen ist das rote Knochenmark. Ein Teil der weißen Blutkörperchen, die Lymphozyten, werden im lymphatischen Gewebe gebildet.

9 Geben Sie a) Form und b) Aufgabe der roten Blutkörperchen (Erythrozyten) an.

a) Es sind bikonkave Scheiben ohne Zellkern.

b) Transport von Sauerstoff und Kohlendioxid.

Durch O_2-Zufuhr färbt sich das Blut hellrot, durch Anreicherung mit CO_2 dunkelrot.

10 An welchen Stoff sind O_2 und CO_2 während ihres Transportes im Blut gebunden?

An den roten Blutfarbstoff (Hämoglobin) der Erythrozyten.

Rote Blutkörperchen transportieren auch Giftgase. Kohlenmonoxid (CO) geht z.B. eine feste Verbindung mit dem Hämoglobin ein. O_2-Transport ist dann nicht mehr möglich.

11 Nennen Sie die drei Arten von weißen Blutkörperchen (Leukozyten) und geben Sie ihre Aufgaben an.

Granulozyten und Monozyten sind Freßzellen. Sie nehmen Krankheitserreger und Fremdkörper auf und lösen sie auf (Phagozytose).
Lymphozyten dienen der Immunabwehr.

Unter Immunabwehr versteht man die Fähigkeit des Organismus, Antigene, z.B. Krankheitserreger, spezifisch (gezielt) abzuwehren.

12 Nennen Sie drei wichtige Aufgaben der Lymphozyten bei der Immunabwehr.

Lymphozyten
- produzieren Antikörper,
- vernichten Krankheitserreger (sog. Killerzellen),
- entwickeln Gedächtniszellen, die den Bauplan der Antikörper speichern.

T4-Lymphozyten sind Auslöser für die Immunabwehr. Sie werden von den HIV zerstört.

13 Welche Fähigkeit unterscheidet die weißen Blutkörperchen von allen anderen?

Sie können sich aktiv bewegen und sind deshalb in der Lage, aus unverletzten Blutgefäßen in das umliegende Gewebe zu wandern.

Bei einer akuten Entzündung sind die Leukozyten an der Eiterbildung beteiligt.

14 Welche Form und Aufgabe haben die Blutplättchen (Thrombozyten)?

Thrombozyten sind farblose, unregelmäßig geformte Teile größerer Zellen des Knochenmarks, die sehr schnell zerfallen, wenn sie mit O_2 in Berührung kommen. Sie leiten die Blutgerinnung ein.

Verminderung der Thrombozyten bewirkt eine verlängerte Blutungszeit und die Gefahr der Nachblutung.

▸ Blutgerinnung

15 Was versteht man unter Blutgerinnung?

Die Umwandlung des flüssigen Blutes nach Austritt aus einem Blutgefäß in den festen Zustand.

Von einer Thrombose spricht man, wenn sich innerhalb eines Blutgefäßes ein Blutgerinnsel bildet. Das ist ein pathologischer Vorgang.

16 Beschreiben Sie den Vorgang der Blutgerinnung.

Durch Einwirkung vieler verschiedener Gerinnungsfaktoren aus Blutplättchen, Blutplasma und Gewebe entsteht aus dem Fibrinogen des Blutplasmas ein Netz von Fibrinfäden. Darin lagern sich Blutzellen ein. Serum wird abgepreßt. Es entsteht ein Koagulum (Blutpfropf, Blutgerinnsel).

Der Gerinnungsvorgang wird dadurch unterstützt, daß sich nach einer Verletzung die Gefäße für einige Zeit zusammenziehen.

17 Nennen Sie die Entstehungsorte folgender Gerinnungsfaktoren: a) Prothrombin, b) Vitamin K, c) Fibrinogen, d) Thrombokinase.

a) Leber
b) Dickdarm
c) Leber
d) Blutplättchen und Gewebe

Es gibt noch weitere Gerinnungsfaktoren, z. B. Calcium.

18 Wie lang ist normalerweise die Gerinnungszeit des Blutes beim gesunden Menschen?

Etwa 5 bis 7 Minuten.

Der Quickwert ist eine Aussage über die Gerinnungsfähigkeit des Blutes. Werte von 70 bis 100% gelten als normal.

19 Weshalb muß es auf der Karteikarte deutlich vermerkt werden, wenn ein Patient ein gerinnungshemmendes Mittel, z. B. Marcumar, einnimmt?

Weil bei diesem Patienten besondere Vorsicht bei chirurgischen Eingriffen geboten ist. Es könnte zu einer bedrohlichen Blutung kommen.

Gerinnungshemmende Mittel (Antikoagulantien) werden vom Arzt z. B. nach einem Herzinfarkt oder bei Thromboseneigung verschrieben.

▶ Blutgruppen

20 Worauf beruht die Einteilung in die vier klassischen Blutgruppen?

Sie beruht auf dem Vorhandensein von unterschiedlichen Antigenen an den roten Blutkörperchen und unterschiedlichen Antikörpern im Blutserum.

Die Antigene heißen auch Agglutinogene (zusammenballende Substanzen).

21 Geben Sie an, welche Antigene und Blutgruppen-Antikörper bei den vier Blutgruppen vorhanden sind.

Blutgruppe A: Antigen A und Antikörper B
Blutgruppe B: Antigen B und Antikörper A
Blutgruppe AB: Antigene A + B, keine Antikörper
Blutgruppe 0: keine Antigene, Antikörper A + B

Die Blutgruppe des Menschen ist ein erbliches, unveränderliches Merkmal.

22 Was geschieht, wenn bei einer Blutübertragung (Transfusion) die Blutgruppen nicht übereinstimmen?

Die Blutkörperchen des Spenders und des Empfängers werden zusammengeballt (agglutiniert). Dadurch können lebensnotwendige Blutgefäße verstopft werden.

Der Patient stirbt infolge O_2-Mangel.

23 Was bezeichnet man als den Rhesus-Faktor?

Ein Merkmal der roten Blutkörperchen, das auch bei Rhesus-Affen vorkommt. Es handelt sich um ein weiteres Antigen.

Es ist bei etwa 85% der Menschen vorhanden (Rh-positiv), bei etwa 15% nicht (rh-negativ).

▶ Herz

24 Welche Teile des Herzens sind im Bild mit 1 bis 6 bezeichnet?

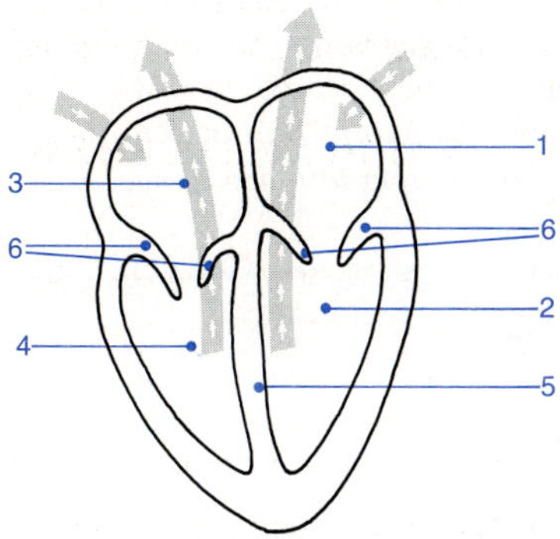

1 linker Vorhof
2 linke Herzkammer
3 rechter Vorhof
4 rechte Herzkammer
5 Herzscheidewand
6 Herzklappen

Das Herz ist ein etwa faustgroßer Hohlmuskel. Das Schließen der Herzklappen trennt Vorhöfe und Kammern voneinander.

25 Beschreiben Sie die Lage des Herzens.

Es liegt im Brustraum zwischen den Lungenflügeln an der vorderen Brustwand auf dem Zwerchfell. Zu zwei Dritteln liegt es links. Seine Längsachse zeigt von rechts oben hinten nach links unten vorn.

Das Herz ist von den beiden Blättern des Herzbeutels umhüllt.

26 Was geschieht bei jedem Herzschlag?

Das Herz zieht sich zusammen und pumpt Blut in die Aorta (große Körperschlagader) und in die Lungenarterie. Dadurch entsteht in den Gefäßen eine Druckwelle (Blutdruck).

Die Blutmenge, die das Herz in einer bestimmten Zeit in die Gefäße pumpt, ist abhängig von der Häufigkeit der Herzschläge (Frequenz), von der Muskelkraft und der Größe des Herzens.

27 Wodurch kommt die rhythmische Aktion des Herzens zustande?

Das Herz besitzt ein selbständiges, vom Willen unabhängiges Reizbildungs- und Reizleitungssystem aus speziellen Muskelfasern. Von ihm gehen je Minute etwa 60 bis 70 Reize aus.

Eine Verlangsamung bzw. Beschleunigung des Herzschlages ist über das vegetative Nervensystem möglich.

28 Was versteht man unter a) Systole, b) Diastole?

a) Systole ist das Zusammenziehen der Herzmuskulatur.
b) Diastole ist die Erschlaffung der Herzmuskulatur.

Herzkammern und Herzvorhöfe arbeiten gegensinnig, d. h. während sich die Kammern zusammenziehen, sind die Vorhöfe erschlafft. Das Herz arbeitet als Druck- und Saugpumpe. Es pumpt Blut in den Körper und in die Lunge und saugt Blut aus dem Körper und der Lunge an.

29 Welche Einrichtungen sorgen im Herzen und in den Gefäßen dafür, daß das Blut immer nur in einer Richtung fließen kann?

Im Herzen die Segelklappen, in den Gefäßen die Taschenklappen.

30 Was geschieht im Herzen, wenn die Herzkammern erschlafft sind?

Das Blut wird aus den Vorkammern durch die geöffneten Segelklappen in die Herzkammern gepreßt.

31 Was geschieht im Herzen, wenn die Herzkammern sich zusammenziehen?

Das Blut wird aus den Kammern in die abgehenden Arterien gepreßt. Gleichzeitig strömt Blut in die erschlafften Vorhöfe ein.

Bei diesem Vorgang müssen die Segelklappen zwischen Kammern und Vorhöfen geschlossen sein, damit das Blut nicht zurückfließen kann.

▸ Blutgefäße

32 Welche Aufgabe haben: a) Arterien, b) Venen, c) Kapillaren?

a) Arterien leiten das Blut vom Herzen weg.
b) Venen leiten das Blut zum Herzen zurück.
c) Kapillaren ermöglichen den Austausch von Gasen, Nährstoffen und Schlackenstoffen zwischen Blut und Gewebe.

Kapillaren sind haarfeine Gefäße.

33 Wodurch unterscheiden sich im Aufbau a) Arterien, b) Venen, c) Kapillaren?

a) Arterien sind dickwandig und bestehen aus elastischen Fasern und Muskeln. Die Innenwand ist mit einer glatten Epithelzellenschicht ausgekleidet.
b) Venen sind dünnwandiger. In ihrem Verlauf liegen Taschenklappen, die das Zurückströmen des Blutes in das Kapillargebiet verhindern.

c) Kapillaren sind haarfeine Gefäße aus einem einschichtigen Plattenepithel, das für Gase, Serum, Nährstoffe und Leukozyten durchlässig ist.

Die Strömungsgeschwindigkeit ist im Kapillarbereich sehr niedrig. Das erleichtert den Stoffaustausch.

34 Welche Aufgabe haben die Herzkranzgefäße?

Sie versorgen den Herzmuskel mit Sauerstoff und mit Nährstoffen.

Entsteht in einem der Herzkranzgefäße ein Blutgerinnsel, so wird ein Teil des Herzmuskels nicht mehr mit Blut versorgt und stirbt ab. Diesen Vorgang nennt man Herzinfarkt.

35 Was versteht man unter dem Begriff Blutdruck?

Den Druck, den der Blutstrom auf die Gefäßwände ausübt.

Der Blutdruck wird meist an der Oberarmarterie gemessen. Die Messung ergibt den höheren systolischen und den niederen diastolischen Wert.

36 Erklären Sie die Begriffe a) Hypertonie, b) Hypotonie.

a) Hypertonie = zu hoher Blutdruck,
b) Hypotonie = zu niedriger Blutdruck.

Im Alter von 20 Jahren ist ein Blutdruck von etwa 120/80, im Alter von 40 Jahren von etwa 135/100 normal.

▸ Blutkreislauf

37 Welche zwei Arten des Blutkreislaufes unterscheidet man?

- großer Kreislauf (Körperkreislauf)
- kleiner Kreislauf (Lungenkreislauf)

Als Pfortaderkreislauf bezeichnet man einen Nebenschluß des Körperkreislaufes. Durch die Pfortader werden der Leber Nährstoffe, Vitamine und Mineralstoffe zugeführt.

38 Geben Sie den Weg des Blutes im großen Kreislauf an.

Es fließt aus der linken Herzkammer in die Aorta und über sich immer weiter verzweigende Arterien in das Kapillargebiet des Körpers. Von dort kehrt es zum Herzen zurück, und zwar über zusammenmündende Venen in die obere und untere Hohlvene und in den rechten Herzvorhof.

Der große Kreislauf beginnt mit sauerstoffreichem Blut und endet mit kohlendioxidreichem Blut.

39 Welchen Weg nimmt das Blut im kleinen Kreislauf?

Aus der rechten Herzkammer fließt es durch die Lungenarterie in das Kapillargebiet der Lungen. Über die Lungenvenen kehrt es in das Herz zurück, und zwar in den linken Vorhof.

Der kleine Kreislauf beginnt mit CO_2-reichem Blut und endet mit O_2-reichem Blut.

40 Nennen Sie die wichtigsten Stoffe, die a) im Gebiet der Körperkapillaren, b) im Gebiet der Lungenkapillaren ausgetauscht werden.

a) Im Gebiet der Körperkapillaren werden aus dem Blut in das Gewebe O_2 und Nährstoffe abgegeben. Aufgenommen in das Blut werden CO_2 und Schlackenstoffe.
b) Im Gebiet der Lungenkapillaren wird CO_2 aus dem Blut gegen O_2 der Einatmungsluft ausgetauscht.

41 Welche Aufgaben hat das Lymphgefäßsystem?

- Es sammelt die Gewebsflüssigkeit im Kapillargebiet und führt sie dem Blutkreislauf wieder zu.
- Es dient der Abwehr: In den Lymphknoten werden Krankheitserreger und Fremdkörper vernichtet. Außerdem sind sie der Entstehungsort für einen Teil der weißen Blutkörperchen, die Lymphozyten.

Gewebe mit ähnlicher Funktion wie die Lymphknoten nennt man lymphatisches Gewebe. Dazu zählen z. B. die Rachen- und die Gaumenmandeln und die Milz.

42 Welche Funktionen hat die Milz?

Die Milz
- ist ein Blutspeicher,
- baut Erythrozyten ab,
- vernichtet Mikroorganismen,
- bildet Lymphozyten und Abwehrstoffe.

Die Milz liegt im linken Oberbauch unter dem Zwerchfell. Sie ist ein entbehrliches Organ, weil ihre Funktionen teilweise von der Leber übernommen werden können.

1.5 Atmungssystem

1 Welche Aufgaben hat die Atmung?

- Aufnahme von Sauerstoff
- Abgabe von Kohlendioxid und Wasser

Die Atmung wird durch das Atemzentrum im Gehirn gesteuert.

2 Was versteht man unter a) äußerer Atmung, b) innerer Atmung?

a) Unter äußerer Atmung versteht man den Austausch von O_2 der Einatmungsluft mit CO_2 des Blutes in der Lunge.
b) Unter innerer Atmung (Gewebeatmung) versteht man die Verbrennung (Oxidation) des Traubenzuckers zur Energiegewinnung.

Bei der Gewebeatmung entstehen als unbrauchbare Restprodukte Wasser und Kohlendioxid (CO_2).

3 Welche Organe gehören zum Atmungssystem?

Die Organe der zuführenden Luftwege: Nase, Rachen, Kehlkopf, Luftröhre und Bronchien sowie die Lunge.

Wenn die Nasenatmung behindert ist, kann hilfsweise die Mundhöhle als erste Station für die Luftzufuhr dienen.

4 Welche Aufgaben hat die Nase bei der Atmung?

- Reinigen, Erwärmen und Befeuchten der Atemluft
- Warnfunktion (über das Riechorgan) bei Schadstoffen in der Luft

5 Welche Folgen hat ständige Mundatmung?

Mundatmer leiden häufig an Infektionen. Bei Kindern besteht die Gefahr der Kieferverformung.

Vor einer kieferorthopädischen Behandlung muß dafür gesorgt werden, daß der Patient durch die Nase atmen kann.

6 Welche Höhlen gehören zu den Nasennebenhöhlen?

- Kieferhöhlen
- Stirnhöhlen
- Keilbeinhöhle
- Siebbeinzellen

Kieferhöhle siehe Seite 16.

7 Welche Aufgabe haben die Nasennebenhöhlen?

Sie bilden einen Resonanzboden für die Stimme.

Durch die Einsparung von Knochensubstanz wird der Schädel leichter, die Belastung der Wirbelsäule geringer.

8 Welche drei Bereiche des Rachenraumes (Pharynx) unterscheidet man?

– oberer Rachenraum (Epipharynx)
– mittlerer Rachenraum (Mesopharynx)
– unterer Rachenraum (Hypopharynx)

Der Rachen, auch Schlund genannt, ist ein mit Schleimhaut ausgekleideter Muskelschlauch. In seinem oberen Teil liegt die Rachenmandel.

9 Warum kann normalerweise nicht gleichzeitig geatmet und geschluckt werden?

Weil beim Schlucken die Luftröhre durch den Kehldeckel (Epiglottis) verschlossen wird.

Der Kehldeckel ist ein beweglicher, blattförmiger Knorpel. Luft und Speisen haben im mittleren Rachenraum denselben Weg.

10 Beschreiben Sie Aufbau und Aufgabe des Kehlkopfes.

Er ist aus Knorpeln, Bändern und Muskeln aufgebaut und mit Schleimhaut ausgekleidet. In seinem Innern befinden sich die Stimmbänder. Er dient der Stimmbildung.

Die Höhe bzw. Tiefe der Stimme hängt von der Länge der Stimmbänder ab: Je kürzer die Bänder sind, desto höher ist die Stimme.

11 Beschreiben Sie den Aufbau der Luftröhre (Trachea).

Sie ist ein etwa 12 cm langer Schlauch aus 16 bis 20 hufeisenförmigen Knorpelspangen, deren Zwischenräume ebenso wie die offene Hinterwand durch Muskeln geschlossen werden. Das Innere ist mit Flimmerepithel ausgekleidet.

Die Knorpelspangen sorgen dafür, daß die Passage für die Luft immer offen ist. Auch in den weiteren Luftwegen sind solche Stützknorpel.

12 Was versteht man unter a) Stammbronchien, b) Lappenbronchien, c) Bronchiolen?

a) Stammbronchien sind die beiden Luftröhrenäste zu den Lungenflügeln.
b) Lappenbronchien sind die Aufzweigungen der beiden Stammbronchien zu den einzelnen Lungenlappen.
c) Bronchiolen sind die feinsten Endäste der Luftröhre.

Da der rechte Lungenflügel drei Lappen hat, der linke nur zwei, ist die Anzahl der Lappenbronchien rechts und links unterschiedlich.

13 Was versteht man unter den Lungenalveolen?

Lungenalveolen sind dünnwandige Bläschen an den Bronchiolen; man nennt sie auch Lungenbläschen.

Die Wand der Lungenbläschen besteht aus einschichtigem Epithel. Es ist von einem dichten Kapillarnetz umgeben. Hier findet der Gasaustausch statt.

14 Welche Muskeln gehören zu den Atemmuskeln?

Die Zwischenrippenmuskeln und das Zwerchfell.

Als Hilfsmuskeln dienen bei der Atmung Bauch-, Brust- und Halsmuskeln.

15 Was versteht man unter dem Brustfell (Pleura)?

Das Brustfell ist eine Haut aus zwei Blättern, die die Lungenflügel umhüllt. Direkt auf den Lungen liegt das Lungenfell, nach außen zu das Rippenfell.

Im Spalt zwischen Lungenfell und Rippenfell ist eine seröse Flüssigkeit, die das Gleiten der Lungen im Brustkorb erleichtert. Außerdem sorgt die Flüssigkeit dafür, daß die beiden Blätter aneinander haften (Adhäsion); sonst würde die Lunge zusammenfallen, weil sie elastisch ist.

16 Aus welchen Anteilen setzen sich zusammen a) die Einatmungsluft, b) die Ausatmungsluft?

a) etwa aus 21% Sauerstoff und 78% Stickstoff, ferner Edelgase und geringe Mengen CO_2,
b) etwa aus 16% Sauerstoff, 4% CO_2, Rest Stickstoff und Edelgase.

Stickstoff und Edelgase werden unverändert wieder ausgeatmet.

17 Geben Sie an
a) wie viele Atemzüge pro Minute in Ruhe erfolgen,
b) wie viele Liter Luft der gesunde Mensch in einer Minute aufnimmt.

a) 16 Atemzüge
b) etwa 8 Liter

Bei sportlichen Hochleistungen kann das Atemminutenvolumen auf 140 Liter gesteigert werden.

1.6 Verdauungssystem

1 Welche Aufgaben hat das Verdauungssystem?

- Nahrungsaufnahme
- Verarbeitung der Nahrung (Zerkleinern und Zerlegen)
- Aufsaugen (resorbieren) der zerlegten Nährstoffe
- Ausscheidung von nicht verwertbaren Stoffen

Den Umbau und die Verwertung der resorbierten Stoffe in den Geweben und Zellen bezeichnet man als Stoffwechsel.

2 Welche Organe sind bei Verdauung und Transport der Nahrung beteiligt?

- Mundhöhle
- Rachen
- Speiseröhre
- Magen
- Darm
- Leber
- Bauchspeicheldrüse

An der Unterfläche der Leber befindet sich die Gallenblase zur Speicherung der Gallenflüssigkeit.

3 Welche Teile des Verdauungssystems sind im Bild mit 1 bis 8 bezeichnet?

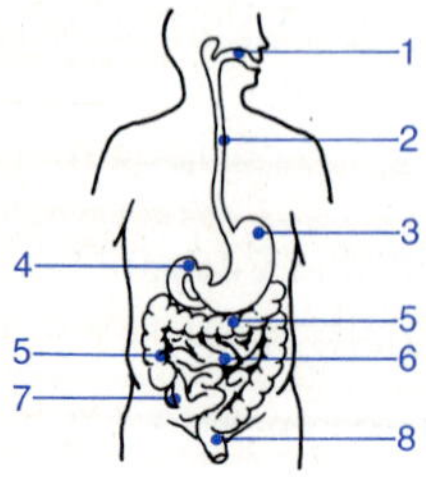

1 Mundhöhle
2 Speiseröhre
3 Magen
4 Zwölffingerdarm
5 Dickdarm
6 Dünndarm
7 Wurmfortsatz
8 Mastdarm

▸ Nahrung

4 Aus welchen Bestandteilen setzt sich die Nahrung zusammen?

- Kohlenhydrate
- Eiweiße
- Fette
- Mineralstoffe und Spurenelemente
- Vitamine
- Wasser

Kohlenhydrate, Eiweiße und Fette nennt man Nährstoffe.

5 Welche Lebensmittel enthalten vor allem:
a) Eiweiß, b) Fett, c) Kohlenhydrate?

a) Eiweiß findet sich vor allem in Fleisch, Fisch, Eiern, sowie in Nüssen und Hülsenfrüchten.
b) Fett vor allem in Butter und Wurst,
c) Kohlenhydrate sind enthalten vor allem in Kartoffeln, Mehl, Getreide und Hülsenfrüchten.

Es gibt Eiweiß- und Fettbausteine, die wir mit der Nahrung aufnehmen müssen, weil unser Körper sie nicht selber aufbauen kann. Solche Stoffe nennt man essentielle (lebensnotwendige) Nahrungsstoffe.

6 In welche einfachen Bausteine werden die Nährstoffe bei der Verdauung zerlegt?

- Eiweiß in Aminosäuren
- Fette in Fettsäuren und Glyzerin
- Kohlenhydrate in Monosaccharide (Einfachzucker)

Die Zerlegung der Nahrung in kleinste Bausteine ist notwendig, damit sie durch die Darmwand in das Blut bzw. die Lymphbahn aufgenommen werden können.

7 Wie groß sollte der Anteil der einzelnen Nährstoffe bei der menschlichen Ernährung normalerweise sein?

- Eiweiß etwa 10 bis 15%
- Fette etwa 20 bis 25%
- Kohlenhydrate etwa 65%

Etwa 30 bis 40% des Eiweißbedarfes sollten aus tierischem Eiweiß gedeckt werden, weil es essentielle Aminosäuren enthält.

8 Wozu werden die aufgenommenen Nährstoffe im Körper verwendet?

Sie dienen zum Aufbau körpereigener Substanzen und zur Energiegewinnung.

Der Aufbau körpereigener Substanzen geschieht durch den Baustoffwechsel, die Energiegewinnung durch den Betriebsstoffwechsel.

▸ Stoffwechsel

9 Welche Aufgaben hat der Baustoffwechsel beim erwachsenen Menschen?

Abgenützte Zellen werden repariert oder durch neue ersetzt, z. B. beim Epithel und den Blutzellen. Es werden Enzyme und Bluteiweißkörper aufgebaut. Gewebe werden z. B. bei der Wundheilung ersetzt.

Für den Baustoffwechsel werden vor allem Aminosäuren, Mineralstoffe und Vitamine benötigt.

10 Für welche Aufgaben wird durch den Betriebsstoffwechsel Energie gewonnen?

– Für äußere Arbeit, z. B. zum Laufen
– zur Aufrechterhaltung der Körpertemperatur
– für innere Arbeit, z. B. zur Drüsentätigkeit und zur Aufrechterhaltung des Muskeltonus

Für die Energiegewinnung werden vor allem Kohlenhydrate und Fette unter Zutritt von O_2 verbrannt.

11 In welcher Einheit mißt man die Energie, die bei der Verbrennung der Nährstoffe frei wird?

In Joule (J), (sprich: dschul) bzw. Kilojoule (kJ).

Früher wurde die Energie in Kalorien (cal) bzw. Kilokalorien (kcal) gemessen.
Merke: 1 Kalorie entspricht 4,186 Joule.

12 Welche Energie in Joule bzw. Kalorien liefern jeweils ein Gramm Eiweiß, Fett und Kohlenhydrate?

Eiweiß und Kohlenhydrate liefern 17 Joule (4,1 Kalorien); Fette liefern 39 Joule (9,3 Kalorien).

Wasser, Vitamine und Mineralstoffe haben keinen Brennwert.

13 Welche Aufgaben hat das Wasser in unserem Körper?

Seine Aufgaben sind: Stoffe zu lösen und zu transportieren, Abfallprodukte auszuschwemmen sowie an der Wärmeregulierung durch Schweißabsonderung mitzuwirken.

Der menschliche Körper besteht zu etwa 60% aus Wasser. Wasser findet sich in den Gefäßen, in den Zellen und außerhalb der Zellen im Gewebe.

▶ Mineralstoffe und Spurenelemente

14 Wozu benötigt der Körper Mineralstoffe und Spurenelemente?

Zum Aufbau der Gewebe, zur Aufrechterhaltung der chemischen und physikalischen Eigenschaften des Wassers im Körper sowie zum Zusammenbau von Enzymen und Hormonen.

Wichtige Mineralstoffe sind z. B. Kalzium, Phosphat, Natrium, Kalium und Eisen.
Zu den Spurenelementen gehören z. B. Fluor, Kupfer, Zink, Kobalt und Jod.

15 Welche Nahrungsmittel sind besonders reich an Mineralstoffen?

- Obst
- Gemüse
- Hülsenfrüchte
- Vollkornbrot
- Milch
- Fische
- Fleisch

Mineralstoffe sind wasserlöslich. Beim Wässern, z. B. von Salat, kommt es zu Mineralstoffverlusten.

▶ Vitamine

16 Welche Hauptaufgaben haben die Vitamine A und D?

Vitamin A ist das sogenannte „Hautschutzvitamin", es sorgt für die ständige Erneuerung von Haut- und Schleimhautepithel.
Vitamin D verbessert die Resorption von Calcium und Phosphat. Davon hängt eine gute Mineralisation der Knochen und Zähne ab.

Vitamine sind lebensnotwendige Wirkstoffe.

17 Geben Sie an, in welchen Nahrungsmitteln folgende Vitamine reichlich vorkommen: a) Vitamin A, b) Vitamin B1, B 6 und B12, c) Vitamin C, d) Vitamin D?

a) Vitamin A kommt reichlich vor z. B. in Leber, Butter, Eigelb und Karotten.
b) Vitamin B1, B6 und B12 kommen z. B. vor in Leber, Niere, Reis (ungeschält), Früchten, Hefe und Fisch.
c) Vitamin C in Obst, Gemüse, Kartoffeln, Leber und Nieren.
d) Vitamin D in Butter, Käse und Eigelb.

Lebertran enthält Vitamin A und eine Vorstufe von Vitamin D. Durch ultraviolette Strahlen kann diese Vorstufe im Körper in Vitamin D umgewandelt werden.

▸ Verdauung und Verdauungsorgane

18 Auf welche zwei Arten wird die Nahrung zerlegt?

- mechanisch
- chemisch

Die Bewegung des Magens und der Därme bei der Verdauung nennt man Peristaltik.

19 Welche Verdauungssäfte sind an der Verdauung beteiligt?

- Speichel
- Magensaft
- Darmsaft
- Bauchspeichel
- Gallenflüssigkeit

Verdauungssäfte bestehen vor allem aus Wasser, Schleimstoffen und Verdauungsenzymen. Ihre Zusammensetzung ist unterschiedlich.

20 Welche Aufgabe haben die Enzyme (Fermente) bei der Verdauung?

Enzyme zerlegen die Nährstoffe chemisch.

Nährstoffe müssen schrittweise in immer kleinere Spaltprodukte zerlegt werden, z. B. Stärke in Doppelzucker, dann in Einfachzucker. Für jeden Nährstoff und für jede Abbaustufe gibt es eigene Enzyme.

21 Warum ist gründliches Kauen für die Verdauung wichtig?

Weil damit die Oberfläche der Nährstoffe vergrößert wird. Je größer die Oberfläche, desto besser können die Enzyme einwirken.

Ungenügendes Kauen kann zu Magenschmerzen und zu Verdauungsstörungen führen.

22 Beschreiben Sie, was mit den Speisen im Mund geschieht.

- Mechanische Aufbereitung: Sie werden von den Zähnen unter Mitwirkung der Zunge und der Muskeln zerkleinert, intensiv mit Speichel durchfeuchtet und zu einem Bissen (Bolus) geformt.
- Chemische Aufbereitung: Durch das im Speichel enthaltene Enzym Ptyalin wird die Zerlegung der Kohlenhydrate in Gang gesetzt.

Brot schmeckt süß, wenn es lange gekaut wurde, ein Beweis für die Umwandlung von Stärke (geschmacklos) in Zucker.

23 Welche Aufgaben hat die Zunge beim Essen?

- Sie schiebt die Speisen zwischen die Zähne, hilft bei der Formung des Bissens und bei seinem Transport zum Schlund.
- Sie dient als Tastorgan mit Warnfunktion bei gefährlichen Bestandteilen.
- Sie vermittelt die Geschmacksqualitäten süß, sauer, bitter und salzig.

Die Zunge ist auch an der Sprachbildung beteiligt.

24 Woraus besteht der Speichel?

Aus Wasser (99%), Salzen, Muzin (Schleim) und dem Enzym Ptyalin. Außerdem sind im Speichel Bakterien, Epithelzellen und weiße Blutkörperchen zu finden.

Speichel wirkt leicht bakterizid und zwar wegen seines Gehaltes an Rhodansalz.

25 Nennen Sie die drei großen Speicheldrüsenpaare der Mundhöhle mit deutschem und lateinischem Namen.

- Ohrspeicheldrüse = Glandula parotis
- Unterkieferspeicheldrüse = Glandula submandibularis
- Unterzungenspeicheldrüse = Glandula sublingualis

Speichel und Schleim werden außerdem von vielen kleinen Schleimhautdrüsen und von der Zungenspitzendrüse abgesondert.

26 Welche Aufgaben hat der Speichel?

- Er macht die Nahrung gleitfähig.
- Er löst Geschmacksstoffe aus den Speisen.
- Das Speichelenzym Ptyalin zerlegt Kohlenhydrate.
- Er trägt durch seine Spülwirkung zur Selbstreinigung der Mundhöhle bei.

Der Mensch produziert täglich etwa 0,5 bis 1,5 Liter Speichel.

27 Beschreiben Sie den Vorgang des Schluckens.

Wenn der Bissen die Rachenenge erreicht, hebt sich der weiche Gaumen und die Rachenhinterwand wölbt sich vor. Damit wird der Zugang zur Nase verschlossen. Zugleich verschließt der Kehldeckel den Luftröhreneingang. Nun kann die Nahrung in die Speiseröhre gelangen.

Der Schluckakt ist ein reflektorischer Vorgang, d. h. eine unwillkürliche Reaktion auf einen Reiz. Er ist nicht dem Willen unterworfen.

28 Beschreiben Sie den Verlauf der Speiseröhre.

Sie beginnt am unteren Ende des Rachens, verläuft zwischen Luftröhre und Wirbelsäule, tritt durch das Zwerchfell in den Bauchraum ein und mündet im Oberbauch in den Magen.

Der Transport der Speisen wird durch Kontraktion der Muskeln in der Speiseröhrenwand aktiv gefördert. Verdauungsvorgänge finden in der Speiseröhre nicht statt.

29 Was geschieht im Magen mit dem Speisebrei?

Die Speisen werden zunächst gelagert, dann durch Muskelkontraktionen durchgeknetet und mit Magensaft gleichmäßig durchmischt, ehe sie in Richtung Magenausgang befördert werden.

Im Magensaft sind Salzsäure und eiweißverdauende Enzyme enthalten.

30 Welche Vorgänge spielen sich im Bereich des Dünndarms ab?

- Der Hauptteil der Verdauung, nämlich die endgültige chemische Zerlegung der Nährstoffe durch Enzyme
- Die Resorption der Nährstoffe durch die Schleimhaut in das Blut und die Lymphe

Monosaccharide und Aminosäuren gehen in die Blutkapillaren, Glyzerin und Fettsäuren in die Lymphgefäße.

31 Woher stammen die Enzyme für die Verdauung im Dünndarm?

Aus der Bauchspeicheldrüse und aus den Dünndarmdrüsen.

Zur Verbesserung der Fettverdauung wird bei Bedarf Gallenflüssigkeit aus der Gallenblase in den Dünndarm abgegeben.

32 Welche Aufgaben hat die Leber im Zusammenhang mit Verdauung und Stoffwechsel?

- Sie produziert Gallenflüssigkeit,
- sie verbrennt die ihr zugeführten Nährstoffe oder setzt aus ihnen körpereigene Stoffe zusammen,
- sie speichert überschüssige Kohlenhydrate in Form von Glykogen,
- sie entgiftet, z. B. Alkohol,
- Abfallprodukte des Eiweißstoffwechsels werden zu Harnsäure und Harnstoff zusammengesetzt.

Neben weiteren wichtigen Leistungen bildet die Leber Vorfibrin (Fibrinogen) und eine Vorstufe des Gerinnungsenzyms Thrombin.

33 Welche Aufgaben hat der Dickdarm?

Im Dickdarm wird die Verdauung abgeschlossen, z. T. durch die Darmbakterien. Es werden dort nur noch Salze und Wasser resorbiert. Dabei wird der Darminhalt eingedickt. Aus den Schleimdrüsen der Darmwand wird Schleim zugesetzt. Es entsteht der Kot.

Der Anfangsteil des Dickdarms heißt Blinddarm, an ihm befindet sich der Wurmfortsatz. Der Endteil heißt Mastdarm. Im Dickdarm werden Medikamentenwirkstoffe rasch resorbiert, z. B. aus Suppositorien (Zäpfchen).

▶ Nieren

34 Wo liegen die Nieren?

Sie liegen an der Hinterwand des Bauchraumes in der Lendengegend beidseits neben der Wirbelsäule.

Auf den oberen Polen der bohnenförmigen Nieren sitzen die Nebennieren.

35 Welche Aufgaben haben die Nieren?

- Reinigung des Blutes von Stoffwechsel-Endprodukten
- Ausscheidung
- Regulation des Wasser- und Salzhaushaltes im Körper

Die Nieren filtern in 24 Stunden etwa 1500 Liter Blut.

36 Welche Stoffe scheidet die Niere aus?

- Harnstoff
- Harnsäure
- Kreatinin
- Gifte und Medikamente
- Farbstoffe
- Wasser
- Salze

Die Ausscheidung von Zucker mit dem Harn ist Zeichen für eine Zuckererkrankung (Diabetes mellitus).

37 Nennen Sie die drei Abschnitte der abführenden Harnwege.

- Harnleiter
- Harnblase
- Harnröhre

Der Harn gelangt aus dem Nierenmark in das Nierenbecken und von dort in die Harnleiter.

38 Welche Organe außer der Niere dienen der Ausscheidung?

- Darm
- Haut
- Lunge

Bei Nierenerkrankungen übernimmt die Haut verstärkt Ausscheidungsaufgaben.

1.7 Haut und Schleimhaut

1 Welche Oberflächen des Körpers werden a) von Haut (Cutis, Derma), Schleimhaut (Mucosa) bedeckt?

a) Die Haut bedeckt die ganze äußere Oberfläche des Körpers.
b) Die Schleimhaut kleidet alle Körperöffnungen und inneren Oberflächen aus.

Nur was zwischen Haut und Schleimhaut liegt, ist Körperinneres.

2 Aus welchen drei Schichten besteht die Haut (Cutis, Derma)?

1. Oberhaut (Epidermis)
2. Lederhaut (Corium)
3. Unterhaut (Subcutis)

Die entsprechenden Schichten der Schleimhaut heißen Epithel, Lamina propria mucosae und Submucosa.

3 Wie ist das Epithelgewebe der Haut aufgebaut?

Aus mehreren Schichten dicht nebeneinander liegender Zellen. Die oberste Schicht ist verhornt. Darunter liegt die unverhornte Keimschicht mit feinsten Nervenendigungen.

Die Hornschicht ist je nach Beanspruchung 0,5 bis 2 mm dick.

4 Wodurch unterscheiden sich Schleimhautepithel und Hautepithel?

Schleimhautepithel ist mit Ausnahme der Gingiva unverhornt. Es ist dünner als das Hautepithel, z.T. sogar nur einschichtig. Es enthält Becherzellen, die ständig Schleim absondern und die Schleimhaut feucht halten.

5 Nennen Sie Organe aus verschiedenen Organsystemen, die mit Schleimhaut ausgekleidet sind.

Beispiele:
- Nasenhöhle
- Magen
- Gebärmutter
- Harnröhre

6 Welche Aufgaben haben a) das Epithel der Haut, b) das Epithel des Dünndarms, c) das Flimmerepithel der Atemwege?

a) Das Epithel der Haut bildet eine Schutzhülle um den Körper.
b) Das Epithel des Dünndarms gibt Stoffe ab (Sekretion) und nimmt Stoffe auf (Resorption).
c) Das Flimmerepithel der Atemwege befördert kleine Fremdkörper nach außen. Es befeuchtet die Einatmungsluft.

Besonders spezialisierte Epithelien sind die Sinnesepithelien, z. B. das Riechepithel der Nase.

7 Aus welcher Gewebeart besteht die Lederhaut?

Aus straffem Bindegewebe.

In der Lederhaut haben u. a. Haare, Talgdrüsen und ein Teil der Schweißdrüsen ihren Sitz. In ihr verlaufen Blutgefäße und enden sensible Nerven.

8 Woraus besteht die Unterhaut?

Aus lockerem Bindegewebe mit Fettzellen, Schweißdrüsen, Gefäßen und Nerven.

Die Subcutis dient u. a. als Wärmeschutz.

9 Welche Aufgaben erfüllt die Außenhaut neben ihrer Schutzfunktion?

– Sie hilft bei der Wärmeregulation durch Eng- und Weiterstellen der Hautgefäße und durch die Schweißabsonderung.
– Sie vermittelt Empfindungen, wie z. B. Temperatur, Druck und Schmerz.
– In geringem Maße ist die Haut über die Schweißabsonderung an der Ausscheidung von Harnstoff beteiligt.
– Sie ist mit etwa 1% an der Atmung beteiligt.

10 Nennen Sie vier wichtige Aufgaben der Schleimhäute.

– Sie schützen vor mechanischen und thermischen Einflüssen.
– Sie sondern Sekrete ab, z. B. Schleim oder Verdauungssäfte.
– Sie können Stoffe aufnehmen (resorbieren).
– Sie vermitteln Empfindungen.

▸ Drüsen

11 Was versteht man unter Drüsen?

Drüsen sind Organe, die bestimmte Stoffe produzieren und abgeben (sezernieren) können.

Drüsen entwickeln sich aus Epithelgewebe.

12 Wodurch unterscheiden sich a) exokrine Drüsen von b) endokrinen Drüsen?

a) Exokrine Drüsen geben ihr Sekret über einen Ausführungsgang an die Haut- bzw. Schleimhautoberfläche ab.
b) Endokrine Drüsen geben ihr Sekret in das Blut ab.

Merke: Sekrete sind Absonderungen von Drüsen.
Exkrete sind Ausscheidungen von Stoffen, die der Körper nicht mehr benötigt.

13 Nennen Sie je zwei Beispiele von a) exokrinen Drüsen, b) endokrinen Drüsen.

a) – Tränendrüsen
– Speicheldrüsen

b) – Schilddrüse
– Nebennieren

Die Bauchspeicheldrüse ist eine gemischte Drüse. Sie gibt Verdauungsenzyme in den Darm ab (exokrine Aufgabe) und gibt das Hormon Insulin in das Blut ab (endokrine Aufgabe).

14 Welche Drüsen befinden sich in der Haut?

– Schweißdrüsen
– Talgdrüsen

Die Schweißdrüsen sondern einen für jeden Menschen typischen Geruchsstoff ab. Der Ausspruch: „Den kann ich nicht riechen" stammt von daher.

15 Wodurch unterscheiden sich a) seröses und b) muköses Speicheldrüsensekret?

a) Seröses Sekret ist dünnflüssig und nicht fadenziehend.
b) Muköses Sekret ist dickflüssig und fadenziehend.

Die Ohrspeicheldrüsen sondern ein rein seröses Sekret ab. Unterkiefer- und Unterzungendrüsen sind gemischte Drüsen und sondern einen Mischspeichel ab.

1.8 Nervensystem, Sinnesorgane, Hormone

▸ Nervengewebe, Einteilung der Nervensysteme

1 Beschreiben Sie den Aufbau des Nervengewebes.

Nervengewebe besteht aus Nervenzellen (Neurozyten oder Ganglienzellen) und Stützzellen. Die meisten Nervenzellen haben kurze, stark verzweigte Fortsätze (Dendriten) und einen langen, unverzweigten Fortsatz (Neurit).

Eine Ansammlung von Nervenzellen außerhalb des Gehirns bzw. des Rückenmarks nennt man ein Ganglion (Nervenknoten), z. B. das Ganglion trigeminale, von dem die drei Äste des Nervus trigeminus ausgehen.

2 Welche Aufgaben hat das Nervengewebe?

Aufnahme, Leitung, Verarbeitung und Aussendung von Reizen.

Nervenreize sind elektrische Impulse, die meßbar sind. Z. B. kann man die Hirnströme messen und aufzeichnen (Elektroenzephalogramm, EEG).

3 Welche zwei Arten von Nervensystemen unterscheidet man?

- willkürliches oder animales Nervensystem
- unwillkürliches oder vegetatives Nervensystem

Das willkürliche Nervensystem nennt man auch zerebrospinales Nervensystem, das unwillkürliche autonomes Nervensystem.

4 Welche Aufgaben hat das willkürliche Nervensystem?

Es nimmt Umweltreize auf, verarbeitet und speichert sie z. T. und beantwortet die Reize.

5 In welche zwei Teile läßt sich das willkürliche Nervensystem unterteilen?

- zentrales Nervensystem (ZNS)
- peripheres Nervensystem (PNS)

Peripher bedeutet „außen liegend", „zu den Randgebieten des Körpers gehörend".

6 Welche Organe gehören zum a) Zentralnervensystem, b) peripheren Nervensystem?

a) Zentralnervensystem: Gehirn und Rückenmark
b) Peripheres Nervensystem: Hirnnerven und Rückenmarksnerven

Es gibt 12 Hirnnervenpaare und 31 Rückenmarksnervenpaare.

7 Was sind Rezeptoren?

Rezeptoren sind nervöse Empfangsorgane zur Aufnahme von Reizen.

Beispiele für Rezeptoren:
– *Wärmerezeptoren der Haut*
– *Stäbchen und Zäpfchen im Auge*

▸ Sinnesorgane

8 Nennen Sie die fünf Sinnesorgane, und geben Sie an, welche Reize sie jeweils aufnehmen.

– Das Auge reagiert auf Lichtreize.
– Das Ohr reagiert auf Schall und Lageveränderungen.
– Die Haut reagiert auf Temperatur, Schmerz und auf Berührung.
– Die Nase reagiert auf Gerüche.
– Die Zunge reagiert auf die verschiedenen Geschmacksqualitäten.

In den Muskelzellen, Sehnen und Gelenken liegen Rezeptoren für die Tiefensensibilität.

9 Wie heißen die mit 1 bis 8 bezeichneten Teile des Auges (Bild)?

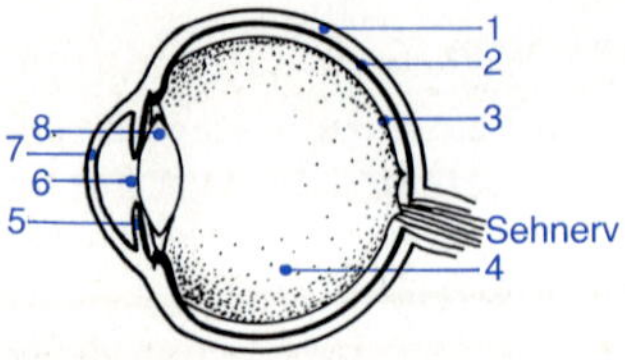

1 Lederhaut
2 Aderhaut
3 Netzhaut
4 Glaskörper
5 Regenbogenhaut
6 Pupille
7 Hornhaut
8 Linse

10 Welche Teile des Ohres gehören zum
a) äußeren Ohr, b) Mittelohr, c) Innenohr?

a) Ohrmuschel, äußerer Gehörgang und Trommelfell,
b) Hammer, Amboß und Steigbügel,
c) Schnecke und Bogengänge.

Das Ohr liegt im Schläfenbein.

11 Geben Sie Verlauf und Funktion der Ohrtrompete an.

Die Ohrtrompete zieht vom Mittelohr zum oberen Rachenraum. Sie dient der Belüftung des Mittelohrs und dem Druckausgleich.

12 In welchem Teil der Nase befindet sich das Riechfeld?

Im Dach der Nasenhöhle oberhalb der obersten Nasenmuschel.

Nase siehe auch bei „Atmungssystem" Seite 33.

13 Welche Geschmacksqualitäten werden in den im Bild dargestellten Bereichen 1 bis 4 der Zunge wahrgenommen?

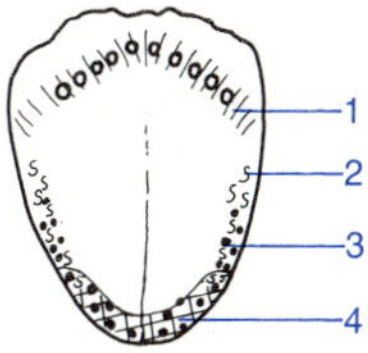

1 = bitter
2 = sauer
3 = salzig
4 = süß

Die unterschiedlichen Geschmacksqualitäten werden durch unterschiedliche Arten von Papillen erfaßt. Geschmacksrichtungen, die auf der Zunge nicht vertreten sind, werden durch den Geruchssinn wahrgenommen.
Zur Zunge siehe auch „Verdauung" (Seite 41) und „Anatomie der Mundhöhle" (Seite 58).

▶ Reizleitung

14 Welche Funktion haben
a) sensible Nerven, b) motorische Nerven?

a) Sensible Nerven leiten Empfindungen bzw. Sinneseindrücke von der Peripherie zum Gehirn.
b) Motorische Nerven leiten Reize aus dem Gehirn zu den Muskeln, also von der „Zentrale" an die Peripherie.

Die Verbindungsstelle zwischen motorischen Nerven und Skelettmuskeln nennt man motorische Endplatten.

15 Welche zwei Arten von Schmerzen unterscheidet man nach ihrer Entstehungsart?

– Den Oberflächenschmerz, ausgehend von der Haut bzw. Schleimhaut.
– Den Tiefenschmerz, ausgehend von tiefer liegenden Organen und Geweben.

Schmerzen sind als Warnzeichen des Körpers anzusehen.

16 Auf welchem Wege gelangt ein Schmerzreiz, z.B. am Arm, in das Bewußtsein?

Rezeptoren nehmen den Schmerzreiz auf, sensible Nerven leiten ihn weiter, zunächst zum Rückenmark. Von dort gelangt der Schmerzreiz in das Schmerzzentrum des Gehirns. Erst hier wird er bewußt.

Merke: Erst im Gehirn erfolgt die Umwandlung des Schmerzreizes in eine Schmerzempfindung.

17 Auf welchem Wege erreicht ein Schmerzreiz am Zahn 16 das Schmerzzentrum?

Der Schmerzreiz wird über den rechten Nervus maxillaris direkt in das Großhirn geleitet.

Merke: Bei Rückenmarksnerven erfolgt die Reizleitung über die Leitungsbahnen des Rückenmarks, bei Hirnnerven direkt in das Gehirn.

▸ Nervus trigeminus

18 Geben Sie an, wie die drei Äste 1 bis 3 des Trigeminus bezeichnet werden (Bild).

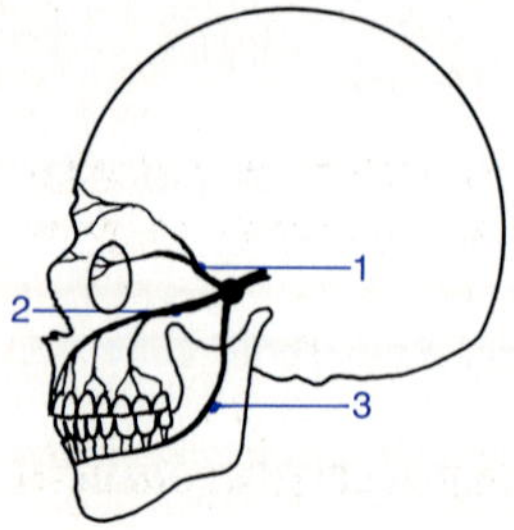

1 Augennerv = Nervus ophthalmicus (erster Ast),
2 Oberkiefernerv = Nervus maxillaris (zweiter Ast),
3 Unterkiefernerv = Nervus mandibularis (dritter Ast)

Trigeminus = dreifach, Nervus trigeminus = dreifacher Nerv oder Drillingsnerv

19 Welche Aufgaben hat der Trigeminus?

Er leitet Empfindungen aus den Versorgungsgebieten aller drei Äste zum Gehirn. Mit dem 3. Ast ziehen motorische Fasern, die die Kaumuskeln innervieren.

Trigeminusneuralgie siehe Seite 136.

20 Welche Bereiche werden von den drei Ästen des Trigeminus versorgt?

1. Ast: Haut und Schleimhaut im Bereich von
   - Stirn
   - Auge
   - Nase
2. Ast: Haut und Schleimhaut im Bereich des Oberkiefers
   - Zähne und Zahnbett des Oberkiefers
3. Ast: Haut und Schleimhaut im Bereich des Unterkiefers, des Ohres und der Schläfe
   - die beiden vorderen Drittel der Zunge
   - Zähne und Zahnbett des Unterkiefers
   - Kiefergelenk
   - Kaumuskeln

21 Welcher Nerv versorgt die mimischen Muskeln?

Der 7. Hirnnerv (Nervus facialis).

Der Nervus facialis hat zahlreiche Verästelungen in der Ohrspeicheldrüse (Parotis). Bei Erkrankungen der Ohrspeicheldrüse kann er daher mitbetroffen sein.

▸ Rückenmark

22 Wo liegt das Rückenmark?

Im Wirbelkanal, der von den Wirbelbögen gebildet wird.

Das Rückenmark ist etwa 40 bis 45 cm lang. Es besteht aus Leitungsbahnen (weiße Substanz), die außen liegen und aus Nervenzellen (graue Substanz), die innen liegen.

23 Was ist ein Reflex?

Ein Reflex ist eine unwillkürliche, d. h. nicht vom Bewußtsein gesteuerte Muskelkontraktion.

Viele Reflexe dienen dem Schutz bei Einwirkung gefährlicher Reize von außen.

24 Beschreiben Sie den Ablauf eines Rückenmarkreflexes zwischen Reiz und Reizbeantwortung.

- Aufnahme des Reizes durch Rezeptoren
- Weiterleitung über sensible Nervenbahnen in das Rückenmark
- Umschaltung auf motorische Bahnen unter Umgehung des Gehirns
- Leitung zum Erfolgsorgan

Erfolgsorgan nennt man den Muskel, der reagieren soll.

▸ Gehirn

25 Nennen Sie die wichtigsten Teile des Gehirns (Cerebrum).

- Großhirn
- Kleinhirn
- Hirnstamm

Der Hirnstamm wird unterteilt in Zwischenhirn, Mittelhirn und verlängertes Mark.

26 Geben Sie einen Überblick über die wichtigsten Aufgaben des Großhirns.

Das Großhirn regelt die bewußten Handlungen, ist Zentrale für Reizbeantwortung sowie für die Speicherung von Informationen und für die Entwicklung von Ideen. Es ist der Ort, an dem alle Umwelteinflüsse bewußt werden.

In der Großhirnrinde liegen Zentren für bestimmte Aufgaben, z.B. Schreibzentrum, Lesezentrum, Hörzentrum und motorisches Zentrum.

27 Welche Aufgaben hat das Kleinhirn?

Das Kleinhirn ist Regulationszentrum zur Erhaltung des Gleichgewichts und zur Bewegungskoordination zahlreicher Muskeln.

Bei Störungen im Kleinhirn kommt es zu Muskelschlaffheit und Zittern, weil der Muskeltonus nicht gesteuert wird.

28 Nennen Sie einige Aufgaben des Hirnstamms.

Der Hirnstamm steuert die vegetativen Funktionen von verschiedenen Zentren aus, z.B. Stoffwechsel, Atmung, Kreislauf und Wärmeregulation.

An der Unterfläche des Zwischenhirns liegt die wichtigste Hormondrüse, die Hypophyse.

▸ Unwillkürliches Nervensystem

29 Was versteht man unter dem unwillkürlichen (vegetativen) Nervensystem?

Es ist das Nervensystem, das im Dienst des Stoffwechsels steht und die von unserem Willen unabhängigen Funktionen steuert, z.B. die Herztätigkeit und die Atmung.

Vegetatives Nervensystem und Hormonsystem arbeiten zusammen.

30 Wie heißen die beiden Nerven des unwillkürlichen (vegetativen) Nervensystems?

– Sympathicus – Parasympathicus

Das Steuerungssystem des unwillkürlichen Nervensystems befindet sich im Zwischenhirn. Zwischen unwillkürlichem und willkürlichem Nervensystem gibt es enge Wechselbeziehungen.

31 Welche Wirkungen haben a) Sympathicus und b) Parasympathicus auf die Funktion der inneren Organe?

a) Der Sympathicus wirkt leistungsfördernd; er bewirkt z. B. schnelleren Herzschlag, erhöhten Blutdruck und gesteigerte Drüsensekretion.
b) Der Parasympaticus wirkt bremsend. Er fördert die Aufnahme und Speicherung von Nährstoffen.

Den Sympathicus kann man auch als „Nerv der Arbeit" bezeichnen, den Parasympathicus als „Nerv der Ruhe". Psychische Vorgänge beeinflussen die Funktion des vegetativen Nervensystems.

▸ Hormone

32 Was versteht man unter Hormonen?

Hormone sind körpereigene Wirkstoffe, die auf bestimmte Organe wirken.

Hormone nennt man auch „Botenstoffe", weil sie Informationen übertragen. Die Regulierung von Körperfunktionen durch Hormone wird als humorale Steuerung bezeichnet.

33 Welche Hormondrüsen sind im Bild mit 1 bis 8 bezeichnet?

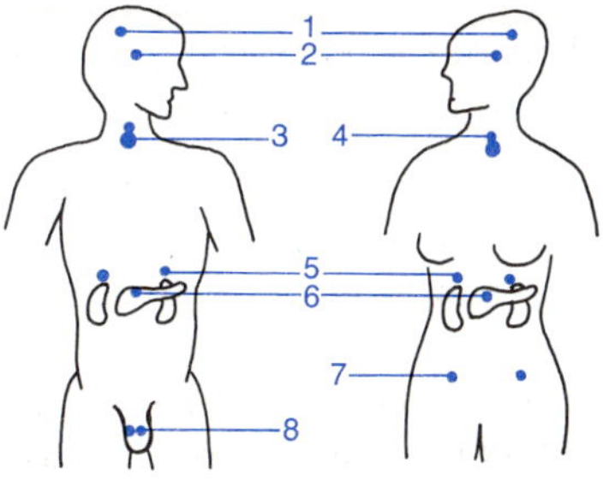

1 Zirbeldrüse
2 Hirnanhangdrüse
3 Schilddrüse
4 Nebenschilddrüse
5 Nebennieren
6 Bauchspeicheldrüse
7 Eierstöcke
8 Hoden

Nach der Röntgenverordnung sind die Keimdrüsen (Gonaden), also Eierstöcke und Hoden, besonders zu schützen.

34 Wie heißt das Hormon der Bauchspeicheldrüse (Pankreas) und welche Aufgabe hat es?

In der Bauchspeicheldrüse wird das Hormon Insulin erzeugt. Insulin reguliert den Zuckerstoffwechsel, indem es für den Umbau von Blutzucker zu Glykogen und dessen Einlagerung in die Muskeln sorgt. Dadurch wird der Blutzuckerspiegel auf gleicher Höhe gehalten.

Bei Versagen der insulinbildenden Zellen entsteht Diabetes mellitus (Zuckerkrankheit).

35 Welche Hormone, die bei der zahnärztlichen Behandlung eingesetzt werden, produziert die Nebenniere?

Adrenalin und Cortison.

Adrenalin wird z. B. als Zusatz zu Anästhetika benutzt, Cortison z. B. in entzündungshemmenden Schleimhautsalben.

1.9 Anatomie der Mundhöhle

1 Von welchen Organen wird die Mundhöhle begrenzt a) vorn, b) seitlich, c) oben, d) unten, e) hinten?

a) Vorn: Von den Lippen (Labia)
b) Seitlich: Von den Wangen (Buccae)
c) Oben: Vom Gaumen (Palatum)
d) Unten: Vom Mundboden (Diaphragma oris)
e) Hinten: Von der Rachenenge (Isthmus faucium)

Die Rachenenge wird von den Gaumenbögen über dem Zungengrund gebildet.

2 Wie heißen die im Bild mit 1 bis 9 bezeichneten Teile der Mundhöhle?

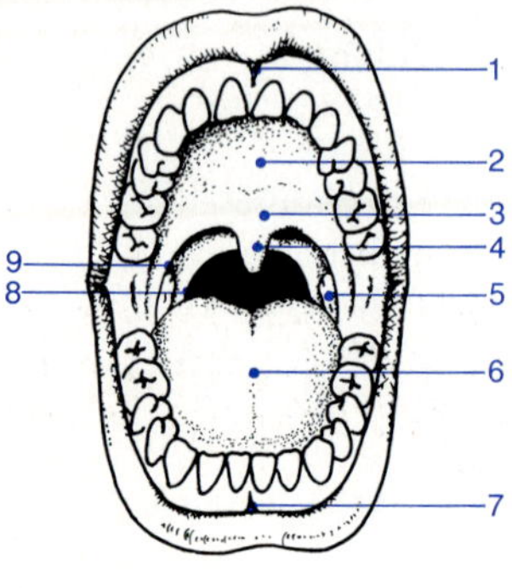

1 oberes Lippenbändchen (Frenulum labii)
2 harter Gaumen (Palatum durum)
3 weicher Gaumen (Palatum molle)
4 Zäpfchen (Uvula)
5 Gaumenmandel (Tonsilla palatina)
6 Zunge (Lingua)
7 unteres Lippenbändchen (Frenulum labii)
8 hinterer Gaumenbogen
9 vorderer Gaumenbogen

3 In welche beiden Bereiche wird die Mundhöhle unterteilt?

– Eigentliche Mundhöhle (Cavum oris proprium)
– Mundvorhof (Vestibulum oris)

Der Mundvorhof wird außen begrenzt von den Lippen und den Wangen.

4 Wodurch werden der Mundvorhof und die Mundhöhle voneinander getrennt?

Durch die Alveolarfortsätze von Oberkiefer und Unterkiefer mit den Zahnreihen.

5 Was versteht man unter der Mundspalte (Rima oris)?

Die Mundspalte ist der zwischen dem Lippenrot von Ober- und Unterlippe liegende Eingang in die Mundhöhle.

Am Lippenrot lassen sich gut Durchblutung und Blutbeschaffenheit feststellen, weil durch das unverhornte Epithel die Blutgefäße durchscheinen.

6 Beschreiben Sie den Aufbau der Lippen.

Grundgerüst der Lippen ist der Ringmuskel.
Die Außenhaut der Lippen geht über das Lippenrot in die Mundschleimhaut über.
Im Schleimhautteil der Lippen liegen zahlreiche Lippenspeicheldrüsen (Glandulae labiales). Ober- und Unterlippe sind jeweils durch ein Lippenbändchen mit dem Zahnfleisch verbunden.

Die durch zwei Hautfalten auf der Oberlippe gebildete senkrechte Rinne heißt Philtrum.

7 Welche Aufgaben haben die Lippen?

– Abschluß der Mundhöhle nach außen
– Beteiligung an der Lautbildung
– Beteiligung beim Saugen

8 Beschreiben Sie den Aufbau der Wangen (Buccae).

Die muskuläre Grundlage der Wangen bildet der Musculus buccinatorius. Außen ist er von Haut bedeckt, innen von Schleimhaut, in der viele kleine Speicheldrüsen sitzen. In den Wangen befindet sich ein individuell unterschiedlich starkes Fettpolster.

▸ Mundvorhof

9 Welcher Bereich im Mundvorhof wird als Umschlagfalte bezeichnet?

Der Bereich, in dem die lockere Schleimhaut der Lippen bzw. der Wangen in die Schleimhaut der Kiefer übergeht.

10 Welche Bedeutung haben die Schleimhautbänder, die im Bereich der Lippen und Wangen liegen, für die prothetische Versorgung?

Die Bänder dürfen nicht durch die Prothese bedeckt werden, weil sonst Druckstellen entstehen oder der Halt der Prothese gefährdet ist.

Wenn die Bänder zu stark ausgeprägt sind, werden sie vor der Abdrucknahme durch einen chirurgischen Eingriff gekürzt. Solche Eingriffe nennt man präprothetische (vor-prothetische) Maßnahmen.

11 Wo liegt die Ohrspeicheldrüse (Glandula parotis)?

Sie liegt in den Wangen vor dem Ohr und reicht bis hinter das Ohr.

Wegen der Lage der Ohrspeicheldrüse werden Schmerzen in ihrem Bereich oft als Ohrenschmerzen oder als Kiefergelenkschmerzen gedeutet.

12 An welcher Stelle mündet der Ausführungsgang der Ohrspeicheldrüse?

In der Wangenschleimhaut gegenüber dem oberen zweiten Molaren.

Die Mündung liegt in einer kleinen Erhebung, Papilla parotidea genannt.

▸ Eigentliche Mundhöhle

13 Schildern Sie das Aussehen des harten Gaumens (Palatum durum).

Er ist von straffer Schleimhaut überzogen. Im vorderen Drittel befinden sich 3 bis 6 quer liegende Gaumenfaltenpaare. In der Mitte verläuft von vorn nach hinten die unterschiedlich stark ausgeprägte Gaumenleiste (Raphe palati). An ihrem vorderen Ende ist immer eine deutliche Vorwölbung zu sehen, die Papilla incisiva hinter 11, 12.

Unter der Raphe liegt die Verwachsungsstelle der Gaumenfortsätze des Oberkiefers und die der Gaumenbeine. Schließt sich diese Naht nicht, dann entsteht eine Gaumenspalte.

14 Welche Aufgaben hat der harte Gaumen?

Er bildet das Dach der Mundhöhle und den Boden der Nasenhöhle. Er dient der Zunge als Widerlager beim Zerkleinern von Speisen und bei der Lautbildung.

Durch eine Gaumenspalte entsteht eine Verbindung zwischen Mundhöhle und Nasenhöhle. Dadurch sind Ernährung und Sprache gestört.

15 Was versteht man unter dem weichen Gaumen?

Den muskulösen Anteil des Gaumens (auch Gaumensegel genannt), der an den knöchernen Gaumen anschließt. Er endet im Zäpfchen und den beiden Falten des vorderen und hinteren Gaumenbogens.

Bei Berührung des weichen Gaumens wird über die sensiblen Nerven der Würgereflex ausgelöst.

16 Welche Aufgaben hat der weiche Gaumen?

- Beim Schlucken wird der weiche Gaumen angehoben und verschließt damit den oberen Rachenraum gegen den mittleren und die Mundhöhle.
- Er bildet ein Gleitfeld für die Speisen.
- Er ist ferner an der Bildung der Konsonanten G und K beteiligt.

Bei einer Gaumensegellähmung können Speisen in die Nase gelangen. Ferner kann dadurch eine näselnde Sprache entstehen.

17 An welcher Stelle in der Mundhöhle liegen die beiden Gaumenmandeln (Tonsillae palatinae)?

Beiderseits zwischen dem vorderen und hinteren Gaumenbogen.

Die Gaumenmandeln gehören mit der Rachenmandel und dem lymphatischen Gewebe im Zungengrund zum lymphatischen Rachenring.

18 Beschreiben Sie den Aufbau des Mundbodens.

Der Mundboden wird durch die Mundbodenmuskeln gebildet, die vom Unterkieferrand zum Zungenbein ziehen. Sie liegen in Schichten übereinander. Nach außen folgt ein dünner Hautmuskel und die Haut. Die Schleimhaut des Mundbodens ist zart. An ihr ist die Zunge mit dem Zungenbändchen befestigt.

Der Übergang vom Mundboden zum Hals und weiter in den Brustraum weist keine Abgrenzung auf. So können entzündliche Prozesse aus dem Mundboden ungehindert in den Brustraum gelangen.

19 Wo liegen die beiden Speicheldrüsenpaare des Mundbodens?

Die Unterzungendrüsen (Glandulae sublingualis) liegen im vorderen Drittel des Mundbodens dicht unter der Schleimhaut.
Die Unterkieferspeicheldrüsen (Glandulae submandibularis) liegen am Kieferwinkel innen unter den Mundbodenmuskeln.

Die Ausführungsgänge beider Drüsen münden gemeinsam rechts und links vom Zungenbändchen.

▶ Zunge

20 In welche Bereiche kann man die Zunge (Lingua) anatomisch einteilen?

- Zungenspitze
- Zungenrücken
- Zungengrund
- Zungenränder
- Zungenunterfläche

Zur Zunge siehe auch Seite 41 (Verdauung) und 49 (Sinnesorgane).

21 Welche Aufgaben hat die Zunge?

- Sprachbildung
- Geschmackswahrnehmung
- Mithilfe beim Kauen und Schlucken
- Sauberhaltung der Zahnflächen
- Tastkontrolle
- Hilfe beim Saugen

22 Beschreiben Sie den Aufbau der Zunge.

Sie besteht aus einer Vielzahl quergestreifter Muskelfasern. Durch eine bindegewebige Scheidewand wird sie unvollständig in zwei Teile geteilt. Ihre Oberfläche ist von Schleimhaut überzogen, die an der Unterseite zart ist und in Form des Zungenbändchens in den Mundboden zieht. An der Oberseite sieht die Schleimhaut aufgerauht aus.

Durch eine große Zahl sensibler Rezeptoren „vergrößert" die Zunge abgetastete Körper.

23 Geben Sie die Verteilung der verschiedenen Papillen auf der Zungenschleimhaut an.

- vor dem Zungengrund Wallpapillen
- davor Haarpapillen
- zwischen den Haarpapillen pilzförmige Papillen
- am Zungenrand blätterförmige Papillen

Die verhornten Haarpapillen schützen die mechanisch stark beanspruchte Zunge. Alle anderen Papillen sind Geschmackspapillen.

1.10 Zahn und Zahnbett

▸ Anzahl und Arten der Zähne

1 Wieviel Zähne hat der Mensch a) im Milchgebiß, b) im bleibenden Gebiß?

a) Im Milchgebiß 20,
b) im bleibenden Gebiß 32.

Die Milchzähne heißen Dentes decidui, die bleibenden Zähne Dentes permanentes.

2 Welche vier Arten von Zähnen gibt es im menschlichen Gebiß?

– Schneidezähne (Dentes incisivi)
– Eckzähne (Dentes canini)
– Backenzähne (Dentes praemolares)
– Mahlzähne (Dentes molares)

Der Fachausdruck für Zahn ist in der Einzahl Dens, in der Mehrzahl Dentes.

3 Wie sind die verschiedenen Zahngruppen verteilt a) im Milchgebiß, b) im bleibenden Gebiß?

a) 8 Milch-Schneidezähne
4 Milch-Eckzähne
0 Prämolaren
8 Milch-Molaren

b) 8 Schneidezähne
4 Eckzähne
8 Prämolaren
12 Molaren

4 Welche Zähne bezeichnet man als a) Frontzähne, b) Seitenzähne?

a) Frontzähne sind in beiden Gebissen die Zähne 1 bis 3 im Ober- und Unterkiefer.
b) Seitenzähne sind im Milchgebiß die Zähne 4 und 5, im bleibenden Gebiß die Zähne 4 bis 8.

Auch in der Wirbelsäule gibt es einen „Zahn". Der zapfenförmige Fortsatz des 2. Halswirbels heißt Dens axis.

5 Welche Aufgaben haben die einzelnen Zahngruppen?

Die Frontzähne dienen zum Abbeißen der Nahrung und zur Lautbildung.
Backen- und Mahlzähne dienen zum Zerkleinern der Nahrung.

6 Geben Sie die Zahnbezeichnungen nach dem FDI-System an a) für die bleibenden Zähne, b) für die Milchzähne.

a) Bleibende Zähne:

rechts	18 17 16 15 14 13 12 11	21 22 23 24 25 26 27 28	links
	48 47 46 45 44 43 42 41	31 32 33 34 35 36 37 38	

b) Milchzähne:

rechts	55 54 53 52 51	61 62 63 64 65	links
	85 84 83 82 81	71 72 73 74 75	

FDI = Fédération Dentaire Internationale (Weltzahnärzteorganisation) Man spricht auch vom Two-Digit-System (Zwei-Ziffern-System).

7 Was versteht man in der Zahnmedizin unter einem Quadranten?

Ein Quadrant ist ein Kieferviertel, also z.B. die rechte Oberkieferhälfte oder die linke Unterkieferhälfte.

Quadrant heißt „Viertelkreis".

8 Was gibt im FDI-Zahnschema an a) die Zehnerstelle, b) die Einerstelle?

a) Zehnerstelle: Quadrant, in dem der Zahn steht,
b) Einerstelle: Stellung des Zahnes im jeweiligen Quadranten.

Die Zähne werden in jedem Quadranten von der Mitte aus gezählt, d. h. 21 ist der erste Zahn links oben, 26 der sechste Zahn links oben.

9 Um welche Zähne handelt es sich bei a) 83, b) 25, c) 43?

a) 83 = rechter unterer Milch-Eckzahn
b) 25 = zweiter oberer linker Prämolar
c) 43 = rechter unterer Eckzahn

Sprich acht-drei, zwei-fünf, vier-drei.

▸ Anatomie der Zähne

10 Wie nennt man die im Bild gekennzeichneten anatomischen Teile des Zahnes? Geben Sie auch den jeweiligen zahnmedizinischen Fachausdruck an.

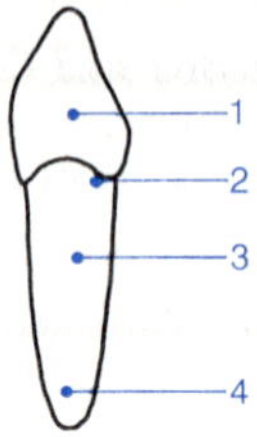

1 Zahnkrone = Corona dentis
2 Zahnhals = Collum oder Cervix dentis
3 Zahnwurzel = Radix dentis
4 Wurzelspitze = Apex radicis dentis

In der Umgangssprache werden im allgemeinen nur die Begriffe Corona, Collum, Cervix, Radix und Apex verwendet.

11 Welche Teile des Zahnes sind normalerweise in der Mundhöhle sichtbar, welche nicht?

Sichtbar sind die Zahnkronen. Nicht sichtbar sind Zahnhälse und Wurzeln.

Im Alter gehen Knochen und Zahnfleisch zurück; dann liegen die Zahnhälse frei.

12 Beschreiben Sie die Zahnkrone eines oberen Schneidezahnes.

Die Zahnkrone ist schaufelförmig und hat eine scharfe Schneidekante. Die Labialfläche ist konvex gewölbt, die Palatinalfläche konkav. Palatinal befindet sich kurz über dem Zahnfleisch ein Höckerchen (Tuberculum dentis), inzisal davon eine Einziehung (Foramen caecum).

Bei den unteren Schneidezähnen finden wir eine meißelförmige Gestalt und weniger ausgeprägte Formen.

13 Beschreiben Sie die Zahnkrone eines unteren Molaren.

Sie ist kräftig und gedrungen mit einer etwa rechteckigen Kaufläche. Auf dieser Kaufläche verlaufen von mesial nach distal und von vestibulär nach oral Furchen (Fissuren), zwischen denen sich fünf Höcker erheben. Bukkalseite und Lingualseite sind konvex gewölbt.

Die Form der oberen Molaren gleicht einem Rhombus (Raute). Die Kaufläche hat vier Höcker.

14 Wodurch kann man einen Eckzahn von einem Schneidezahn unterscheiden?

Die Schneidekante des Eckzahnes ist abgeschrägt, dadurch entsteht eine Kauspitze. Die Schneidekante der Schneidezähne verläuft gerade.

Merke: Incisivi und Canini haben eine Schneidekante.

15 Welche Unterschiede bestehen zwischen Prämolaren- und Molarenkronen?

Prämolarenkronen sind kleiner als Molarenkronen. Sie haben nur zwei Höcker und eine Mittelfissur.

Merke: Backenzähne und Mahlzähne haben Kauflächen.

16 Was versteht man unter der Schmelz-Zementgrenze?

Am Zahnhals geht der Schmelz der Krone in das Zement der Zahnwurzel über. Diese Schmelz-Zementgrenze läuft nicht geradlinig um den Zahn, sondern bogenförmig, ähnlich wie das Zahnfleisch.

17 Was versteht man unter der Gabelung (Furkation) der Zahnwurzeln?

Die Teilung der Zahnwurzel in zwei oder drei Wurzeln.

Bei zweiwurzeligen Zähnen spricht man von der Zweigabelung (Bifurkation), bei dreiwurzeligen Zähnen von Dreigabelung (Trifurkation).

18 Welche bleibenden Zähne sind a) einwurzelig, b) zweiwurzelig, c) dreiwurzelig?

a) Einwurzelig sind die Schneidezähne und die Eckzähne, ferner der zweite Prämolar im Oberkiefer und alle Prämolaren im Unterkiefer.
b) Zweiwurzelig sind der erste Prämolar im Oberkiefer und alle Molaren im Unterkiefer.
c) Dreiwurzelig sind alle Molaren im Oberkiefer.

Alle dreiwurzeligen Zähne befinden sich im Oberkiefer. Es gibt Abweichungen von diesen Wurzelzahlen, vor allem bei den 3. Molaren.

19 Welche Zähne des Milchgebisses sind a) einwurzelig, b) zweiwurzelig, c) dreiwurzelig?

a) Einwurzelig sind alle Milchschneidezähne und Milch-Eckzähne.
b) Zweiwurzelig sind alle Milchmolaren im Unterkiefer.
c) Dreiwurzelig sind alle Milchmolaren im Oberkiefer.

Die Wurzeln der Milchzähne werden vor dem Zahnwechsel resorbiert (aufgelöst).

20 Nennen Sie drei Unterschiede zwischen Milchzähnen und bleibenden Zähnen.

- Der Milchzahn ist in der Regel kleiner.
- Die Farbe der Milchzähne ist bläulich-weiß, die der bleibenden Zähne gelblich.
- Der Schmelzmantel der Milchzähne ist dünner.

Die Wurzeln der Milchmolaren sind stärker gespreizt als die der bleibenden Molaren, weil sich zwischen ihnen die bleibenden Zähne entwickeln.

21 Welche Milchzahnkronen sind breiter als die ihrer Nachfolger?

Die Milchmolarenkronen sind breiter als die Kronen der nachfolgenden Prämolaren.

▸ Flächen und Richtungsbezeichnungen am Zahn

22 Erklären Sie die Bezeichnungen a) mesial und b) distal.

a) mesial bedeutet: Der Kiefermitte zu.
b) distal bedeutet: Von der Kiefermitte abgewandt.

Die distale Fläche eines Zahnes liegt entgegengesetzt zur mesialen Fläche desselben Zahnes.
Die mesiale Fläche des einen Zahnes grenzt an die distale Fläche des benachbarten Zahnes. Ausnahme: In der Kiefermitte grenzen zwei mesiale Flächen aneinander.

23 Was versteht man a) unter der Approximalfläche eines Zahnes, b) unter dem Kontaktpunkt?

a) Die dem Nachbarzahn zugewandte Fläche eines Zahnes, also mesial oder distal.
b) Den Punkt, an dem sich zwei Nachbarzähne berühren.

Den Raum zwischen zwei benachbarten, in Kontakt stehenden Zähnen nennt man Approximalraum oder Interdentalraum. Er wird durch die Interdentalpapille verschlossen.

24 Erklären Sie die folgenden Richtungsbezeichnungen: a) okklusal, b) palatinal, c) lingual, d) bukkal, e) labial, f) inzisal.

a) okklusal = auf der Kaufläche
b) palatinal = dem Gaumen zu
c) lingual = der Zunge zu
d) bukkal = der Wange zu
e) labial = der Lippe zu
f) inzisal = der Schneidekante zu

Anstelle der Begriffe palatinal und lingual kann man auch oral (der Mundhöhle zu), anstelle von bukkal und labial auch vestibulär (dem Mundvorhof zu) sagen.

25 Welche Bedeutung haben die Begriffe a) zervikal und b) gingival?

a) zervikal = am Zahnhals befindlich
b) gingival = am Zahnfleisch

26 Welche Richtungsbezeichnungen können nur a) an einem Frontzahn, b) an einem Seitenzahn, c) an einem oberen Zahn, d) an einem unteren Zahn angewendet werden?

a) labial und inzisal
b) okklusal und bukkal
c) palatinal
d) lingual

▸ Erkennungsmerkmale an Zähnen

27 Nennen und beschreiben Sie das Zahnmerkmal, das bei Betrachtung der Schneidekante zeigt, ob ein Schneidezahn rechts oder links im Kiefer stand.

Es ist das Winkelmerkmal. Der Winkel, unter dem Schneidekante und Approximalfläche aufeinandertreffen, ist mesial spitzer als distal.

Die distale Ecke der oberen Schneidezähne ist meist zusätzlich abgerundet.

28 Was versteht man unter dem Begriff Krümmungsmerkmal?

Die vestibuläre Fläche der Frontzähne und Prämolaren ist im mesialen Drittel stärker gekrümmt als in den beiden distalen Dritteln.

Statt Krümmungsmerkmal sagt man auch Massenmerkmal (mesial sind die Zähne massiger, d. h. dicker als distal). Ausnahme: 1. Prämolar des Oberkiefers.

29 Erklären Sie den Begriff Wurzelmerkmal.

Die Wurzeln, mindestens aber die Wurzelspitzen fast aller Zähne, sind leicht nach distal gebogen.

Dieses Merkmal ist das sicherste zur Einordnung eines Zahnes auf die rechte bzw. linke Kieferseite.

30 Erklären Sie den Begriff Kronenflucht!

Unter Kronenflucht versteht man die Lingualneigung aller unteren Zahnkronen.

Wenn man einen unteren Zahn von mesial her betrachtet, sieht man deutlich, daß die Wurzelachse, d. h. die Linie, die mitten durch die Wurzel geht, und die Kronenachse nicht in gleicher Richtung verlaufen.

31 Beantworten Sie folgende Fragen:

a) Ist „1“ ein rechter oder ein linker Schneidezahn?
b) Woran erkennt man, daß „2“ ein rechter oberer Schneidezahn ist?
c) Woran sieht man, daß „3“ richtigerweise mit der Wurzel nach unten abgebildet werden sollte?

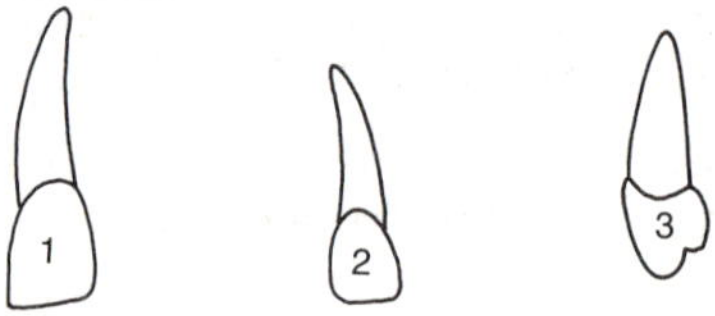

a) Zahn „1" ist ein linker oberer Schneidezahn.
b) Man sieht das Winkelmerkmal an der Schneidekante und die nach distal geneigte Wurzel.
c) Es muß sich um einen unteren Zahn handeln, erkennbar an der Kronenflucht, also müßte die Zahnkrone oben und die Wurzel unten sein.

▸ Gewebe des Zahnes

32 Welche Bezeichnungen haben die im Bild mit 1 bis 5 bezeichneten Gewebe des Zahnes bzw. Zahnbettes?

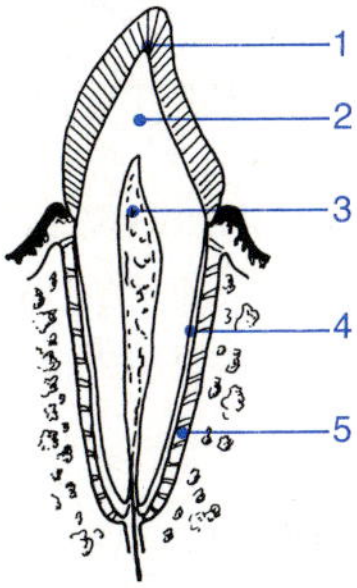

1 Zahnschmelz (Enamelum; Substantia adamantina)
2 Zahnbein oder Dentin (Dentinum; Substantia eburnea)
3 Zahnmark (Pulpa)
4 Wurzelzement (Cementum)
5 Wurzelhaut (Desmodont; Periodontium)

Zum Zahnbett gehören außer Wurzelhaut und Wurzelzement auch das Zahnfleisch (Gingiva) und das knöcherne Zahnfach (Alveole).

33 Welche Gewebe zählen zu a) den Hartgeweben, b) den Weichgeweben von Zahn und Zahnbett?

a) Hartgewebe:
- Schmelz
- Dentin
- Zement
- Alveolarknochen

b) Weichgewebe:
- Pulpa
- Zahnfleisch
- Wurzelhaut

▸ Zahnschmelz

34 Beschreiben Sie Ausdehnung und Aufgabe des Zahnschmelzes.

Der Zahnschmelz überzieht die Zahnkrone bis zum Zahnhals in dünner Schicht. Er schützt das Zahnbein vor chemischen, thermischen und mechanischen Reizen.

Der Zahnschmelz ist etwa 2,5 mm dick. Am dünnsten ist er in den Fissuren und am Zahnhals, am dicksten auf den Höckern.

35 Nennen Sie einige wichtige Eigenschaften des Zahnschmelzes.

Der Zahnschmelz
- ist die härteste Substanz im Körper,
- ist transparent,
- hat eine hohe Resistenz gegen Säuren und Laugen.

Da der Schmelz keine Blutgefäße hat, kann der Stoffwechsel nur durch Diffusion über den Speichel stattfinden; da er keine Nerven hat, ist er nicht schmerzempfindlich.

36 Erklären Sie den Aufbau des Zahnschmelzes.

Der Zahnschmelz besteht aus kleinen Säulen (Schmelzprismen), die vom Dentin bis zur Schmelzoberfläche reichen. Sie sind durch eine verkalkte Kittsubstanz verbunden.
Der Schmelz ist überzogen von einem dünnen, organischen, sehr widerstandsfähigen Schmelzoberhäutchen.

Im Lauf des Lebens wird der Zahnschmelz teilweise abradiert (abgerieben).

37 Aus welchen Stoffen ist der Zahnschmelz in der Hauptsache aufgebaut?

Aus Calcium und Phosphor.

Die Calcium-Phosphor-Verbindung im Schmelz nennt man Hydroxylapatit.

▸ Zahnbein

38 Welche Aufgaben hat das Zahnbein (Dentin)?

Es gibt dem Zahn die Form und schützt die Pulpa.

Das Zahnbein bildet den Hauptanteil der Zahnhartgewebe.

39 Welche Eigenschaften unterscheiden das Zahnbein vom Zahnschmelz?

Das Zahnbein ist weicher, elastisch; die gelbe Farbe ist opak (undurchsichtig).
Das Zahnbein ist empfindlich und kann Reize weiterleiten.

Im Gegensatz zum Zahnschmelz ist das Zahnbein lebenslang nachbildungsfähig.

40 Beschreiben Sie den Aufbau des Zahnbeins.

Es besteht aus einer mineralisierten Grundsubstanz, durchzogen von einer großen Zahl von Dentinkanälchen. In diesen liegen die Zellfortsätze der Zahnbeinbildner, Nervenfasern und Gewebsflüssigkeit.

Die Zahnbeinbildner (Odontoblasten) selbst liegen am äußeren Rand der Pulpa.

41 Warum darf angeschliffenes oder angeschlagenes Dentin nicht unversorgt bleiben?

Weil in den eröffneten Dentinkanälchen lebende Zellfortsätze liegen (Dentinwunde!), die schmerzen. Außerdem können über die Dentinkanälchen Bakterien und Gifte in die Pulpa gelangen.

In 1 mm^2 Dentin liegen etwa 50 000 Dentinkanälchen.

42 Was versteht man unter Sekundärdentin?

Es ist das Dentin, das nach dem Zahndurchbruch lebenslang gebildet wird.

Das während der Zahnentwicklung gebildete Zahnbein heißt Primärdentin.

43 Nennen Sie Gelegenheiten, bei denen die Sekundärdentinbildung beschleunigt wird.

- Karies
- Fraktur eines Teils der Zahnkrone
- Reaktion auf bestimmte Medikamente

Sekundärdentin, das auf äußere Reize hin gebildet wird, nennt man auch Reizdentin.

44 Wie nennt man die Hohlräume im Dentin, die die Pulpa enthalten?

In der Zahnkrone: Zahnmarkhöhle (Cavum pulpae dentis), in der Wurzel: Wurzelkanal (Canalis radicis dentis).

Die Anzahl der Wurzelkanäle stimmt nicht immer mit der Anzahl der Wurzeln überein. Die unteren Molaren haben in der mesialen Wurzel in 95% aller Fälle zwei Kanäle.

▸ Pulpa

45 Wie heißen die mit 1 bis 3 bezeichneten Teile der Pulpa?

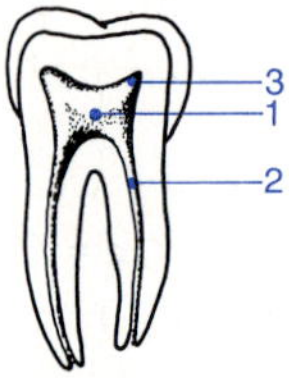

1 = Kronenpulpa
2 = Wurzelpulpa
3 = Pulpenhorn

Die Eröffnung der Pulpa geschieht durch das Dach der Pulpahöhle; der Zugang zu den Wurzelkanälen liegt am Boden der Pulpahöhle, verdeckt durch die Kronenpulpa.

46 Welche Aufgaben hat die Pulpa?

Sie baut Dentin auf und ernährt es. Sie schützt den Zahn durch Weiterleitung von Schmerzen und leistet Abwehr bei eindringenden Fremdstoffen.

Über den engen Zugang des Foramen apicale ist die Pulpa mit den Gefäßen und Nerven des Kiefers verbunden.

47 Woraus besteht die Pulpa?

- Aus lockerem Bindegewebe
- Arterien
- Venen
- Lymphgefäßen
- sensiblen Nervenfasern

Aus den Bindegewebszellen der Pulpa können sich bei Verlust von Odontoblasten neue Zahnbeinbildner entwickeln.

48 Wie kann man sich erklären, daß die Pulpa eines jungen Menschen größer ist als die eines älteren?

Die Odontoblasten bilden ständig Sekundärdentin. Es wird an der Innenwand zwischen Pulpa und Dentin angelagert und verkleinert so das Pulpenkavum und die Wurzelkanäle.

Diese lebenslange Nachbildung von Zahnbein ist der Grund dafür, daß bei der Wurzelbehandlung von Zähnen älterer Menschen das Auffinden der Wurzelkanäle oft schwierig ist.

▸ Gewebe des Zahnbettes

49 Welche Teile des Zahnhalteapparates (Parodontium) sind durch die Ziffern 1 bis 4 bezeichnet (Bild)?

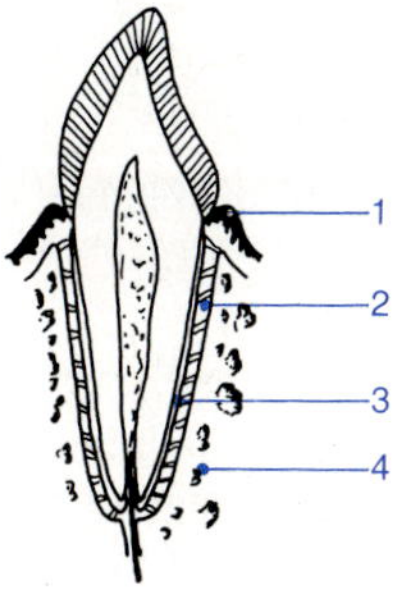

1 Zahnfleisch (Gingiva)
2 Wurzelhaut (Desmodont)
3 Wurzelzement (Cementum)
4 knöchernes Zahnfach (Alveole)

Den Zahnhalteapparat nennt man auch Zahnbett.

▸ Wurzelzement

50 Vergleichen Sie die Härte des Wurzelzementes (Cementum) mit der von Dentin und Knochen.

Zement ist weicher als Dentin und so hart wie der Knochen.

51 Wie ist das Wurzelzement aufgebaut?

Es ist dem Knochen ähnlich, also eine mineralisierte Grundsubstanz mit eingemauerten Zellen. Zement hat aber keine Gefäßversorgung. In der äußeren Zementschicht sind die Fasern der Wurzelhaut verankert.

Die Ernährung und Reparaturmaßnahmen am Zement erfolgen von der Wurzelhaut aus.

52 Welchen Teil des Zahnes bedeckt das Zement?

Die Wurzel von der Wurzelspitze bis zum Rand der Krone.

Die Dicke der Zementschicht ist unterschiedlich. Am dicksten ist sie im Bereich der Wurzelspitze und in den Gabelungsstellen der Wurzel.

▸ Zahnfleisch

53 Geben Sie a) Farbe, b) Verlauf und c) Struktur des gesunden Zahnfleisches (Gingiva) an.

a) Farbe blaßrosa,
b) Verlauf girlandenförmig,
c) Struktur ähnlich einer Orangenschale (winzige Grübchen).

Die höchsten Erhebungen des Zahnfleisches sind die Interdentalpapillen. Das Zahnfleisch ist mit dem Schmelzoberhäutchen fest verwachsen.

54 In welche drei Bereiche wird das Zahnfleisch eingeteilt?

- Freie, marginale Gingiva, die den Zahnhals bedeckt.
- Eigentliches Zahnfleisch. Es ist am Alveolarknochen festgewachsen.
- Alveolarschleimhaut, die lose auf dem Alveolarfortsatz aufliegt und bis zur Umschlagfalte reicht.

Die Breite der festgewachsenen (attached) Gingiva beträgt 1 bis 9 mm.

55 Welche Aufgabe hat das Zahnfleisch?

Es umschließt den Zahnhals manschettenartig und schützt dadurch die darunterliegenden Gewebe des Zahnbettes vor dem Eindringen von Bakterien und Fremdkörpern. Die Interdentalpapille verschließt den Interdentalraum und verhindert, daß sich dort Speisereste festsetzen.

Beim Schwund der Papillen entstehen unweigerlich Schmutznischen zwischen den Zähnen.

56 Was versteht man unter der Zahnfleischfurche (Sulcus gingivalis)?

Die Zahnfleischfurche ist der Raum zwischen Zahnoberfläche und freier marginaler Gingiva.

Sie verläuft rund um den Zahnhals. Ihre Tiefe beträgt 1 bis 2 mm.

57 Welche Aufgabe hat das Zahnfleischsekret (Sulcus fluid)?

Es spült und reinigt dadurch die Zahnfleischfurche und wehrt Bakterien ab.

Bei Entzündungen des Zahnfleisches steigt die Produktion des Zahnfleischsekretes an.

▸ Wurzelhaut, Alveolarknochen

58 Welche Aufgaben hat die Wurzelhaut (Desmodont)?

– Sie hängt den Zahn federnd in der Alveole auf.
– Sie hat eine Schutzfunktion für den Zahn.
– Sie ernährt das Wurzelzement.

59 Woraus besteht die Wurzelhaut (Desmodont)?

Aus lockerem Bindegewebe. Dazwischen liegen kollagene (leimgebende) Fasern sowie viele Blut- und Lymphgefäße und sensible Nervenfasern.

Die kollagenen Fasern sind auf der einen Seite im Knochen, auf der anderen Seite im Zement befestigt. Man nennt sie Sharpeysche Fasern.

60 Welche Aufgaben haben die Sharpeyschen Fasern?

Sie fangen die Druckkräfte beim Kauen auf und wandeln sie in Zugkräfte um. Dadurch wird der Knochenanbau gefördert und der Knochenabbau verhindert.

61 Was versteht man unter dem Parodontalspalt?

Den Spalt zwischen Alveoleninnenwand und Wurzelzement. Er ist von der Wurzelhaut ausgefüllt.

Auf Röntgenbildern kann man den Parodontalspalt als dunkle Linie um die Wurzeln herum sehen.

62 Welche Aufgabe hat der Alveolarknochen?

– Er schützt die Zahnwurzeln und dient den Sharpeyschen Fasern als Ansatzpunkt.
– Durch Kanäle in seinem Innern ziehen Blutgefäße und Nerven zur Wurzelhaut und zum Zahn.

Vor dem Zahndurchbruch schützt der Alveolarknochen die sich entwickelnden Zähne.

1.11 Zahnentwicklung, Zahndurchbruch

▸ Zahnentwicklung

1 Zu welchem Zeitpunkt etwa beginnt die Entwicklung der Zähne?

In der 6. Schwangerschaftswoche.

Zu diesem Zeitpunkt ist der Embryo etwa 15 mm lang; es gibt noch keinen Ober- und Unterkieferknochen.

2 Womit beginnt die Zahnentwicklung?

Das Epithel wächst im Gebiet der Kieferanlagen bandförmig in das darunterliegende Bindegewebe. Es entsteht die obere und die untere Zahnleiste für die Milchzähne.

Für die Ausbildung der bleibenden Zähne wachsen später die Zahnleisten erstens nach distal und zweitens nach oral weiter.

3 Beschreiben Sie die Entwicklung der einzelnen Zahnkeime.

Für jeden Zahn entsteht an der Zahnleiste eine eigene Zahnanlage in Form einer Glocke, der sogenannten Schmelzglocke. Sie löst sich von der Zahnleiste und wird von einer dichten Bindegewebshülle umgeben, dem Zahnsäckchen. Innerhalb dieser Hülle werden Schmelz, Dentin und Pulpa gebildet.

Aus dem Epithel entwickelt sich der Zahnschmelz. Die anderen Zahngewebe entwickeln sich aus dem Bindegewebe.

4 Was bedeutet der Begriff Mineralisation im Zusammenhang mit der Zahnentwicklung?

Die Einlagerung von Mineralsalzen, vor allem von Calcium, in die zuerst weich vorgebildeten Zahnhartgewebe.

Auf Röntgenbildern von Acht- bis Neunjährigen sieht man in der Gegend der Weisheitszähne dunkle Flecken. Das sind die noch nicht mineralisierten Zahnanlagen der Weisheitszähne.

5 Zu welchem Zeitpunkt etwa beginnt die Mineralisation von Schmelz und Dentin a) bei den Milchzähnen, b) bei den bleibenden Zähnen?

a) Im 4. Schwangerschaftsmonat,
b) kurz vor der Geburt.

Der Vorgang der Kalkeinlagerung dauert bei allen Zähnen länger als ein Jahr, bei den bleibenden Zähnen viele Jahre.

6 Beschreiben Sie den Entwicklungsstand der Zähne zum Zeitpunkt der Geburt.

- Es sind alle Milchzahnkronen, ebenso ein Teil der Kronen der bleibenden Zähne angelegt.
- Keine der Kronen ist fertig mineralisiert.
- Die Ausbildung der Wurzeln hat noch nicht begonnen.

Zähne, die schon bei der Geburt durchgebrochen sind, nennt man Dentes connatales oder Dentes praenatales.

7 Wann entstehen Zahnwurzeln und Zahnhalteapparat?

Vor und während des Zahndurchbruchs, erst nach der Geburt.

Die Wurzelausbildung ist mit Beendigung des Zahndurchbruchs noch nicht abgeschlossen.

▸ Dentition

8 Was versteht man unter Dentition?

Das Herauswachsen der Zahnkrone aus den Kieferknochen bis zum Erreichen der Okklusionsebene.

Die wörtliche Übersetzung von Dentition ist Zahndurchbruch. Den Durchbruch der Milchzähne nennt man erste Dentition (Dentitio prima), den Durchbruch der bleibenden Zähne zweite Dentition (Dentitio secunda).

9 Zu welchem Zeitpunkt a) beginnt und b) endet die erste Dentition?

a) Beginn im 6. bis 8. Lebensmonat.
b) Ende im 20. bis 30. Lebensmonat.

In der Regel brechen die Zähne des Unterkiefers vor den entsprechenden Zähnen des Oberkiefers durch.

10 Geben Sie die Zeiten für den Durchbruch der einzelnen Milchzähne an.

a) Erster Schneidezahn:	6. bis 8. Monat
b) Zweiter Schneidezahn:	8. bis 12. Monat
c) Eckzahn:	16. bis 20. Monat
d) Erster Molar:	12. bis 16. Monat
e) Zweiter Molar:	20. bis 30. Monat

Merken Sie sich den „Sprung um die Ecke" in der Reihenfolge der durchbrechenden Zähne.

11 Welche Gruppe von Zähnen fehlt im Milchgebiß?

Die Prämolaren.

12 Was geschieht im Kiefer vor dem Zahnwechsel?

– Die Milchzahnwurzeln werden resorbiert.
– Die Kiefer wachsen in die Länge und Breite.

Die Resorption der Milchzahnwurzeln beginnt bereits im 4. Lebensjahr. Durch das Kieferwachstum entstehen im Milchgebiß vor dem Zahnwechsel häufig Lücken zwischen den Zähnen.

13 Geben Sie die Reihenfolge für den Durchbruch der bleibenden Zähne an.

1. Erster Molar („Sechsjahrmolar")
2. erster Schneidezahn
3. zweiter Schneidezahn
4. erster Prämolar
5. Eckzahn und zweiter Prämolar (etwa gleichzeitig)
6. zweiter Molar („Zwölfjahrmolar")
7. dritter Molar

14 Nennen Sie die Zeiten für den Durchbruch der bleibenden Zähne.

1:	6. bis 8. Lebensjahr	6:	6. Lebensjahr
2:	7. bis 9. Lebensjahr	7:	12. bis 14. Lebensjahr
3 + 5:	10. bis 12. Lebensjahr	8:	14. Lebensjahr und auch viel später
4:	9. bis 12. Lebensjahr		

Der Zahnwechsel ist starken individuellen Schwankungen unterworfen. Er beginnt bei Mädchen meist früher als bei Jungen, ebenso wie der Durchbruch der Milchzähne.

15 Warum nehmen die Weisheitszähne im Gebiß eine Sonderstellung ein?

Ihre Durchbruchszeiten sind sehr unregelmäßig. Sie machen beim Durchbruch oft Schwierigkeiten. Häufig werden Weisheitszähne im Knochen zurückgehalten (retiniert). Oft sind sie gar nicht angelegt. Ihre Form und Wurzelzahl schwankt sehr stark.

1.12 Das Gebiß als Ganzes

1 Wie ist die approximale Beziehung der Zähne im normalen Gebiß?

Die Zähne einer Zahnreihe stehen dicht nebeneinander und berühren sich punkt- oder flächenförmig (Kontaktpunkt bzw. Kontaktfläche).

Eine Lücke zwischen zwei Zähnen, die sich normalerweise berühren müßten, nennt man Diastema.

2 Welche Aufgaben haben die Kontaktpunkte?

- Sie stützen die Zähne gegenseitig ab.
- Sie verhüten, daß Speisen, z.B. Fleischfasern, zwischen die Zähne gebissen werden.

Bei Versorgung des Patienten mit Füllungen oder Kronen bemüht sich der Zahnarzt, den Kontakt der Approximalflächen korrekt wiederherzustellen.

3 Was versteht man unter dem Interdentalraum?

Der Interdentalraum ist der Raum zwischen zwei Zähnen, der unterhalb des Kontaktpunktes und oberhalb des Knochenrandes des Alveolarfortsatzes liegt.

Der Interdentalraum ist normalerweise nicht zu sehen, weil die Zahnfleischpapillen ihn abdecken.

4 Wie verlaufen oberer und unterer Zahnbogen?

Sie verlaufen parallel zueinander. Der Bogen der oberen Zahnreihe ist weiter als der der unteren.

Die Form des oberen Zahnbogens kann man mit einem halben Oval vergleichen, die des unteren mit einer Parabel, d. h. einem halben Oval, dessen Enden auseinanderlaufen.

5 Was versteht man im Gebiß unter Antagonisten?

Antagonisten sind Zähne, die beim Zusammenbeißen aufeinandertreffen.

Außer den oberen Achtern und den unteren mittleren Schneidezähnen haben alle Zähne zwei Antagonisten.

6 Erklären Sie den Begriff Neutralbiß.

Beim Neutralbiß liegen die mesiobukkalen Höcker der unteren Sechser vor denen der oberen. Die unteren Eckzähne treffen zwischen den oberen Eckzähnen und den seitlichen Schneidezähnen auf.

Man kann auch sagen: Die unteren Zähne liegen eine halbe Prämolarenbreite mesial vor den oberen.

7 Wie sieht die normale Bißlage im Frontzahnbereich aus?

Die oberen Frontzähne beißen 2 bis 3 mm über die unteren. Das nennt man Überbiß oder Scherenbiß.

8 Erklären Sie die Begriffe a) Okklusion und b) Artikulation.

a) Okklusion bedeutet Zahnreihenschluß (Schlußbiß).
b) Unter Artikulation versteht man den Zusammenbiß mit Gleitbewegungen der Zähne.

2 Hygiene und Unfallverhütungsvorschriften

2.1 Mikroorganismen

1 Was versteht man unter Mikroorganismen?

Pflanzliche und tierische Lebewesen, die nur unter dem Mikroskop sichtbar sind.

Größenordnungen von Mikroorganismen:
- *Viren etwa 0,02 bis 0,2 µm*
- *Bakterien etwa 0,5 bis 5 µm*
- *Pilze etwa 1 bis 5 µm*

1 µm = 1/1000 mm

2 Wo kommen Mikroorganismen vor?

Praktisch überall: in der Luft, im Wasser, im Boden sowie im menschlichen Körper.

Im Menschen befinden sich massenhaft Mikroorganismen, z. B. auf der Haut (Hautflora), in der Mundhöhle (Mundflora) und im Darm (Darmflora).

3 Welche fünf Arten von Mikroorganismen unterscheidet man?

- Bakterien
- Pilze
- Protozoen
- Viren
- Rickettsien

4 Was versteht man unter a) pathogen und b) apathogen?

a) pathogen bedeutet: krankheitserregend
b) apathogen bedeutet: nicht krankheitserregend

Die Begriffe pathogen und apathogen werden nicht nur für Mikroorganismen gebraucht, sondern für alle Bedingungen, die Einfluß auf die Gesundheit haben, z. B. Umwelteinflüsse oder seelische Faktoren.

5 Was versteht man unter Virulenz?

Die Infektionskraft, Vermehrungsfähigkeit und Giftigkeit pathogener Keime. Hochvirulente Keime lösen schwere Infektionskrankheiten aus.

Gegensatz zu virulent: avirulent
Bei der Schutzimpfung werden pathogene Erreger geimpft, die durch chemische oder physikalische Methoden avirulent gemacht wurden.

▸ Bakterien

6 Welche Kennzeichen treffen auf alle Bakterien zu?

Bakterien
- sind einzellige pflanzliche Lebewesen,
- pflanzen sich ungeschlechtlich durch Querteilung fort,
- bestehen aus einer Hülle (Zellwand), Zytoplasma (Zelleib) und darin verteiltem Kernmaterial.

7 Welche Lebensbedingungen benötigen Bakterien zur Vermehrung?

- Feuchtigkeit
- eine bestimmte Temperatur
- ein Milieu mit individuell unterschiedlichem pH-Wert

Fäulnisbakterien z. B. benötigen eine alkalische (pH-Wert = 8 bis 14), Milchsäurebakterien eine saure Umgebung (pH-Wert = 6 bis 1).

8 Wodurch unterscheiden sich a) Aerobier von b) Anaerobiern?

a) Aerobier benötigen zum Leben Sauerstoff,
b) Anaerobier benötigen nicht unbedingt Sauerstoff.

aerob, sprich a-erob, anaerob, sprich ana-erob.
Bakterien, die nur ohne Sauerstoff leben können, nennt man obligat anaerob.

9 In welchem Temperaturbereich a) vermehren sich die meisten Bakterien, b) gehen sie zugrunde?

a) Vermehrung: Etwa zwischen 0 °C und 45 °C,
b) Absterben: Etwa zwischen 80 °C und 100 °C.

Die Antwort b) bezieht sich auf vegetative (vermehrungsfähige) Erregerformen. Sporen vertragen weit höhere Temperaturen.

10 Was versteht man unter a) bakteriostatischen Mitteln und b) Bakteriophagen?

a) Bakteriostatische Mittel behindern die Vermehrung von Bakterien, ohne sie jedoch abzutöten,
b) Bakteriophagen sind Viren, die Bakterien befallen und auflösen.

Bakteriostatisch wirksam sind Antiseptika. Andere bakteriostatische Maßnahmen sind z. B. Sauerstoffentzug sowie Temperaturabsenkung, Temperaturerhöhung oder Feuchtigkeitsentzug.

11 Erklären Sie den Begriff Bakterienflora.

Bakterienflora ist die Anwesenheit von Bakterien, z.B. auf der Haut, in der Mund- und Rachenhöhle, im Darm und in der Scheide.

Der Mensch ist auf seine Bakterienflora angewiesen. Sie schützt ihn gegen Besiedelung mit pathogenen Fremdkeimen und unterstützt physiologische Prozesse. Z.B. wirken Darmbakterien bei der Synthese (Aufbau) von Vitamin K mit.

12 Wodurch unterscheiden sich a) gramnegative, b) grampositive Bakterien voneinander?

Sie unterscheiden sich durch unterschiedliche Reaktion auf einen bestimmten Farbstoff.
a) Gramnegative Bakterien färben sich rot;
b) grampositive Bakterien färben sich blau.

Gramnegativ sind z. B. Fäulnisbakterien; grampositiv sind z. B. Streptokokken und Staphylokokken.

13 Wie teilt man Bakterien nach ihrer Form ein?

- Kugelbakterien (Kokken)
- spiral- oder schraubenförmige Bakterien (Spirochäten, Spirillen, Vibrionen)
- stäbchenförmige Bakterien (Stäbchen)

14 Um welche Mikroorganismen handelt es sich bei Bild a) und b)?

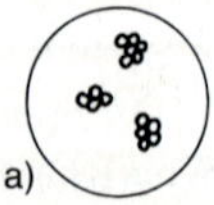
a)

a) Staphylokokken,
b) Streptokokken.

Staphylokokken und Streptokokken sind Erreger von Entzündungen.
Staphylokokken gehören normalerweise zu den residenten, d.h. den auf der Haut befindlichen Keimen.

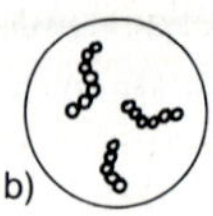
b)

15 Um welche Mikroorganismen handelt es sich bei Bild c)?

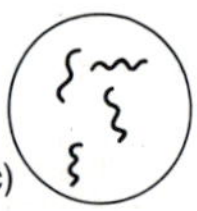
c)

Es sind schraubenförmige Bakterien (Spirochäten, Spirillen).

Schraubenförmige Bakterien leben in der Mundflora. Zu ihnen gehören auch die Fäulnisbakterien, die am Kariesprozeß beteiligt sind.

16 Um welche Mikroorganismen handelt es sich bei Bild d)?

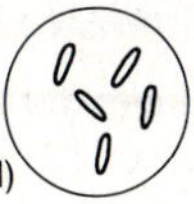

d)

Es sind stäbchenförmige Bakterien (Stäbchen).

Bei der Kariesentstehung wirken Milchsäurestäbchen mit. Weitere Krankheiten, die durch Stäbchen hervorgerufen werden, sind z.B. Diphtherie, Keuchhusten und Tuberkulose. Wichtig: Tuberkelbakterien haben eine sehr widerstandsfähige Zellwand und können nur durch spezielle Desinfektionsmittel abgetötet werden.

17 Welche besondere Fähigkeit haben Bazillen?

Bazillen haben die Fähigkeit, Sporen zu bilden.

Sporen sind überlebensfähige Dauerformen von Bazillen. Sie entstehen durch Nahrungsmangel, durch Trockenheit oder durch ungünstige Temperaturen.

18 Welche Eigenschaften haben Bazillen-Sporen?

Bazillen-Sporen
- haben etwa ein Zehntel der Größe des Bazillus, aus dem sie sich gebildet haben,
- vertragen große Hitze,
- werden von vielen Desinfektionsmitteln nicht angegriffen,
- quellen unter günstigen Lebensbedingungen auf und beginnen sofort, sich zu vermehren.

Sporen können durch Sterilisation oder durch sporizide (sporentötende) Desinfektionsmittel vernichtet werden.

▸ Pilze

19 Wodurch unterscheiden sich Pilze (Myceten, Fungi) von Bakterien?

Pilze sind etwa 10mal größer als Bakterien, Mehrzeller, sind eiförmig oder oval und bilden ein Geflecht, das sogenannte Pilzgeflecht. Sie vermehren sich ungeschlechtlich durch Sporen, geschlechtlich durch Zellverschmelzung.

Pilzkrankheiten nennt man Mykosen.

20 Nennen Sie einige wichtige Pilzerkrankungen.

- Soor (eine Mundpilzerkrankung)
- Hautpilz, z. B. Fußpilz
- Bartflechte

Soor erkennt man an weißen, festhaftenden Belägen auf der Mundschleimhaut. Soor tritt z.B. auf bei Erwachsenen mit verminderter Abwehrkraft, ebenso bei Säuglingen.

▸ Protozoen

21 Erklären Sie den Aufbau der Protozoen.

Protozoen sind Einzeller tierischen Ursprungs mit Zellmembran, Zytoplasma und Zellkern. Als Fortbewegungsmittel dienen Geißeln oder Wimpern.

Protozoen, sprich Protozo-en
Tropenkrankheiten werden häufig durch Protozoen ausgelöst, z.B. Malaria oder Amöbenruhr.

▸ Viren

22 Wodurch unterscheiden sich Viren von anderen Mikroorganismen?

Viren sind die kleinsten Mikroorganismen (0,02 bis 0,2 μm). Sie haben keine Zellstruktur und keinen Stoffwechsel. Sie benötigen zur Vermehrung eine fremde Zelle (Wirtszelle).

23 Woraus bestehen Viren?

Aus genetischem Material (= Erbinformation), das von einer Eiweißhülle umgeben ist.

Viren verändern ihre Hülle häufig und sind dann von der Immunabwehr nicht mehr zu erkennen.

24 Wie vermehren sich Viren?

Das Virus impft sein genetisches Material in eine fremde Zelle. Dadurch wird der Stoffwechsel der Wirtszelle so umfunktioniert, daß in ihr nur noch Virenmaterial hergestellt wird. Dabei wird die Wirtszelle zerstört und neue Viren werden freigesetzt.

Viren brauchen zur Vermehrung immer lebende Zellen (menschliche, tierische oder pflanzliche Zellen).

25 Warum sind Viren besonders gefährliche und gefürchtete Mikroorganismen?

Viren
- sind immer pathogen (aber nicht immer menschenpathogen),
- vermehren sich sehr schnell in der Wirtszelle,
- sind sehr schwer zu bekämpfen (nicht mit Antibiotika),
- können im 1. bis 4. Schwangerschaftsmonat Mißbildungen hervorrufen,
- können aus verhältnismäßig harmlosen Bakterien gefährliche Krankheitserreger machen.

26 Welche Viruserkrankung gilt als Berufskrankheit für Zahnärzte und Zahnarzthelferinnen?

Die Hepatitis B.

Wir unterscheiden außerdem Hepatitis A und Hepatitis Non A / Non B.

27 Welches ist der Hauptangriffspunkt des HIV-Virus im infizierten Körper?

Das HIV-Virus zerstört die Immunabwehr des Menschen, indem es bestimmte Lymphozyten vernichtet.

Es können dann keine Krankheitserreger mehr abgewehrt werden.

2.2 Übertragungsmöglichkeiten von Krankheitserregern

▸ Begriffserklärungen

1 Was versteht man unter einer Infektion?

Infektion ist das Eindringen von Krankheitserregern in den Körper unter Überwindung des schützenden Epithels.

Bestimmte Erreger, z. B. Viren, können sich u. U. jahrelang latent (verborgen, nicht in Erscheinung tretend) im Organismus befinden und plötzlich aktiv werden.

2 Was versteht man unter Kontamination?

Kontamination bedeutet Verseuchung (Verunreinigung) durch Keime oder radioaktive Strahlen.

3 Was versteht man unter a) Sepsis, b) Asepsis?

a) Sepsis = Allgemeininfektion mit Keimen, Blutvergiftung
b) Asepsis = Keimfreiheit

Die wörtliche Übersetzung für Sepsis ist Fäulnis, Gärung.

4 Was ist „Antisepsis"?

Die Vernichtung von Krankheitskeimen mit chemischen Mitteln, insbesondere in Wunden.

Zur antiseptischen Behandlung werden Antiseptika (keimwidrige Mittel) eingesetzt, z. B. H_2O_2 oder ChKM.

▸ Arten der Keimübertragung

5 Nennen Sie die drei häufigsten Möglichkeiten der Keimübertragung in der Zahnarztpraxis.

- direkte Kontaktinfektion
- indirekte Kontaktinfektion (Schmierinfektion, Schmutzinfektion)
- Tröpfcheninfektion

Von einer Staubinfektion spricht man dann, wenn keimhaltige Tröpfchen, die sich niedergelassen haben und angetrocknet sind, später wieder aufgewirbelt werden.

6 Wie erfolgt eine direkte Kontaktinfektion?

Durch Übertragung der Erreger über die Haut (Schleimhaut) und über Körperflüssigkeiten, z. B. Blut, Urin, Speichel, Sperma, Vaginalsekret.

Erreger, die in der Außenwelt nicht lebensfähig sind, werden ausschließlich auf direktem Weg übertragen.

7 Wie erfolgt die indirekte Kontaktinfektion?

Mikroorganismen gelangen z. B. auf
- Gegenstände
- Instrumente
- Menschen
- Tiere
- Nahrungsmittel

und werden auf diesen Wegen auf andere Personen übertragen.

Darminfektionen werden über Lebensmittel oder Trinkwasser übertragen.

8 Wie erfolgt die Tröpfcheninfektion?

Bei der Tröpfcheninfektion werden Erreger, die auf bzw. in Flüssigkeitströpfchen in der Luft schweben, eingeatmet.

Auf diesem Weg werden vor allem Krankheiten der oberen Luftwege übertragen.

9 Nennen Sie Vorgänge in der Zahnarztpraxis, bei denen keimhaltige Tröpfchen entstehen können.

- Beim Niesen, Husten oder Sprechen,
- beim Gebrauch der Turbine,
- beim Gebrauch der Funktionsspritze.

10 Warum ist die Gefahr einer Keimübertragung in der zahnärztlichen Praxis besonders groß?

- Arbeitsgebiet des Zahnarztes ist die stark mit Keimen besiedelte Mundhöhle.
- Alles das, was in der Mundhöhle war, ist kontaminiert, z. B. Instrumente, Watterollen, Abdrücke und prothetische Arbeiten.
- Der Sprühnebel der Turbine verteilt die Keime in einem Umkreis von 1,8 bis 2 m.

Auch gesunde Patienten können Träger pathogener Keime sein.

11 In welchen Körperflüssigkeiten wurden Hepatitis- und AIDS-Viren gefunden?

Blut, Sperma, Vaginalsekret, Speichel, Tränenflüssigkeit, Schweiß, Muttermilch.

Nach heutigem Wissen ist die Konzentration von HIV in Speichel, Tränenflüssigkeit und Schweiß nicht hoch genug, um eine Infektion zu ermöglichen.

12 Nennen Sie die häufigsten Übertragungswege für: a) Hepatitis-A-Viren, Hepatitis-B-Viren, Hepatitis Non A / Non B-Viren, b) HIV.

a) Hepatitis A: Genuß kontaminierter Speisen
Hepatitis B: Schleimhaut- oder Wundkontakt mit Viren
Hepatitis NonA / NonB: Bluttransfusion

b) HIV: Eindringen infizierter Körperflüssigkeiten über kleinste Wunden, z. B. bei Sexualkontakt.

Bei üblichen sozialen Kontakten, z. B. Händedruck, wird das HIV nicht übertragen.

13 Welcher Personenkreis ist durch AIDS besonders gefährdet?

- Homosexuelle und bisexuelle Männer sowie deren Partnerinnen
- Fixer, die das gleiche, verunreinigte Spritzbesteck benützen
- Kinder infizierter Mütter während der Schwangerschaft und der Stillphase
- Prostituierte.

2.3 Die persönliche Hygiene der Zahnarzthelferin

1 Welche Aufgaben hat die Hygiene (Gesundheitslehre)?

Die Hygiene befaßt sich mit allen Maßnahmen, die den Menschen gesund erhalten.

Die Aufgaben der öffentlichen Hygiene (Sozialhygiene) werden von den Gesundheitsämtern oder anderen Behörden wahrgenommen. Zu diesen Aufgaben gehören z. B. die Röntgen-Reihenuntersuchung auf Tuberkulose sowie Impfungen bei Seuchengefahr.

2 Warum ist eine tägliche gründliche Reinigung des ganzen Körpers (Duschen) und das regelmäßige Waschen der Haare für jede Zahnarzthelferin unerläßlich?

Nur durch eine optimale Hygiene ist trotz des engen Kontakts zum Arzt und zu den Patienten gewährleistet, daß keine Geruchsbelästigung auftritt.
Durch eine optimale Hygiene wird der Schutz vor Infektionen verbessert.

Zur persönlichen Hygiene der Helferin gehört selbstverständlich auch eine vorbildliche Mundhygiene.

3 Weshalb ist eine ausgeglichene Lebensweise, z. B. genügend Schlaf, Ausgleichsgymnastik, gesunde Ernährung und zweckmäßige Kleidung, für die Zahnarzthelferin besonders wichtig?

Die Resistenz (Widerstandsfähigkeit) gegenüber Infektionen oder Giften nimmt ab
- durch Ernährungsschäden (Vitaminmangel, Unterernährung)
- durch Kälteschäden (Unterkühlung)
- durch körperliche und seelische Überanstrengung

4 Begründen Sie die Notwendigkeit, sich regelmäßig den Kontrolluntersuchungen zu unterziehen.

Gesundheitliche Schäden, die durch die Berufstätigkeit verursacht werden, können dadurch rechtzeitig erkannt werden.
Die Belastbarkeit des Organismus durch bestimmte Einflüsse des Berufes, z. B. Chemikalien, Körperhaltung und die Reaktionen des Körpers darauf, werden überwacht.

Das Berufsbildungsgesetz schreibt daher vor Antritt einer Ausbildungsstelle, ebenso nach einjähriger Ausbildung, eine ärztliche Untersuchung vor.

5 Warum dürfen in der Praxis keine Schmuckstücke, insbesondere keine Ringe, Armbänder und Uhren getragen werden?

- Eine gründliche Reinigung der Hände ist nicht möglich.
- Es besteht Verletzungsgefahr für Patient und Helferin.
- Schmuckstücke können Schlupfwinkel für Erreger sein.
- Unter dem Einfluß von Chemikalien, z. B. von Quecksilber, können sich Schmuckstücke verfärben.

Auch Eheringe sind in diesem Sinne Schmuckstücke.

6 Warum ist als Material für die Arbeitskleidung in medizinischen Berufen kochfeste Baumwolle den sogenannten pflegeleichten Materialien vorzuziehen?

Waschen bei Temperaturen unter 60 °C genügt nicht zum Abtöten der Mikroorganismen. Solche Wäsche muß vor dem Waschen desinfiziert werden.

Die Arbeitskleidung der Zahnarzthelferin muß mindestens zweimal wöchentlich gewechselt werden.

7 Geben Sie die Fälle an, bei denen die Helferin a) Gesichtsschutz tragen sollte, b) Gesichtsschutz unbedingt tragen muß.

a) Soll: Bei allen Arbeiten, bei denen Keime in Mund, Nasenhöhle oder Augen gelangen können, z. B. beim Präparieren von Zähnen oder beim Entfernen von Amalgamfüllungen.

b) Muß: Wenn ein Patient behandelt wird, der an einer Infektionskrankheit leidet oder der als Bakterienträger bekannt ist.

Zum Schutz des Patienten sollte die Helferin Mund- und Nasenschutz immer dann anlegen, wenn sie selbst an einer Erkältung leidet.

▸ Händedesinfektion

8 Warum ist die richtige und gründliche Desinfektion der Hände von besonderer Wichtigkeit?

- Die Haut ist ständig mit Eigenkeimen und Fremdkeimen besiedelt. Diese könnten auf den Patienten übertragen werden.
- Es besteht die Gefahr, daß Krankheitskeime über kleinste Verletzungen in den Körper der Zahnarzthelferin eindringen und eine Infektion hervorrufen.

Durch eine richtige und gründliche Desinfektion der Hände können die genannten Gefahren zumindest stark eingeschränkt werden.

9 Warum darf eine Zahnarzthelferin, die bei der Behandlung assistiert, keine langen und/oder lackierten Fingernägel haben?

- Lange Fingernägel sind schwerer zu reinigen als kurz geschnittene. Unter langen Fingernägeln können sich leichter Bakterien ansammeln.
- Lack hat Millionen feinster Risse (Haarrisse), in denen sich Mikroorganismen ansiedeln können.
- Lack kann während der Behandlung absplittern und in eine Wunde gelangen.
- Farbiger Lack verdeckt mögliche Schmutzreste.

10 Beschreiben Sie Vorgang und Dauer der hygienischen Händedesinfektion.

1. Die sauberen, trockenen Hände mit etwa 3 ml eines Hände-Desinfektionsmittels einreiben.
2. Desinfektionsmittel mindestens 30 Sekunden lang einwirken lassen.

11 Welche Aufgabe hat die hygienische Händedesinfektion?

Alle pathogenen Keime, die durch Kontakte mit Menschen, Tieren und Gegenständen auf die Hände gelangt sind, sollen beseitigt werden.

Durch die fachgerechte hygienische Händedesinfektion können die Fremdkeime und ein Teil der oberflächlichen Eigenkeime vernichtet werden.

12 Wann muß unbedingt eine hygienische Desinfektion der Hände vorgenommen werden?

- bei Arbeitsbeginn
- nach Arbeitsschluß
- bei Patientenwechsel, wenn die Hände nicht verschmutzt sind, d.h. auch nicht gewaschen werden
- nach Kontakten mit Speichel, Blut oder Eiter, z.B. nach allen chirurgischen Eingriffen
- nach Kontakt mit gebrauchtem und damit möglicherweise kontaminiertem Material und Instrumenten.

13 Warum ist bei Verwendung von alkoholhaltigen Desinfektionsmitteln das Abtrocknen der Hände entbehrlich?

Alkohol verdunstet. Dabei trocknen Hände und Unterarme.

14 Beschreiben Sie Vorgang und Dauer der chirurgischen Händedesinfektion in der Zahnarztpraxis.

1. Gründliche Reinigung von Händen und Unterarmen mit flüssiger Seife und Bürste unter fließendem Wasser. Dauer: 3 Minuten.
2. Abspülen mit Wasser und Abtrocknen.
3. Einreiben von 5 ml eines Hände-Desinfektionsmittels in Hände und Unterarme. Dauer: 2 Minuten.
4. Wiederholung der Desinfektionsmittel-Anwendung.

Mit der chirurgischen Händedesinfektion werden die Fremdkeime und bis zu 95% der Eigenkeime, auch aus tieferen Hautschichten, vernichtet. Merke: Vor der Operation zuerst waschen, dann desinfizieren. Nach der Operation zuerst desinfizieren, dann waschen!

15 Welchen Sinn hat die Anwendung von pflegenden Emulsionen oder Handcremes nach dem Waschen?

Sie dienen der Rückfettung der Haut. Ferner siedeln sich auf feuchten und rauhen Händen leichter pathogene Keime an als auf gepflegten.

Geeignete Emulsionen oder Salben fördern den Wiederaufbau des natürlichen Säuremantels der Haut und der auf der Haut befindlichen Eigenflora, die als Infektionsschutz wirkt.

16 Welche Punkte der Unfallverhütungsvorschriften sind beim Händewaschen in der Zahnarztpraxis zu beachten?

– Seife oder desinfizierendes Waschpräparat nur aus dem Direktspender entnehmen!
– Die Verwendung von Stückseife ist verboten!
– Zum Abtrocknen dürfen nur Einmalhandtücher verwendet werden!

Zum Schutz der Haut sollten die Hände nur dann gewaschen werden, wenn sie sichtbar verschmutzt sind.

2.4 Desinfektion

1 Was versteht man unter Desinfektion?

Unter dem Begriff Desinfektion sind alle Maßnahmen zu verstehen, die einen Gegenstand in einen Zustand versetzen, in dem er nicht mehr infizieren kann.

Ein desinfizierter Gegenstand ist nicht keimfrei. Keimfreiheit (Asepsis) erreicht man nur durch Sterilisation (Seite 94).

2 Was geschieht bei der Desinfektion?

Durch Zerstörung des Eiweißes wird der vegetative Erreger oder dessen Zellwand zerstört. Ein Teil der Sporen, z. B. die Milzbrandsporen, wird vernichtet. Einige Desinfektionsmittel haben eine schädigende Wirkung auf Viren.

Sporen des Wundstarrkrampf-Bazillus (Tetanusbazillus) können nur durch Sterilisation vernichtet werden.

3 Auf welche zwei grundsätzlich verschiedene Arten kann desinfiziert werden?

- durch physikalische Desinfektion, z. B.
  - Hitze (Auskochen, Dampf)
  - UV-Strahlen (vor allem zur Raumdesinfektion)
- durch chemische Desinfektion, z. B. mit
  - Alkoholen
  - Phenolen
  - Aldehyden
  - Amphotensiden

Ein Beispiel zur Desinfektion durch Hitze: Ein Patient, der ein Taschentuch als Kompresse bei einer Nachblutung benützen will, sollte es zuvor bügeln.

▸ Desinfektionsmaßnahmen

4 Welche Bereiche umfaßt die Flächendesinfektion?

- Oberflächen von Geräten und Mobiliar
- Arbeitsflächen
- Wände
- Fußböden

Fußböden in Räumen mit erhöhter Infektionsgefährdung müssen flüssigkeitsdicht und desinfizierbar sein. Es muß ein staubbindendes Reinigungsverfahren, z. B. die Zweieimerwischmethode mit Sooger angewandt werden.

5 Welche Räume der Zahnarztpraxis müssen von der Flächendesinfektion erfaßt werden?

- Sprechzimmer
- Röntgenzimmer
- Prophylaxeraum
- Bestrahlungsraum
- Wartezimmer
- Toilette

Je näher eine Fläche am Behandlungsbereich liegt, um so häufiger muß sie desinfiziert werden.

6 Nennen Sie die Einrichtungsgegenstände und Geräte, die bei Patientenwechsel regelmäßig desinfiziert werden müssen.

- Behandlungsstuhl
- Speibecken
- Schwebetisch
- Einheit mit Antriebselementen und Funktionsspritze
- alle Griffe und Flächen, die vom Zahnarzt oder der Zahnarzthelferin mit kontaminierten Händen berührt wurden

Vergessen Sie nicht, nach jeder Behandlung ein Glas Wasser durch die Absauganlage zu saugen, nach chirurgischer Behandlung mehrere Liter.

7 Welche Flächen bzw. Griffe kann a) der Zahnarzt, b) die Zahnarzthelferin während der Behandlung berühren?

a) Beispiele:
- Griff am Schwebetisch
- Griff an der Arbeitsleuchte
- Griffe an den Instrumentenschubladen
- Lehne am Zahnarztstuhl

b) Wie bei a) sowie zusätzlich:
- Schrankflächen beim Anrühren
- Griffe der Materialschubladen
- Bedienungsknöpfe an Anmischgeräten
- Lehne des Helferinnenstuhles

8 Beschreiben Sie die Durchführung der Flächen- und Gerätedesinfektion.

Entweder Wischdesinfektion mit Lappen oder Schwamm und einer Desinfektionsmittellösung oder Sprühdesinfektion durch sattes, gezieltes Absprühen mit einem alkoholischen Desinfektionsmittel.

Es werden auch Einmaltücher, die mit Desinfektionsmittel getränkt sind, in feuchtigkeitsundurchlässigen Verpackungen angeboten.

9 Mit welchen Methoden werden in der zahnärztlichen Praxis Instrumente und Hilfsmittel desinfiziert bzw. gleichzeitig desinfiziert und gereinigt?

- Einlegen in ein Desinfektionsmittelbad
- Reinigen und desinfizieren im Ultraschallgerät mit Desinfektionslösung
- Reinigen und desinfizieren im Thermodesinfektor

Der Thermodesinfektor ist einer Geschirrspülmaschine ähnlich. Die Instrumente werden bei 93 °C 10 Minuten lang desinfiziert.

10 Welche Vorteile hat die Ultraschallreinigung?

Bei 20 000 Schwingungen je Sekunde dringen Gasbläschen auch in die feinsten Ritzen und Poren ein. Dabei werden die Gegenstände ausgezeichnet gereinigt. Durch Zusatz eines Desinfektionsmittels ist gleichzeitig mit der Reinigung eine Desinfektion der Instrumente möglich.

Gründliches Nachspülen ist erforderlich.
Verchromte Instrumente und elektrische Apparate dürfen nicht in das Reinigungsgerät gelangen.

11 Warum dürfen Instrumente vor der Desinfektion nicht zuerst gereinigt werden?

Bei der Reinigung der kontaminierten Instrumente käme es zur Gefährdung des gesamten Praxisteams durch Keimausstreuung.

Beobachten Sie, wie oft Sie mit Ihrer Schutzkleidung den Rand des Waschbeckens streifen!

12 Welche Maßnahmen sind bei Instrumenten erforderlich, mit denen ein an Tbc oder Hepatitis erkrankter Patient behandelt wurde?

- Desinfektion mit einem tuberkuloziden bzw. viruziden Desinfektionsmittel
- mindestens doppelte Einwirkzeit (Gebrauchsanweisung beachten!)
- Sterilisation
- Reinigung
- nochmalige Sterilisation

Einmalinstrumente, denen bei solchen Patienten der Vorzug zu geben ist, werden nach Desinfektion in einem dicht schließenden, unzerbrechlichen Gefäß gesammelt und mit dem Hausmüll weggegeben. Für Kliniken gelten andere Bestimmungen.

13 Wie werden a) Hand- und Winkelstücke, b) rotierende Instrumente desinfiziert?

a) Hand- und Winkelstücke durch Wischdesinfektion oder Sprühdesinfektion.
b) Rotierende Instrumente durch einstündiges Einlegen in ein Desinfektionsmittelbad.

Die Desinfektionsmittel für rotierende Instrumente unterscheiden sich von den übrigen Desinfektionsmitteln durch Zusätze, die pflegend wirken und das Rosten verhindern.

14 Wie oft und wie muß die Absauganlage desinfiziert werden?

Mindestens einmal täglich; besser wäre nach der Vormittags- und Nachmittagssprechstunde. Es werden 1 bis 2 Liter eines speziell für die Absauganlage bestimmten Mittels durchgesaugt.

Wenn in der Praxis eine Absauganlage mit Sekrettopf vorhanden ist, muß dieser einmal wöchentlich geleert, desinfiziert und gereinigt werden.
Bei Anlagen mit Filter muß dieser einmal wöchentlich ausgetauscht werden.
Denken Sie dabei daran, sich selbst durch Tragen von Gummihandschuhen zu schützen.

15 Welche Desinfektionsmaßnahmen sind am Handwaschbecken und am Siphon notwendig?

Handwaschbecken und Armaturen sind mindestens einmal täglich, besser mehrmals täglich mit einem Oberflächendesinfektionsmittel abzusprühen.
Der Siphon ist einmal wöchentlich mit einem haushaltsüblichen Rohrreiniger oder einem Desinfektionsmittel zu behandeln.

Beachten Sie die unterschiedlichen Einwirkungszeiten! Rohrreiniger benötigen wenige Stunden; Desinfektionsmittel sollten jedoch über Nacht im Siphon stehen bleiben.

16 Wie kann eine Keimübertragung durch prothetische Arbeiten verhindert werden?

Jede prothetische Arbeit sollte vor Abgabe aus der Praxis in das Labor und vor Abgabe aus dem Labor in die Praxis in eine dafür geeignete Desinfektionslösung gelegt werden.

Auch durch angetrocknete Speichelreste können Keime übertragen werden.

▶ Desinfektionsmittel

17 In welcher Form werden Desinfektionsmittel verwendet zur a) Händedesinfektion, b) Flächen- und Gerätedesinfektion c) Instrumentendesinfektion?

a) zur Händedesinfektion: z. B. Seifen, Emulsionen oder Gelees,
b) Gerätedesinfektion: Verdünnte Lösungen und Sprays,
c) zur Instrumentendesinfektion: Lösungen, die aus Konzentraten, Pulvern bzw. Granulaten (Körnern) angesetzt werden.

18 Welche Anforderungen werden an ein Desinfektionsmittel gestellt?

Desinfektionsmittel sollen
- in möglichst kurzer Zeit auf möglichst viele Keime wirken
- eine möglichst geringe Toxität haben
- keine Allergien hervorrufen
- eine ausreichende Reinigungskraft haben, die durch Eiweiß in ihrer Wirkungsweise nicht beeinträchtigt wird.

Nicht jedes Desinfektionsmittel ist in allen Fällen geeignet.

19 Wovon hängt die Einwirkzeit eines Desinfektionsmittels auf die Instrumente ab?

Von der
- Art des Desinfektionsmittels
- Konzentration des Desinfektionsmittels
- Art der Keime, die vernichtet werden sollen.

Die Einwirkzeit der meisten in der zahnärztlichen Praxis gebrauchten Desinfektionsmittel liegt bei einer Stunde bei einer Konzentration von 2 bis 3%.

20 Was bedeuten folgende Angaben bei Desinfektionsmitteln: a) fungizid, b) bakterizid, c) viruzid, d) HBV-wirksam?

a) Pilze werden abgetötet
b) vegetative Formen von Bakterien werden abgetötet
c) Viren werden inaktiviert
d) wirksam gegen Hepatitis-B-Viren

Wird nur eine wachstumshemmende Wirkung erreicht, so wird dies durch die Endung „...statisch" bezeichnet, z. B. bei fungistatisch und bei bakteriostatisch.

21 Welchen Vorteil haben Sprays zur Flächen- und Gerätedesinfektion?

- Das Desinfektionsmittel kann auch an schlecht zugängliche Stellen gelangen.
- Feuchtigkeitsempfindliche Gegenstände können angesprüht werden.
- Zeitersparnis durch einfache Handhabung,
- wegen geringem Hautkontakt ist die Gefahr, daß Allergien ausgelöst werden, geringer.

22 Warum darf die angegebene Konzentration des verwendeten Desinfektionsmittels nicht verändert werden?

Zeitdauer und Konzentration sind voneinander abhängig.
Zu starke Verdünnung:
- die gewünschte desinfizierende Wirkung wird nicht erreicht

Zu geringe Verdünnung:
- das Material wird geschädigt
- die Umwelt wird belastet (Abwasser)
- es können verstärkt Hauterkrankungen und Allergien auftreten

Zum Ansetzen des Desinfektionsmittelbades gehören Meßbecher für das Konzentrat und für das Wasser.

23 Warum ist der Umgang mit Desinfektionsmitteln nicht ungefährlich?

Desinfektionsmittel schädigen nicht nur das Eiweiß der Erreger, sondern aller lebenden Zellen.

Die Unfallverhütungsvorschriften schreiben beim Umgang mit Desinfektionsmitteln die Verwendung von flüssigkeitsdichten Handschuhen vor. Andere Möglichkeiten, den Kontakt mit Desinfektionsmitteln zu vermeiden, sind:
- *Instrumentenfaßzange benützen*
- *Verwendung eines Desinfektionsbottichs mit Instrumentenwanne*

24 Welche Folgen kann die Berührung der Haut mit Desinfektionsmitteln, insbesondere mit Konzentraten, haben?

Es können z. B. Verätzungen auftreten, Ekzeme oder allergische Hautreaktionen entstehen.

Ekzeme sind nichtansteckende, juckende Entzündungen der Haut. Zum Herstellen einer Gebrauchslösung aus Granulat sind auch beim Öffnen des Konzentratbeutels Gummihandschuhe anzuziehen.

25 Warum ist das Einatmen von Spraynebel bei der Sprühdesinfektion ebenso wie von Staub aus Granulat oder Pulver eines Desinfektionsmittels zu vermeiden?

Es kann zu Reizungen und Verätzungen der Schleimhäute im Mund-Nasen-Rachenraum, der Bronchien und der Lunge kommen.

26 Was ist zu tun, wenn Desinfektionsmittel unbeabsichtigt mit der Haut oder Schleimhaut in Berührung kommen?

Sie sind sofort mit viel Wasser abzuwaschen.

Bei Hautveränderungen, z. B. Rötung, Blasenbildung, bei Juckreiz oder Brennen der Haut in Zusammenhang mit Desinfektionsmittelkontakt ist es zweckmäßig, die Schutzmaßnahmen zu erhöhen und ggf. das Mittel zu wechseln.

2.5 Sterilisation

▶ Grundbegriffe

1 Was versteht man unter Sterilisation?

Durch die Sterilisation werden sämtliche Erreger vernichtet. Ein sterilisierter Gegenstand ist keimfrei.

2 Welche Instrumente und Behandlungsgegenstände der zahnärztlichen Praxis müssen sterilisiert, d. h. keimfrei gemacht werden?

Alle Instrumente, die mit Blut oder Speichel des Patienten in Berührung gekommen sind.

Instrumente, die für einen chirurgischen Eingriff bereitgelegt, dann aber nicht gebraucht wurden, müssen erneut sterilisiert werden.

3 Welche zwei Sterilisationsmethoden sind in der zahnärztlichen Praxis üblich?

1. Sterilisation in Heißluft (trockene Hitze),
2. Sterilisation in gespanntem Wasserdampf (Autoklav).

Einmalinstrumente werden vom Hersteller mit ionisierenden Strahlen keimfrei gemacht.

4 Warum genügt das sogenannte Abflammen/Flambieren, bei dem der unsterile Gegenstand in 70%igen Alkohol getaucht und entzündet wird, nicht zur Sterilisation?

Die erreichte Temperatur und die kurze Brenndauer reichen nicht aus, um alle Keime abzutöten.

Bei unsachgemäßem Abflammen können schwere Verbrennungen auftreten.

5 Warum genügt das Auskochen von Instrumenten nicht den hohen Anforderungen einer zahnärztlichen Praxis?

Kochendes Wasser erreicht höchstens eine Temperatur von 100 °C. Bei dieser Temperatur sterben weder Sporen noch alle Viren ab.

Das Auskochen unter Zugabe von Desinfektionsmitteln kann allenfalls als „Notsterilisation" angesehen werden, wenn keine anderen Möglichkeiten vorhanden sind.

6 Aus welchen Einzelzeiten setzt sich die Gesamtbetriebszeit eines Sterilisators zusammen?

- Anheizzeit
- Ausgleichszeit
- Sterilisations- bzw. Abtötungszeit
- Fallzeit

Merke:
Die Gesamtbetriebszeit eines Sterilisators ist abhängig von:

- *Modell*
- *Alter des Gerätes*
- *gewählter Temperatur*
- *Füllmenge*

7 Erklären Sie die Bedeutung der Einzelzeiten, aus denen sich die Gesamtbetriebszeit eines Sterilisators zusammensetzt.

- Anheizzeit = Zeit, bis die gewählte Sterilisationstemperatur erreicht ist.
- Ausgleichszeit = Zeit, bis das gesamte Sterilisationsgut die erforderliche Temperatur angenommen hat.
- Sterilisationszeit = Zeit, in der alle Erreger abgetötet werden.
- Fallzeit = Zeit bis zum Abkühlen auf etwa 60 °C.

▸ Sterilisation durch Heißluft

8 Nennen Sie die wichtigsten Bauteile eines Heißluftsterilisators.

- Gehäuse
- Tabletts in mehreren Etagen
- Heizspiralen
- Ventilator
- Thermometer
- Schaltuhren für Temperatur und für Zeit

Der Ventilator sorgt für eine Umwälzung der trockenen Heißluft und dadurch für einen schnelleren Kontakt mit den Instrumenten.

9 Beschreiben Sie die Arbeitsweise eines Heißluftsterilisators.

Trockene Luft wird erhitzt und zerstört das Eiweiß aller Erreger.

Je höher die Temperatur, desto kürzer die Einwirkungszeit.

10 Wie lange dauert die Sterilisationszeit im Heißluftsterilisator a) bei 180 °C, b) bei 200 °C?

a) bei 180 °C mindestens 30 Minuten,
b) bei 200 °C mindestens 20 Minuten.

11 Begründen Sie mit Beispielen, warum bestimmte Stoffe im Heißluftsterilisator nicht sterilisierbar sind.

- Flüssigkeiten, weil sie verdampfen
- Textilien, z. B. Watte oder Zellstoff, weil sie verbrennen
- Gummiwaren und Nylon, weil sie schmelzen
- Karborundsteinchen, weil sich das Bindemittel zwischen den Schleifkörnchen auflöst
- schneidende Instrumente, weil sie stumpf werden.

Die Sterilisation von Flüssigkeiten, Textilien, Gummiwaren und Karborundsteinchen erfolgt im Autoklaven.

12 Nennen Sie a) Vorteile, b) Nachteile des Heißluftsterilisators gegenüber dem Autoklaven.

a) Vorteile:
- unabhängig vom Wasseranschluß
- unkomplizierter in der Bedienung
- größerer Sterilisationsraum
- geringere Betriebskosten

b) Nachteile:
- höhere Sterilisationstemperaturen
- längere Betriebszeit

▸ Sterilisation im Autoklaven

13 Nennen Sie die wichtigsten Bauteile eines Autoklaven.

- Sterilisationskammer mit doppelter Wand und verriegelbarer Tür
- Wanne und Einfüllstutzen für destilliertes Wasser
- Tabletts in mehreren Etagen
- Heizspiralen
- Entlüftungsventil
- Meßgeräte für Temperatur und Druck
- Zeitschaltuhr

Der Druckmesser heißt Manometer. Die Einheit für den Druck ist bar (früher atü).

14 Beschreiben Sie die Arbeitsweise eines Autoklaven.

Wasser wird erhitzt und verdampft. Der Dampf treibt die Luft aus der Sterilisationskammer. Es entsteht luftfreier, gesättigter Wasserdampf. Durch weiteres Aufheizen werden Temperatur und Druck erhöht. Der Wasserdampf zerstört die Mikroorganismen.

Feuchte Hitze tötet Keime schneller und bei niedrigerer Temperatur als trockene Hitze.

15 Nennen Sie Temperatur, Druck und Sterilisationszeiten für den Autoklaven.

Der Autoklav arbeitet im Temperaturbereich von 120 bis 134 °C mit einem Druck von 2 bis 3 bar.
Die Sterilisationszeit im Autoklaven beträgt bei
- 120 °C 20 Minuten,
- 134 °C 5 Minuten.

Diese Werte wurden dem DAB (Deutsches Arzneimittel-Buch), 8. Ausgabe, entnommen.

16 Was versteht man unter chemischer Sterilisation?

Sterilisation mit erwärmtem Gas, z. B. mit Äthylenoxid bei Temperaturen von 30 bis 65 °C.

17 Womit kann man kontrollieren, ob ein Sterilisationsgerät die erforderliche Temperatur erreicht hat?

- Beobachten von Thermometer und Manometer
- durch Einlegen von Watterollen oder Mulltupfern in den Heißluftsterilisator (sie verfärben sich braun)
- durch Indikatorpapier, z. B. Klebestreifen (bei Temperatureinwirkung ändert sich die Farbe).

Diese Kontrollen sagen nichts darüber aus, ob die notwendige Sterilisationszeit eingehalten wurde. Sie geben auch keinen Hinweis darauf, ob die Gegenstände keimfrei sind

18 Was versteht man unter biologischer Sterilisationskontrolle?

Das Einlegen von Sporenpäckchen während des Sterilisationsvorganges. Nach der Sterilisation werden die Sporenpäckchen in einem Hygieneinstitut oder einem mikrobiologischen Labor untersucht. Es wird festgestellt, ob alle Sporen abgetötet sind.

Die biologische Sterilisationskontrolle sollte mindestens jährlich, besser halbjährlich und nach jeder Reparatur erfolgen.

19 Wodurch kann eine Kontamination steriler Instrumente bis zum nächsten Gebrauch ausgeschlossen werden?

- Aufbewahrung in Folien
- Aufbewahrung in Kassetten bzw. Trays mit sicherer Abdeckung

Trotz dieser Maßnahmen ist die Keimfreiheit nur von begrenzter Dauer. Nach etwa vier Wochen müssen folienverpackte Instrumente neu sterilisiert werden. Es ist daher zweckmäßig, das Sterilisationsdatum auf dem Indikatorband zu notieren.

20 Beschreiben Sie den Vorgang der Sterilisation in Folien.

Vor der Sterilisation werden die Instrumente in Plastikfolien gelegt und diese auf beiden Seiten fest verschlossen. Die Poren des Folienmaterials öffnen sich bei Erwärmung und schließen sich bei Abkühlung, so daß keine Keime auf die Instrumente gelangen können.

Für jede Sterilisationsart müssen besondere Folien benützt werden.

21 Welchen Vorteil hat die Sterilisation in Kassetten (Trays)?

- Trays lassen sich wiederverwenden.
- In Trays lassen sich alle für eine bestimmte Behandlung erforderlichen Instrumente zusammenstellen, z. B. für eine Wurzelspitzenresektion.

Um eine Verwechslung der Trays und Kassetten auszuschließen, werden sie beschriftet.

22 Worauf ist beim Ausräumen der Instrumente aus dem Sterilisator zu achten?

- Der Farbumschlag auf dem Indikatorpapier ist zu prüfen.
- Die Instrumente dürfen nicht mit der bloßen Hand berührt werden.
- Der Arbeitsteil eines Instrumentes darf nicht berührt werden, auch nicht mit einer Zange.
- Instrumente, die nicht genügend gereinigt sind und Verunreinigungen, z. B. durch Einbrennen, aufweisen, werden ausgesondert.

23 Was hat mit Einmal-Instrumenten (Einweg-Instrumenten), wie Spritzen, Kanülen und Skalpellen, nach der Benützung zu geschehen?

Sie müssen so verpackt werden, daß sich niemand daran verletzen kann. Kanülen und Skalpelle kann man z. B. in ihre Verpackung zurückstecken oder in Büchsen bzw. Gläsern sammeln. Sammelgefäße sind gut zu verschließen, bevor sie zum Hausmüll gegeben werden. Auch dichte Folienbeutel sind als Sammelbehälter geeignet.

2.6 Unfallverhütungsvorschriften

1 Wer ist der Träger der Unfallverhütung in zahnärztlichen Praxen?

Die Berufsgenossenschaft (BG) für Gesundheitsdienst und Wohlfahrtspflege, 2000 Hamburg 6, Schäferkampsallee 24.

Die BG ist Herausgeber der Unfallverhütungsvorschriften.

2 Für welche Unternehmen gelten die Unfallverhütungsvorschriften der BG für Gesundheitsdienst und Wohlfahrtspflege?

- Arzt- und Zahnarztpraxen
- Kliniken
- Tierarztpraxen
- medizinische Labors
- Desinfektionsanstalten

3 Unter welchen Voraussetzungen dürfen Auszubildende nach den Unfallverhütungsvorschriften (UVV) in einer Zahnarztpraxis beschäftigt werden?

- Vorlage einer Bescheinigung über eine Vorsorgeuntersuchung
- Unterweisung und Überwachung durch fachlich qualifizierte Personen
- nach einjähriger Beschäftigung erneute ärztliche Untersuchung

Als fachlich qualifizierte Personen gelten Zahnarzt, Zahnarzthelferin und Zahnmedizinische Fachhelferin.

4 Welche Pflichten hat der Unternehmer im Hinblick auf die erforderliche Immunisierung seiner Angestellten?

Er muß
- seine Angestellten über Möglichkeiten, Vorteile und Nachteile aufklären,
- eine kostenlose Schutzimpfung ermöglichen.

5 Wie muß der Händewaschplatz ausgestattet sein?

- fließend Warm- und Kaltwasser
- Direktspender mit Händewaschmittel und Hände-Desinfektionsmittel
- dosierbare Hautpflegemittel
- Einmalhandtücher

Falls Händedesinfektionsmittel zur Sensibilisierung führen, wird ein regelmäßiger Wechsel empfohlen.

6 In welchen Fällen hat der Unternehmer Gesichts- und Kopfschutz zur Verfügung zu stellen?

In allen Fällen, in denen keimhaltiges Material versprüht wird.

Beispiele: Arbeiten mit der Turbine oder mit dem Ultraschall-Gerät zur Zahnsteinentfernung.

7 Für welche Fälle schreibt die UVV das Tragen von Gummihandschuhen vor?

- Wenn die Hände z. B. mit Blut oder Eiter in Berührung kommen,
- bei Reinigung und Desinfektion von Instrumenten, Geräten und Flächen.

Desinfektionsmittel, die nicht für die Händedesinfektion bestimmt sind, zählen zu den hautschädigenden Stoffen.

8 Welche Anforderungen werden an die Schutzkleidung der Zahnarzthelferin gestellt?

- Sie muß die Privatkleidung vor Verschmutzung mit Krankheitskeimen bewahren.
- Sie sollte desinfizierbar sein.
- Zweckmäßig ist kurzärmelige Kleidung.
- Schutzkleidung muß in ausreichender Menge zur Verfügung stehen, damit sie bei Bedarf, mindestens aber zweimal wöchentlich gewechselt werden kann.

9 Was sagen die Unfallverhütungsvorschriften über den Umgang mit Amalgam aus?

- Nur im Mischgerät anrühren!
- Nicht mit ungeschützter Hand zubereiten!
- Reste unter Luftabschluß aufbewahren!

10 Welche Fakten muß der Hygieneplan festhalten?

- Maßnahmen, die zur Desinfektion, Reinigung, Sterilisation, Ver- und Entsorgung zu treffen sind,
- Arbeitsbereiche, die erfaßt werden müssen,
- Personen, die für die einzelnen Maßnahmen und deren Überwachung verantwortlich sind.

3 Pathologie

3.1 Krankheitsursachen

▶ Begriffserklärungen

1 Was versteht man unter Pathologie?

Pathologie ist die Lehre von den Krankheiten, ihrer Entstehung und den durch sie hervorgerufenen körperlichen und funktionellen Veränderungen im Organismus.

2 Erklären Sie die Begriffe a) Gesundheit, b) Krankheit.

a) Nach der Formulierung der Weltgesundheitsorganisation (WHO) ist Gesundheit ein Zustand des vollständigen körperlichen, geistigen und sozialen Wohlbefindens.
b) Krankheit ist eine Störung im körperlichen, geistigen und/oder sozialen Wohlbefinden.

Unter dem Begriff „geistig" ist auch das seelische Wohlbefinden einzuordnen.
Eine Störung in einem der drei Bereiche wirkt sich in der Regel auch auf die anderen Bereiche aus.

3 Was bedeuten die Begriffe a) Ätiologie, b) Anamnese, c) Prognose?

a) Ätiologie ist die Lehre von den Krankheitsursachen.
b) Anamnese ist die Krankheitsvorgeschichte.
c) Prognose ist die Voraussage über den Verlauf einer Krankheit und deren Heilungsaussichten.

Sehen Sie auf einem kieferorthopädischen Behandlungsplan nach, welche der oben gefragten Begriffe Sie dort finden!

4 Was versteht man unter einem Symptom?

Ein Symptom ist ein Krankheitszeichen.

Zu jedem Krankheitsbild gehören eine Reihe bestimmter Symptome. Aus den Symptomen und den Untersuchungsbefunden kann der Arzt/Zahnarzt die vorliegende Krankheit erkennen und benennen, d.h. eine Diagnose stellen.

5 Erklären Sie die Begriffe: a) Therapie b) Prophylaxe.

a) Therapie ist die Behandlung einer Krankheit.
b) Prophylaxe bedeutet Verhütung von Krankheiten bzw. Vorbeugung gegen Krankheiten.

Wir unterscheiden in der Zahnmedizin kollektive Prophylaxe, z.B. Trinkwasserfluoridierung, und individuelle Prophylaxe, z.B. regelmäßige und regelrechte Mundpflege des einzelnen Menschen.
Prophylaxe siehe auch Kariesprophylaxe Seite 139.

6 Welche zwei Gruppen von Krankheitsursachen unterscheidet man?

- endogene, d.h. von innen kommende, im Körperinnern entstehende
- exogene, d.h. außerhalb des Organismus entstehende, bzw. von außen her in den Organismus eindringende

Krankheitsursachen bezeichnet man auch als Kausalfaktoren.

▸ Endogene Krankheitsursachen

7 Nennen Sie mögliche endogene (innere) Krankheitsursachen.

- Störungen in den Erbanlagen
- verschiedene Lebensphasen
- Störungen der hormonellen Regulation

Eine Gen-Mutation ist eine sprunghafte Änderung der Erbanlage. Sie kann beispielsweise durch ionisierende Strahlen ausgelöst werden. Die Folgen können Mißbildungen sein.

8 Welche Einwirkungen können das ungeborene Kind während der Schwangerschaft schädigen?

Beispiele:
- Virusinfektionen der Mutter
- Medikamente
- Alkohol und Nikotin
- Röntgenstrahlen
- Ungleichheit zwischen kindlichem und mütterlichem Blut
- Stoffwechselerkrankungen der Mutter

Eine Embryopathie ist eine angeborene Erkrankung durch eine Schädigung vor dem 4. Schwangerschaftsmonat.
Eine Fetopathie entsteht durch eine spätere Schädigung der Frucht.

▸ Exogene Krankheitsursachen

9 Nennen Sie exogene (äußere) Krankheitsursachen.

- mechanische Einwirkungen
- thermische Einwirkungen
- elektrische Einwirkungen
- chemische Einwirkungen
- Strahlungsenergie
- Nahrungsstoffe
- belebte Ursachen

Es gibt noch weitere exogene Krankheitsursachen, z. B. Sauerstoffmangel.

▸ Mechanische Einwirkungen

10 Welche Auswirkungen kann ein Trauma (mechanische Gewalteinwirkung) auf den Körper haben?

- Knochenbruch, geschlossen oder offen
- Organ- bzw. Gewebequetschung
- Organ- bzw. Gewebezerreißung
- Verstauchung oder Ausrenkung eines Gelenkes,
- Gewebsverlust (Wunde)

Die Traumatologie ist die Unfallheilkunde.

11 Was ist der Unterschied zwischen einem geschlossenen und einem offenen Bruch?

- Bei einem geschlossenen Bruch ist nur der Knochenzusammenhang getrennt.
- Bei einem offenen Bruch sind auch die bedeckenden Weichteile zerrissen.

Offene Brüche werden auch als komplizierte Brüche bezeichnet, weil bei ihnen die Gefahr der Infektion und der Nebenverletzung von Gefäßen oder Nerven besteht.

▸ Thermische Einwirkungen

12 Welche Folgen für den Gesamtorganismus haben a) eine erhöhte Umgebungstemperatur, b) eine zu niedrige Umgebungstemperatur?

a) Es kommt zum Schweißausbruch, Wärmestau im Körper, Reizung des Gehirns, eventuell Krämpfen, Fieber und zum Tod durch Hitzschlag.
b) Es kommt zur Unterkühlung des Körpers, Verlangsamung der Stoffwechselfunktion und bei einer Körpertemperatur von etwa 20 °C zum Tod.

13 Beschreiben Sie die vier Stadien der Gewebsreaktion auf örtliche Hitzeeinwirkung.

Verbrennung:
- 1. Grades: Rötung der Haut,
- 2. Grades: Blasenbildung,
- 3. Grades: Gewebsverschorfung und Nekrose,
- 4. Grades: Verkohlung des Gewebes.

Schwere Verbrennungen ab dem 2. Grad lösen Allgemeinreaktionen aus: Es entstehen giftige Eiweißzerfallprodukte, die zu Nieren- und Leberschäden führen. U. U. kommt es durch Schock oder Vergiftung infolge Resorption zerfallenden Eiweißes zum Tod.

14 Beschreiben Sie die vier Stadien der Gewebsreaktionen auf örtliche Kälteeinwirkung.

Erfrierung:
- 1. Grades: Haut ist zuerst blaß, später rot.
- 2. Grades: Blasenbildung an der Hautoberfläche.
- 3. Grades: Absterben von Gewebe in tieferen Hautschichten.
- 4. Grades: Feuchter oder trockener Brand (Kältegangrän).

Kälte ruft eine Gefäßzusammenziehung und eine Lähmung der sensiblen Nervenenden hervor. Durch Unterkühlung der Haut bzw. der Schleimhaut kann man eine Oberflächenanästhesie erreichen.

▸ Elektrische Einwirkungen

15 Von welchen Faktoren hängt die schädigende Wirkung des elektrischen Stroms auf den menschlichen Körper ab?

- Von Stärke, Spannung und Frequenz des Stromes
- Einwirkungsdauer
- Stromart (Gleichstrom oder Wechselstrom)
- Widerstand des durchflossenen Körpers

Wechselströme sind gefährlicher als Gleichströme.

16 Welche Wirkungen hat der Durchfluß von elektrischem Strom durch den Körper?

- Muskelverkrampfungen
- Lähmung des Zentralnervensystems
- Kammerflimmern und Herzstillstand
- Verbrennung an Ein- und Austrittsstelle

Lebensgefahr besteht bei Strömen ab etwa 50 mA.

▸ Gifte

17 Wie können Gifte in den menschlichen Körper gelangen?

Gifte gelangen in den Körper:
- über den Verdauungsweg
- über den Atemweg
- über die Haut oder Schleimhaut
- durch Einspritzung
- durch Tierbiß oder Tierstich

Auch Bakterien, die in den Körper gelangt sind, können Gifte (Toxine) ausscheiden. Beispielsweise produzieren Tetanusbazillen ein Gift, das im Zentralnervensystem schwere Schädigungen setzt.

18 In welcher Weise können Gifte im Körper wirken?

Sie führen zu örtlichen oder allgemeinen Folgen. Säuren verätzen z.B. die Haut, Kohlenmonoxid blockiert die Aufnahmefähigkeit der Erythrozyten für Sauerstoff. Gifte lösen akute oder chronische Erkrankungen aus.

Unter einer Autointoxikation versteht man eine Selbstvergiftung. Sie tritt z. B. durch giftige Eiweißzerfallprodukte auf, die bei einer schweren Lebererkrankung nicht entgiftet werden.

19 Wovon ist die schädigende Wirkung eines Stoffes abhängig?

Von der
- Art und Menge der giftigen Substanz,
- Dauer der Einwirkung,
- Art der Ausscheidung,
- Konstitution des Menschen.

▸ Strahlen

20 Nennen Sie verschiedene Arten von Strahlen.

- Lichtstrahlen (sichtbares Licht)
- Ultraviolette Strahlen
- Wärme-Strahlen (Infrarot-Strahlen)
- Röntgen-Strahlen
- Gamma-Strahlen

Je kurzwelliger eine Strahlung ist, um so intensiver ist ihre Wirkung auf den menschlichen Körper.

21 Welche Auswirkungen auf den menschlichen Körper haben ultraviolette Strahlen (UV-Strahlen)?

UV-Strahlen
- bewirken Hautbräunung (Pigmentierung)
- regen die Bildung von Vitamin D an (antirachitische Wirkung)

Intensive UV-Strahlung führt zu Hautverbrennung (Sonnenbrand), was als Spätfolge zu Hautkrebs führen kann.

22 Warum ist bei Röntgen- und Gammastrahlen äußerste Vorsicht geboten?

Röntgen- und Gammastrahlen schädigen den Stoffwechsel der Zellen, wirken teilungshemmend und verändern die Erbanlagen. Besonders empfindlich sind Zellen mit hoher Teilungsrate (Embryo!) und hohem Sauerstoffverbrauch.

Röntgen- und Gammastrahlen werden auch als ionisierende Strahlen bezeichnet.

23 Welche Schäden können durch Röntgenstrahlen hervorgerufen werden?

- örtliche Schäden: Rötung der Haut, Verbrennung, Geschwürbildung; als Spätfolge: Hautkrebs
- allgemeine Schäden: Blutbildveränderung, Kopfschmerzen, Müdigkeit, Appetitlosigkeit, Erbrechen
- Schädigung der Erbanlagen mit Auftreten von Mißbildungen in der nächsten oder übernächsten Generation

▸ Ernährungsbedingte Krankheitsursachen

24 Warum muß die Nahrungszufuhr a) ausreichend, b) ausgeglichen sein?

a) Weil ein Zuviel oder Zuwenig an Nahrung zu quantitativen Ernährungsschäden führt.

b) Weil eine unausgeglichene Nahrungszufuhr zu qualitativen Ernährungsschäden führt.

Überernährung führt z.B. zu Fettsucht, Unterernährung u.a. zu Abwehrschwäche.
Zu viel Eiweiß führt z.B. zu Gicht, zu wenig Eiweiß zu Wachstums- und Fortpflanzungsstörungen.

25 Nennen Sie Beispiele für Störungen oder Krankheiten bei Vitaminmangel.

- Nachtblindheit (Mangel an Vitamin A)
- Rachitis (Mangel an Vitamin D)
- Skorbut (Mangel an Vitamin C)
- Beriberi (Mangel an Vitamin B 1)
- perniciöse Anämie (Mangel an Vitamin B 12)
- Blutungsneigung (Mangel an Vitamin K)

Bei leichten Mangelerscheinungen spricht man von einer Hypovitaminose (Unterversorgung mit einem Vitamin).
Hypervitaminose bedeutet Schädigung durch zu hohe Vitamingaben.
Vitaminmangelkrankheiten sind durch eine abwechslungsreiche Mischkost vermeidbar.

26 Nennen Sie Beispiele für Störungen, die bei Mineralstoffmangel oder Mangel an Spurenelementen auftreten.

- Calcium und Phosphormangel führt zu Verkalkungsstörungen des Knochens und der Zahnhartgewebe.
- Kalium- und Natriummangel führt zu Störungen bei der Erregungsleitung in den Nerven.
- Eisenmangel führt zur Störung im Hämoglobinaufbau und damit zu Sauerstoffmangel in den Geweben.
- Fluormangel führt zu größerer Anfälligkeit des Zahnschmelzes gegenüber dem Säureangriff.

Vitamine und Mineralstoffe sind wichtige Bestandteile von Fermenten und Hormonen. Mangel an den entsprechenden Vitaminen und Mineralstoffen kann also auch zu Stoffwechselstörungen führen.

▸ Belebte Krankheitsursachen

27 Was versteht man unter Parasiten?

Parasiten sind pflanzliche oder tierische Schmarotzer, d.h. Lebewesen, die andere Lebewesen befallen und von ihnen leben.

Das befallene Lebewesen (Mensch oder Tier) nennt man „Wirt“.

28 Nennen Sie a) pflanzliche, b) tierische Parasiten.

a) – Bakterien
– Pilze

b) – Würmer
– Insekten

Viren und Rickettsien gehören ebenfalls zu den Parasiten, sind jedoch weder dem Pflanzen- noch dem Tierreich zuzuordnen.
Bakterien s. S. 77, Viren s. S. 80, Pilze s. S. 79, Protozoen s. S. 80.

29 Was versteht man unter Symbiose?

Symbiose ist das dauernde Zusammenleben zweier Lebewesen (Tiere, Pflanzen, Mensch) zum beiderseitigen Nutzen.

Beispiel: Colibakterien leben in Symbiose mit dem Menschen. Sie sind resistent gegen die Verdauungsenzyme des Wirts.

30 Was ist ein Saprophyt?

Ein Saprophyt ist ein Fäulniserreger (Bakterium).

Saprophyten zersetzen organische Verbindungen und schaffen damit die Voraussetzung für den Kohlenstoff- und Stickstoffkreislauf in der Natur. Sie leben meist auf totem Material.

31 Nennen Sie zwei bekannte Wurmarten, die sich im menschlichen Darm ansiedeln können.

– Spulwürmer
– Bandwurm

Im Mittelalter glaubte man, daß Zahnwürmer an der kariösen Zerstörung der Zähne schuld seien.

3.2 Reaktionen des Körpers auf eine Schädigung

▸ Örtliche Reaktion

1 Nennen Sie Eintrittspforten für Krankheitserreger im Kieferbereich.

– Extraktionswunden
– pulpatote Zähne
– Zahnfleischtaschen
– Druckgeschwüre

Erreger können nur über zerstörtes oder geschädigtes Epithel in den Körper gelangen.

2 Was versteht man unter einer Entzündung?

Eine Entzündung ist eine lokale (örtliche) Reaktion des Körpers auf einen schädigenden Reiz (Noxe).

Eine Entzündung kann von leichteren oder schweren Allgemeinsymptomen begleitet sein, wie Fieber, Pulsbeschleunigung, Vermehrung der Leukozyten.

3 Nennen Sie Noxen, die eine Entzündung auslösen können.

- chemische, z.B. Gifte oder Säuren
- physikalische, z.B. elektrischer Strom, Hitze, Kälte oder Röntgenstrahlen
- infektiöse, z.B. Bakterien oder Viren

Eine spezifische Entzündung wird immer durch einen bestimmten Erreger hervorgerufen. Eine unspezifische Entzündung kann durch unterschiedliche Reize ausgelöst werden.

4 Nennen Sie die fünf klassischen Kennzeichen einer akuten Entzündung.

- Rötung (Rubor)
- Überwärmung (Calor)
- Schmerz (Dolor)
- Schwellung (Tumor)
- Funktionsstörung (Functio laesa)

Das Fachwort für Entzündung heißt Inflammatio.

5 Beschreiben Sie den Verlauf einer akuten Entzündung.

- verstärkte Gewebsdurchblutung und verlangsamter Blutabfluß
- Austritt von Serum mit Eiweißkörpern und Leukozyten aus den Gefäßen (Exsudat)
- Vermehrung der Abwehrzellen im Bindegewebe
- Freßtätigkeit der Abwehrzellen (Phagozytose)
- Heilung durch Abtransport der Gift- und Abfallprodukte über die Blut- oder die Lymphbahn

6 In welchen Formen kann eine eitrige (purulente) Entzündung verlaufen?

- Abszeß: Der Eiter sammelt sich in einer durch krankhafte Vorgänge entstandenen Höhle an. Er wird allseits umschlossen von einer Abszeßmembran aus Granulationsgewebe.
- Empyem: Der Eiter sammelt sich in einer anatomisch vorgebildeten Höhle, z. B. der Kieferhöhle.
- Osteomyelitis: Der Eiter breitet sich ohne Abgrenzung im Knochen aus.
- Phlegmone: Der Eiter breitet sich ohne Abgrenzung im Unterhautzellgewebe aus.

Eiter besteht aus toten und lebenden Bakterien, Leukozyten, abgestorbenen Gewebszellen und Serum.

7 Was geschieht, wenn Eitererreger oder deren Toxine aus einem örtlichen Entzündungsprozeß in die Blutgefäße gelangen?

Die Infektion breitet sich auf dem Blutweg aus. Es kommt zu einer Sepsis („Blutvergiftung“).

Vor Entdeckung der Antibiotika führte eine Sepsis fast immer zum Tod. Beispiele dafür sind das Wundfieber und das Kindbettfieber.

8 Woran erkennt man eine Infektionsausbreitung über den Lymphweg?

An der

- Entzündung der Lymphbahn, die als „roter Streifen“ in der Haut sichtbar ist,
- schmerzhaften Lymphknotenschwellung im betroffenen Gebiet.

Mißlingt die Abwehr in den Lymphknoten, kann eine Sepsis entstehen.

9 Nennen Sie die Merkmale einer chronischen Entzündung.

Eine chronische Entzündung verläuft langsam, symptomlos und dauert oft Jahre. Am Ort der Entzündung entwickelt sich zur Abwehr Granulationsgewebe, d.h. ein Bindegewebe mit vielen Gefäßen und Zellen, u.a. Freßzellen (Phagozyten).

Spezifische Entzündungen verlaufen häufig chronisch. Bei ihnen entwickelt sich ein für den jeweiligen Erreger typisches Granulationsgewebe. Beispiele für chronische spezifische Entzündungen: Tuberkulose und Syphilis.

10 Wovon hängt es ab, ob eine Entzündung akut oder chronisch verläuft?

Von der
- Art und Menge der eingedrungenen Keime,
- Virulenz der Erreger,
- Heftigkeit des Reizes, der einwirkt,
- Reaktionslage des Organismus.

▸ Allgemeine Reaktionen

11 Welcher Unterschied besteht zwischen den Reaktionen des Körpers auf eine a) Lokalinfektion, b) Allgemeininfektion?

a) Eine Lokalinfektion führt in der Regel zu einer örtlichen Abwehrreaktion in Form einer Entzündung.
b) Eine Allgemeininfektion führt in der Regel nach Ausbreitung der Erreger über den Blut- bzw. Lymphweg zu einer Infektionskrankheit.

Jede Infektionskrankheit weist bestimmte, für sie typische Symptome auf.

12 Was versteht man unter einer Infektionskrankheit?

Eine Krankheit, die dadurch zustande kommt, daß ein bestimmter Erreger bestimmte Organe schädigt.
Z. B. schädigen Hepatitisviren die Leber, Typhusbakterien den Dünndarm.

Das gehäufte Auftreten einer Infektionskrankheit in einem Gebiet nennt man eine Epidemie (Seuche). Bestimmte Infektionskrankheiten sind nach dem Bundesseuchengesetz meldepflichtig, z. B. Tuberkulose, Kinderlähmung, Hepatitis A und B.

13 Was bedeutet der Begriff Inkubationszeit?

Inkubationszeit ist die Zeit vom Eindringen der Erreger in den Körper bis zum Ausbruch der Krankheit.

Inkubationszeiten sind überaus unterschiedlich, z. B. bei Virusgrippe 1 bis 3 Tage, bei Mumps 14 bis 21 Tage, bei Hepatitis B etwa 30 bis 160 Tage.

14 Nennen Sie Allgemeinsymptome, die bei vielen Infektionskrankheiten auftreten.

- Mattigkeit
- Fieber
- Appetitlosigkeit
- Übelkeit
- Schwindel

Infektionskrankheiten beginnen häufig mit einem Vorstadium (Prodromalstadium), in dem die typischen Symptome noch fehlen, aber die oben genannten Symptome schon da sein können.

15 Wovon hängt der Verlauf einer Infektionskrankheit ab?

Von der Art, Menge und Virulenz der eingedrungenen Erreger und von der Konstitution des Patienten.

Unter Konstitution versteht man die Summe aller angeborenen Eigenschaften, die die Abwehrreaktion eines Menschen bestimmen.

16 Erklären Sie den Begriff Resistenz.

Resistenz ist ein ererbter allgemeiner Schutz gegen Infektionskrankheiten. Menschen mit hoher Resistenz werden selten krank.

Bakterien können eine Resistenz gegen Antibiotika entwickeln, die sie dann weitervererben.

17 Erklären Sie den Begriff Disposition.

Disposition ist die Aufnahmebereitschaft eines Körpers oder eines bestimmten Organs für Krankheiten.

Disposition und Resistenz können sich während des Lebens ändern. Resistenzvermindernd können z.B. wirken: körperliche Erschöpfung, Kummer, Schwangerschaft.

▸ Immunität

18 Was bedeutet der Begriff Immunität?

Immunität ist die Widerstandskraft eines Körpers gegen einen ganz bestimmten Krankheitserreger.

Unter Immunabwehr im weitesten Sinne versteht man die Fähigkeit des Organismus, nicht nur Krankheitserreger, sondern auch andere artfremde Stoffe abzuwehren, z.B.: transplantierte Organe.

19 Durch welche Vorgänge im Körper entsteht Immunität?

– Erreger dringen ein und vermehren sich.
– Der angegriffene Organismus bildet Antikörper (Abwehrkörper aus Eiweiß), die in ihrem Aufbau auf die eingedrungenen Erreger abgestimmt sind.
– Die Antikörper machen die eingedrungenen Erreger unschädlich.
– Es bleibt ein Überschuß an Antikörpern erhalten.

Die oben geschilderte Reaktion heißt: Antigen-Antikörper-Reaktion. Als Antigen wird jeder Stoff bezeichnet, der eine Antikörperbildung auslösen kann. *Siehe auch S. 26, Aufgaben 11 und 12.*

20 Nennen Sie die drei Möglichkeiten, durch die ein Organismus immun werden kann.

– Ausbildung von Antikörpern im Überschuß als Folge einer Infektion.
– Aktive Immunisierung durch Schutzimpfung mit abgeschwächten lebenden oder toten Erregern oder ihren Toxinen.
– Passive Immunisierung durch Impfung mit einem Heilserum, das Antikörper enthält.

Nach überstandener Infektionskrankheit hält die Immunität unterschiedlich lange an. Bei Virusgrippe z.B. 1 Jahr, bei Masern in der Regel lebenslang.

21 Welche Vor- und Nachteile hat die a) aktive Immunisierung, b) passive Immunisierung?

a) Der vom Organismus selbst aufgebaute Schutz hält lange an. Die Ausbildung der Immunität dauert 2 bis 3 Wochen.
b) Passive Immunisierung gibt einen sofortigen Schutz. Die Wirksamkeit dieses Schutzes dauert aber nur 2 bis 3 Wochen.

In den meisten Fällen hält der Impfschutz nach aktiver Immunisierung 3 bis 4 Jahre an.

22 Warum ist die Hepatitis-B-Schutzimpfung für eine Zahnarzthelferin dringend zu empfehlen?

Die Zahnarzthelferin gehört zum gefährdeten Personenkreis, weil sie ständig in Kontakt mit Blut und Speichel kommen kann.

Die Möglichkeit einer Hepatitis-B-Infektion ist für die Zahnarzthelferin ungleich größer als die berufliche Gefährdung durch AIDS. Der Impfstoff gegen Hepatitis B hat sich weltweit als ungefährlich erwiesen.

▸ Allergie

23 Was versteht man unter einer Allergie und wie kommt sie zustande?

Eine Allergie ist eine veränderte Reaktionslage des Körpers einem bestimmten Reiz gegenüber. Ausgelöst wird eine Allergie durch eine Antigen-Antikörper-Reaktion.

Während bei der Immunität der Organismus gegen einen bestimmten Erreger unempfindlich wird, wird er bei der Allergie einem bestimmten Stoff gegenüber überempfindlich (sensibilisiert).

24 In welchen zwei Formen kann eine allergische Reaktion auftreten?

– Als Lokalreaktion an Haut und Schleimhäuten mit Rötung, Juckreiz, Schwellung oder Blasenbildung
– als Allgemeinreaktion mit Kreislaufversagen, u. U. mit tödlichem Ausgang (anaphylaktischer Schock)

Stoffe, die eine Allergie auslösen können, nennt man Allergene.

25 Nennen Sie mögliche Allergene, mit denen Sie beruflich umgehen.

– Desinfektionsmittel
– Quecksilber
– Katalysatoren mancher Abdruckmaterialien

Allergien in der Zahnarztpraxis lassen sich in vielen Fällen durch den sachgemäßen Umgang mit den allergieverdächtigen Stoffen vermeiden.

3.3 Karies

1 Was versteht man unter Zahnkaries (Caries dentium)?

Karies ist ein Prozeß, der die Zähne nach ihrem Durchbruch zerstört. Sie ist die am weitesten verbreitete Erkrankung des Menschen.

Der deutsche Begriff für Caries dentium ist Zahnfäule.

2 Welche Gewebe des Zahnes können durch Karies zerstört werden?

Die Hartgewebe:
- Zahnschmelz
- Zahnbein
- Wurzelzement

Die kariöse Zerstörung beginnt immer an der Zahnoberfläche.

3 Nennen Sie die vier Grundvoraussetzungen für das Entstehen von Karies.

Es müssen vorhanden sein:
- Ein „Wirt", das ist der Zahn
- Mikroorganismen
- ein Nährboden für die Mikroorganismen
- Zeit für die Einwirkung der schädigenden Faktoren

Fehlt eine der Voraussetzungen, kann keine Karies entstehen.

4 Welche endogenen Faktoren können die Kariesentstehung begünstigen?

Beispiele:
- Vererbung ungünstiger Zahnformen
- Erkrankungen, die Mineralisiationsfehler hervorrufen
- Lebensalter
- Geschlecht

Bei der Kariesentstehung spielen die endogenen Faktoren eine untergeordnete Rolle.

5 Welche exogenen Faktoren können die Kariesentstehung begünstigen?

- mangelhafte Mundhygiene
- falsche Ernährung
- Kaufaulheit

Kauzwingende Nahrung führt zu höherer Muskelaktivität der Wangenmuskeln und der Zunge sowie zu erhöhtem Speichelfluß und damit zu einer Selbstreinigung des Gebisses.

6 Welche Eigenschaften machen einen Zahn kariesanfällig?

– Schlechte Mineralisation
– tiefe Fissuren und Grübchen
– ungünstige Stellung, z. B. Kippung oder Engstand

Eine Hypoplasie ist eine angeborene Unterentwicklung des Zahnschmelzes oder des Zahnbeins. Sie kann in unterschiedlichen Schweregraden auftreten.

7 Wo kommen die Bakterien her, die an der Kariesentstehung beteiligt sind?

Es sind normalerweise in der Mundhöhle lebende Keime.

Bei für sie günstigen Lebensbedingungen vermehren sich diese Keime so stark, daß das vorher bestehende Gleichgewicht zwischen Wirt und Bakterien gestört ist.

8 Was versteht man unter Plaques?

Es sind weiche, festhaftende, nicht abspülbare Beläge auf der Zahnoberfläche.

Die Belagbildung beginnt damit, daß sich ein dünnes Eiweißhäutchen aus dem Speichel auf der Zahnoberfläche anlagert.

9 Woraus bestehen Plaques?

Sie bestehen aus:
– Speichelbestandteilen
– Mikroorganismen
– Zellen
– Speiseresten
– Stoffwechselprodukten der Bakterien

Etwa 70% der Beläge werden von lebenden und abgestorbenen Mikroorganismen und deren Stoffwechselprodukten gebildet. Zu diesen Stoffwechselprodukten der Bakterien gehören Zuckerverbindungen, die dem Belag seine gute Haftfähigkeit am Zahn verleihen.

10 Welche Bedeutung haben die Zahnbeläge?

– Sie bilden den Nährboden für Bakterien, die durch ihre Stoffwechselprodukte Karies auslösen.
– Plaquebakterien lösen durch ihre Toxine (Giftstoffe) Zahnfleischentzündungen aus.
– Plaques sind die Grundlage für die Bildung von Zahnstein.
– Sie verhindern den Speichelzutritt zum Zahn.

Aus dem Speichel kann eine Remineralisation (Wiedereinlagerung von Mineralien) in den Schmelz stattfinden, solange die Oberfläche des Zahnes noch nicht zerstört ist.

11 Was versteht man im Zusammenhang mit Karies unter Prädilektionsstellen?

Prädilektionsstellen sind Stellen am Zahn, an denen die Karies bevorzugt entsteht. Dies sind Stellen, an denen keine Selbstreinigung stattfinden kann.

Prädilektionsstellen heißen auch Retentionsstellen, weil sie Beläge zurückhalten (retinieren).

12 Zählen Sie die Prädilektionsstellen für die Karies auf.

- Fissuren
- Grübchen
- Approximalflächen
- Zahnhälse

Diese Stellen nennt man auch natürliche Retentionsstellen.

13 Nennen Sie drei künstliche Retentionsstellen.

- Füllungsränder
- Prothesenklammern
- Bänder bei kieferorthopädischer Behandlung

14 Welche Speicheleigenschaften fördern die Karies?

- Wenig oder zähflüssiger Speichel hat keine Spülwirkung.
- Niederer pH-Wert fördert Entkalkung des Schmelzes.
- Niederer Kalzium- und Phosphatgehalt mindert die Remineralisation.
- Niederer Gehalt an Bicarbonaten vermindert die Pufferwirkung gegen Säuren und Alkalien.

Schwangere haben häufig einen geringeren Speichelfluß; ihr Speichel ist visköser (zähflüssiger).

15 Geben Sie an, auf welche Weise die Ernährung kariesfördernd wirken kann.

- Mineralsalz- und vitaminarme Ernährung während der Zahnentwicklung beeinträchtigt den Aufbau eines widerstandsfähigen Zahnschmelzes.
- Weiche, klebrige Nahrung führt zu vermehrter Belagbildung.
- Zucker bildet den besten Nährboden für Bakterien.
- Übermäßig viel saure Speisen und Getränke entkalken den Zahnschmelz.
- Extremer Wechsel von heißen Speisen zu kalten Getränken kann zu Schmelzsprüngen führen.

Faktoren, die die Karies fördern, bezeichnet man als kariogen (Karies erzeugend). In diesem Sinn kann man auch von kariogener Kost sprechen.

16 Was sagt die von Prof. Miller aufgestellte Kariestheorie aus?

Die Karies ist ein chemisch-parasitärer Prozeß. Plaquebakterien bilden aus Zucker organische Säuren, die die Zahnhartsubstanzen entkalken. Eiweißauflösende und Fäulnis-Bakterien zerstören das organische Grundgerüst des Zahnes.

50% der entstehenden Säuren sind Milchsäure und Brenztraubensäure.

17 Warum schadet die gleiche Menge Zucker – auf mehrere Zwischenmahlzeiten verteilt – mehr, als wenn man sie auf einmal ißt?

Weil durch laufenden Nachschub von Zucker ständig Säuren produziert werden und dadurch der Auflösungsprozeß am Schmelz aufrecht erhalten wird.

5 bis 30 Minuten nach Zuckeraufnahme ist der schmelzschädigende ph-Wert im Belag erreicht. Die Demineralisation beginnt nach etwa 30 Minuten Einwirkzeit der Säuren.

18 Erklären Sie die Begriffe a) Caries superficialis, b) Caries media, c) Caries profunda.

a) Caries superficialis ist eine oberflächliche Karies (nur im Zahnschmelz).
b) Caries media ist eine mitteltiefe Karies, (etwa bis zur Hälfte des Zahnbeins).
c) Caries profunda ist eine tiefe Karies (der Zerstörungsprozeß ist kurz oberhalb der Pulpa angelangt).

Im Zahnbein breitet sich der kariöse Prozeß nicht nur in die Tiefe aus, sondern er unterhöhlt auch den Schmelz, der dadurch später einbricht.

19 Warum breitet sich die Karies im Dentin schneller aus als im Schmelz?

Das Zahnbein enthält weniger mineralisierte, anorganische Substanz. Die Dentinkanälchen erleichtern das Vordringen der Keime und Säuren.

Wenn die Karies das Dentin erreicht hat, bekommt der Patient Schmerzen, zunächst auf Reize von außen wie süß oder kalt.

20 Warum ist eine Heilung bei Karies nicht möglich?

Weil die schmelzbildenden Zellen nach Beendigung der Schmelzentwicklung zugrunde gehen. Die Zahnbeinbildner bleiben zwar funktionsfähig, können aber zerstörtes Gewebe nicht wieder ersetzen.

Odontoblasten (Zahnbeinbildner) können lebenslang Sekundärdentin bilden, das sie unter Einengung des Pulpenkavums aufbauen.

3.4 Folgeerkrankungen der Karies

1 Welches ist die erste Reaktion innerhalb der Pulpa auf das Eindringen von Toxinen (Giften) und Säuren aus einem kariösen Prozeß?

Die Odontoblasten bilden Sekundärdentin, um die Pulpa zu schützen.

In der Regel verläuft der kariöse Zerstörungsprozeß schneller als die Sekundärdentinbildung. Deshalb führt eine nichtbehandelte Karies zu einer Pulpitis (Entzündung der Pulpa).

▸ Pulpaerkrankungen

2 In welchen drei Phasen läuft eine akute Pulpitis ab?

1. Hyperämie der Pulpa, d.h. vermehrte Blutzufuhr.
2. partielle Pulpitis, d.h. teilweise Entzündung des Zahnmarks.
3. totale Pulpitis, d.h. Entzündung des ganzen Zahnmarks.

Die Schmerzen bei einer Hyperämie dauern wenige Minuten und vergehen von allein. Bei einer Pulpitis dauern die Schmerzen, je nach Ausdehnung der Entzündung, ein bis zwei Stunden an oder es entwickelt sich ein Dauerschmerz.

3 Warum sind die Schmerzen bei einer entzündeten Pulpa besonders heftig?

Weil das Pulpa-Gewebe nicht anschwellen kann, da es von Hartgewebe umgeben ist. Der Druck durch die austretenden Blutbestandteile auf die sensiblen Nervenenden ist stärker als bei anderen Geweben.

4 Wodurch unterscheidet sich eine akute Pulpaentzündung von einer chronischen?

Eine akute Entzündung beginnt plötzlich und verläuft heftig, d.h. unter starken Schmerzen.
Eine chronische Entzündung verläuft langsam und meist ohne Schmerzen.

Bei jugendlichen Patienten kann sich bei der chronischen Entzündung durch Bindegewebswucherung ein Pulpapolyp entwickeln, wenn die Pulpa freiliegt.

5 Welche Folgen haben eine akute und eine chronische Pulpitis, wenn sie nicht behandelt werden?

Das Pulpagewebe stirbt ab (Nekrose) und zerfällt danach durch Einwirkung von Bakterien faulig (Gangrän).

Zähne mit gangränöser Pulpa können jahrelang im Kiefer stehen, ohne Beschwerden hervorzurufen. Häufig verfärben sie sich im Verlauf der Jahre dunkel.

▸ Erkrankungen des apikalen Parodontiums

6 Welche Auswirkungen auf das Nachbargewebe hat eine abgestorbene und in Fäulnis übergegangene Pulpa?

Bakterien und Toxine dringen über das Wurzelspitzenloch (Foramen apicale) in die Wurzelhaut ein und führen zu einer Zahnbettentzündung an der Wurzelspitze (apikale Parodontitis).

Eine apikale Parodontitis kann akut oder chronisch verlaufen. Die chronische Verlaufsform ist wesentlich häufiger.

7 Die akute apikale Parodontitis kann zu einem Abszeß führen. Schildern Sie die vier Phasen seiner Entstehung.

1. Desmodontale (periodontale) Phase, die Wurzelhaut ist entzündet.
2. Enostale Phase, Entzündung und Eiterung sind in den periapikalen Knochen eingebrochen.
3. Subperiostaler Abszeß, der Eiter sammelt sich unter der Knochenhaut.
4. Submuköser Abszeß, der Eiter durchbricht die Knochenhaut und sammelt sich unter der Schleimhaut.

Wenn der Eiter unter die Außenhaut durchbricht, sprechen wir von einem subkutanen Abszeß.

8 Welche Symptome zeigen sich im Verlauf einer Abszeßentstehung?

- Heftige Schmerzen
- schuldiger Zahn aufbiß- und klopfempfindlich
- Rötung und Schwellung an der Durchbruchstelle des Eiters
- Schwellung der umgebenden Weichteile (Parulis)

Nach der Entleerung des Eiters geht die Entzündung in ein chronisches Stadium über, wenn der betreffende Zahn nicht behandelt wird.

9 Wie entsteht und verläuft eine chronische apikale Parodontitis?

Geringe, aber stetige Bakterieneinwanderung aus dem Wurzelkanal in das periapikale Gewebe. Es entwickelt sich zur Abwehr ein gefäß- und zellreiches Bindegewebe = Granulationsgewebe. Dieses verhindert ein weiteres Vordringen der Erreger. Es kann jahrelang ohne Beschwerden bestehen.

Aus dem oben beschriebenen „Granulom" kann sich eine akute Entzündung entwickeln.

10 Was versteht man unter einer Fistel?

Eine Fistel ist ein röhrenförmiger Kanal, der normalerweise nicht vorhanden ist. Er führt von einem Organ zur Körperoberfläche, zu einer Körperhöhle oder zu einem anderen Organ. Seine Mündung heißt Fistelmaul.

Von einer apikalen Ostitis im subakuten Stadium kann ein Fistelkanal durch den Knochen nach außen führen. Aus seinem Maul entleert sich gelegentlich ein Tröpfchen Eiter.

11 Was versteht man unter einer Zyste?

Zyste nennt man einen mit Flüssigkeit oder Brei gefüllten Hohlraum im Gewebe. Ihre Wand besteht aus Bindegewebe, das mit Epithel ausgekleidet ist.

Zysten dehnen sich durch ständiges Wachstum aus und können Nachbargewebe verdrängen.

12 Wie entsteht eine radikuläre Zyste?

An der Wurzelspitze eines pulpatoten Zahnes bildet sich Granulationsgewebe. Dieses trifft auf Epithelzellen, die seit der Zahnentwicklung in der Wurzelhaut liegen. Die Epithelzellen umwachsen das Granulationsgewebe und lösen es auf. Es bildet sich eine sterile Zystenflüssigkeit.

Wenn die radikuläre Zyste bei der Zahnentfernung nicht mit entfernt wird, wächst sie unabhängig vom Zahn weiter (Residualzyste).

13 Was versteht man unter dem Begriff Herd- oder Fokalinfektion?

Von einer Herd- oder Fokalinfektion spricht man, wenn ein Organ durch Ausstreuung von Giftstoffen aus einem Herd erkrankt ist. Als mögliche Herde werden z.B. betrachtet: devitale Zähne, tiefe Zahnfleischtaschen und Wurzelreste.

Zu den Herderkrankungen zählen u.a. Rheumatismus, Herzinnenhautentzündung und bestimmte Nierenentzündungen.

3.5 Erkrankungen der Mundschleimhaut und des Zahnbettes

▸ Mundschleimhauterkrankungen

1 Wodurch unterscheiden sich Gingivitis und Stomatitis?

Sie unterscheiden sich durch ihre Ausdehnung. Eine Gingivitis erfaßt nur das auf dem Alveolarknochen aufliegende Zahnfleisch. Bei einer Stomatitis ist auch die bewegliche Mundschleimhaut entzündet.

Gingivitiden zählen zu den Zahnbetterkrankungen, Stomatitiden nicht.

2 Welche Symptome finden sich bei einer Gingivitis simplex?

Das Zahnfleisch ist rot, geschwollen und blutet bei Berührung. Die Schmerzen sind mäßig.

Die Entzündung beginnt an den Papillenspitzen, erfaßt den Zahnfleischsaum (Gingivitis marginalis) und geht auf das übrige Zahnfleisch über.

3 Nennen Sie Ursachen für a) Gingivitis simplex, b) Stomatitis simplex

a)
- schlechte Mundhygiene
- Zahnstein
- überstehende Kronenränder

b)
- schlechte Mundhygiene
- allgemeine Abwehrschwäche
- Nikotin- oder Alkoholmißbrauch

Bei Gingivititis simplex und Stomatitis simplex handelt es sich um unspezifische Entzündungen.

4 Welche Symptome finden sich bei der Gingivitis ulcerosa (ANUG = akute nekrotisierende ulceröse Gingivitis)?

- starke Entzündung
- geschwüriger Zerfall, an den Papillen beginnend
- graugrüne Beläge
- außerordentlich starke Schmerzen
- erheblicher Mundgeruch (Foetor ex ore)
- beeinträchtigter Allgemeinzustand

Gingivitis ulcerosa ist durch direkte oder indirekte Kontaktinfektion übertragbar. Auslösende Erreger sind faden- und schraubenförmige Bakterien der Mundflora.

5 Was versteht man unter einer Aphthe?

Eine Aphthe ist ein Schleimhautdefekt, entstanden durch ein geplatztes Bläschen. Sie ist belegt mit einem gelblich-weißen Belag und umgeben von einem roten, entzündlichen Hof. Sie schmerzt sehr stark.

Einzelne Menschen leiden unter chronisch rezidivierenden (immer wiederkehrenden) Aphthen. Die Ursache dafür sind Viren, Auslöser können z. B. hormonale Einflüsse oder allergische Reaktionen sein.

6 Worum handelt es sich bei einem Herpes simplex an der Lippe?

Herpes simplex ist eine Bläschenerkrankung, verursacht durch ein Virus. Auslöser für das Auftreten der Bläschen kann z. B. eine Erkältung oder Sonnenbestrahlung sein.

Eine Allgemeininfektion durch das Herpesvirus tritt in Form der Stomatitis herpetica (aphthosa) auf, von der vor allem Säuglinge und Kleinkinder befallen werden.

▸ Parodontopathien

7 Was versteht man unter dem Begriff Parodontopathie?

Eine Parodontopathie ist eine Erkrankung des gesamten Zahnhalteapparates oder eines oder mehrerer seiner Teile.

Etwa 80% der Erwachsenen leiden an einer Parodontopathie.

8 Wie werden Parodontopathien eingeteilt?

- Entzündliche Formen
- nicht entzündliche Schwundformen
- nicht entzündliche Wucherungsformen

Das Fachwort für Schwund heißt Atrophie, für Wucherung Hyperplasie. Atrophie und Hyperplasie machen etwa 10% der Zahnbetterkrankungen aus.

9 Welche Erkrankungen des Zahnbettes gehören zu den entzündlichen Formen?

- Gingivitis
- Parodontitis marginalis superficialis
- Parodontitis marginalis profunda

Bei allen entzündlichen Parodontopathien ist das Zahnfleisch gerötet, geschwollen und blutet bei Berührung.

10 In welcher Form sind die einzelnen Gewebe des Zahnbettes bei einer Parodontitis marginalis beteiligt?

- Das Zahnfleisch ist rot, geschwollen, blutet und löst sich vom Zahn.
- Der Knochen wird abgebaut.
- Die Wurzelhaut wird teilweise zerstört.
- Das Wurzelzement wird von Bakterien und deren Stoffwechselprodukten durchsetzt.

Der Knochenabbau verläuft meist sehr rasch; deshalb tritt auch eine rasche Zahnlockerung ein.

11 Wodurch unterscheiden sich die Zahnfleisch-Veränderungen bei der Gingivitis marginalis und der Parodontitis marginalis?

Bei der Gingivitis marginalis bilden sich keine echten Taschen aus. Die Gingivitis kann völlig ausheilen, ohne Schaden zu hinterlassen.
Bei der Parodontitis marginalis löst sich das Zahnfleisch von seiner Verwachsungsstelle am Zahnhals ab. Es entstehen echte Zahnfleischtaschen. Ein Wiederanheilen des Zahnfleisches an seiner ursprünglichen Anheftungsstelle ist nicht mehr möglich.

In den Zahnfleischtaschen lagern sich vermehrt Beläge ab, die schwer zu entfernen sind und den Krankheitsprozeß beschleunigen und verschlimmern.

12 Nennen Sie die Symptome der Schwundform (Involutive Form) der Parodontopathien.

Zahnfleisch und Knochen schwinden ohne Entzündung. Zahnhälse liegen frei. Bei oft erheblichem Knochenabbau entsteht häufig keine Zahnlockerung. Der Verlauf ist sehr langsam.

Durch den Schwund der Interdentalpapillen entstehen Retentionsstellen, die schwer zu reinigen sind. Durch die angesammelten Beläge besteht die Gefahr einer aufgelagerten Entzündung.

13 Welche Gefahren bringt eine Gingivahyperplasie (Zahnfleischwucherung) mit sich?

- Bei starker Wucherung Gefahr der Bißverletzung,
- eingeschränkte Kaufähigkeit,
- Verhinderung einer effektiven Mundhygiene, damit verstärkte Belagbildung. Die Beläge können einerseits zu vermehrter Karies, andererseits zur Entzündung des Zahnfleisches führen.

Ursachen für Zahnfleisch-Hyperplasien sind u. a. Vererbung, krampfhemmende Medikamente, die bei Epilepsie gegeben werden, und hormonelle Störungen.

14 Was ist eine Epulis?

Eine Epulis ist eine Zahnfleischgeschwulst, ausgehend von den Geweben des Zahnbettes.

Ursachen für das Entstehen einer Epulis können sein: Traumen (Verletzungen), Vorgänge beim Zahnwechsel oder hormonelle Umstellungen während der Schwangerschaft.

▸ Ursachen von Zahnbetterkrankungen

15 Welche drei großen Ursachenkomplexe sind für Parodontopathien verantwortlich?

- lokale (örtliche) Ursachen
- funktionelle Ursachen
- endogene (innere) Ursachen

Häufig ist ein ganzes Ursachenbündel für eine Zahnbetterkrankung verantwortlich.

16 Nennen Sie lokale Ursachen für das Entstehen einer Zahnbetterkrankung.

- weiche und harte Beläge
- kariöse Defekte
- Prothesenklammern
- überstehende Füllungsränder

Hauptursache für entzündliche Parodontopathien ist der mit Bakterien besiedelte weiche Zahnbelag, der zur Infektion der Zahnfleischtasche führt.

17 Welche zwei Arten von harten Belägen unterscheiden wir?

- Zahnstein
- Konkremente

„Mutterboden" für harte Beläge sind immer weiche Beläge.

18 Was unterscheidet Zahnstein von Konkrementen?

- Zahnstein wird aus den Speichelsalzen mineralisiert, Konkremente aus Blutsalzen.
- Zahnstein ist gelb-braun, Konkremente sind braun-schwarz.
- Zahnstein kann oberhalb des Zahnfleisches liegen (supragingival) und unterhalb (subgingival), Konkremente liegen nur in der Zahnfleischtasche.
- Zahnstein ist weicher als Konkremente.

Beide fördern die Anlagerung von immer weiteren zuerst weichen Belägen. Sie reizen zusätzlich das Zahnfleisch mechanisch.

19 Nennen Sie funktionelle Ursachen für das Entstehen einer Zahnbetterkrankung.

- Parafunktionen, wie Knirschen oder Zungendruck
- Fehlbelastungen bei gekippten Zähnen

Eine Parafunktion ist eine schädliche Nebentätigkeit, die aus unterschiedlichen Gründen, z. B. aus Nervosität oder wegen zu hoher Füllungen, ausgeübt wird.

20 Nennen Sie endogene Ursachen, die zum Entstehen einer Parodontopathie beitragen können.

- Vererbung
- Gefäßerkrankungen
- Bluterkrankungen
- Stoffwechselerkrankungen
- hormonelle Störungen

Wenn eine unbehandelte Allgemeinstörung vorliegt, kann der Zahnarzt mit einer Lokalbehandlung keinen Dauererfolg erzielen.

3.6 Dentitio difficilis, Dolor post

▸ Dentitio difficilis

1 Was versteht man unter dem Begriff Dentitio difficilis?

Eine Dentitio difficilis ist ein erschwerter Zahndurchbruch.

Normalerweise brechen die Zähne unbemerkt und ohne Beschwerden durch.

2 An welchen Zähnen a) kann eine Dentitio difficilis auftreten, b) tritt sie am häufigsten auf?

a) Sie kann an allen Zähnen des Milch- und des bleibenden Gebisses auftreten.
b) Am häufigsten kommt sie am unteren Weisheitszahn vor.

Hauptursache bei der Dentitio difficilis ist Platzmangel für den durchbrechenden Zahn.

3 Welche Beschwerden hat ein Patient bei einer Dentitio difficilis?

- Schmerzen
- Schwellung im Bereich des durchbrechenden Zahnes und dadurch gestörter Aufbiß
- ggf. Schwellung der umgebenden Weichteile

In schweren Fällen:

- Kieferklemme
- Lymphknotenschwellung
- Schluckbeschwerden
- Fieber

Unter einer Kieferklemme versteht man eine eingeschränkte Öffnungsmöglichkeit des Mundes.

4 Wie kommen die Beschwerden bei einer Dentitio difficilis zustande?

Um den durchbrechenden Zahn hat sich eine Zahnfleischtasche gebildet, in die Bakterien eingedrungen sind. Sie lösen eine akute Entzündung aus.

Man kann die Dentitio difficilis auch als Schlupfwinkelinfektion bezeichnen.

5 Wodurch kann das Durchbrechen eines Zahnes völlig verhindert werden?

- Retention (Zurückhaltung), trotz richtiger Lage, z.B. infolge Schädigung während der Entwicklung des Zahnes.
- Impaktierung (Einkeilung, Einklemmung), d.h. der Zahn wird durch bereits durchgebrochene oder überzählige Zähne eingeklemmt.
- Verlagerung, d.h. der Zahn liegt nicht in natürlicher Durchbruchsrichtung.

Es gibt auch allgemeine, angeborene Mißbildungen, die einen Einfluß auf die Zahnung haben, z. B. Mongolismus.

▸ Wundheilung

6 Beschreiben Sie den Verlauf der primären Wundheilung.

Die Wundränder legen sich aneinander und werden durch Fibrin verklebt. Im Verlauf der Heilung sprossen Gefäße und Granulationsgewebe in die Fibrinschicht ein. An der Oberfläche wächst das Epithel zusammen.

Eine primäre Wundheilung finden wir z. B. bei Schnittwunden.

7 Beschreiben Sie den Verlauf der sekundären Wundheilung.

Wenn soviel Gewebe fehlt, daß die Wundränder sich nicht aneinander legen können, muß der entstandene Defekt durch ein „Ersatzgewebe" ausgefüllt werden. Zur „Reparatur" wächst Granulationsgewebe in den Defekt ein. Von den Wundrändern her wächst Epithel über die Wunde.

Nach dem Ende der Ausheilung bezeichnen wir das Gebiet als Narbe.

8 Beschreiben Sie den Vorgang der Wundheilung bei einer Extraktionswunde.

- Die Alveole blutet voll, es bildet sich ein Koagulum (Blutgerinnsel).
- In das Koagulum wächst Granulationsgewebe ein.
- Gleich zu Beginn der Wundheilung beginnt Epithel über die Wunde zu wachsen und schließt sie im Verlauf von etwa 8 Tagen.
- Unter der Epitheldecke wird aus dem Granulationsgewebe durch Umbau und Einlagerung von Mineralsalzen Knochengewebe gebildet.

Auf Röntgenbildern ist nach vollständiger Ausheilung kein Unterschied zwischen der ehemaligen Alveole und dem umgebenden Knochen zu sehen.

9 Wodurch unterscheiden sich Operationswunden von Gelegenheitswunden?

Die OP-Wunde wird unter möglichst sterilen Bedingungen gesetzt. Dadurch wird die Infektionsgefahr verringert. Die Wundsetzung bei Operationen erfolgt unter größter Schonung der Nachbargewebe und unter Vermeidung von Quetschungen oder Zerreißungen.

▸ Dolor post

10 Was versteht man unter a) Dolor post extractionem, b) Dolor post operationem?

a) Schmerzen nach einer Zahnentfernung,
b) Schmerzen nach einer Operation.

Schmerzen nach chirurgischen Eingriffen sind in gewissen Grenzen normal. Wird diese Grenze überschritten, dann spricht man vom Dolor post. Er tritt nach etwa 3 bis 5 Tagen auf.

11 Nennen Sie allgemeine Störfaktoren der Wundheilung.

- schlechte Durchblutung der Gewebe, bedingt durch das Lebensalter
- Vitaminmangel
- Eiweißmangel
- Anämie (Verminderung roter Blutkörperchen oder des roten Blutfarbstoffs)

12 Was sind lokale Störfaktoren der Wundheilung?

- Wundinfektionen
- Fremdkörper in der Wunde
- Blutzirkulationsstörungen im Wundbereich, insbesondere bei gequetschten Wundrändern
- mangelnde Ruhigstellung

13 Welche Ursachen können für einen Dolor post extractionem verantwortlich sein?

- Wundinfektion
- Sequesterbildung (Sequester = abgestorbener Knochensplitter)
- Knochenkanten
- zurückgelassene Wurzelreste

Besonders gefährdet ist die sogenannte „dry socket", d.h. eine leere, trockene Alveole, die nicht vollgeblutet ist bzw. deren Koagulum herausgespült wurde.

14 Welche Symptome findet man bei einem infektiösen Dolor post extractionem?

- sehr starke Schmerzen
- das Koagulum ist faulig zerfallen
- die Wundränder sind gerötet und geschwollen
- typischer Mundgeruch
- gelegentlich Kieferklemme, Lymphknotenschwellung, Parulis, Fieber

Es liegt eine Alveolitis vor, eine Entzündung der Alveoleninnenwand.

3.7 Anomalien im Kieferbereich

1 Was versteht man unter einer Anomalie?

Eine Anomalie ist eine von der Norm abweichende Entwicklung eines Gewebes oder eines Organs.

Schwere Fehlentwicklungen werden als Mißbildungen bezeichnet, z. B. die Lippen-Kiefer-Gaumenspalte.

2 Erklären Sie den Begriff Schmelzhypoplasie, und geben Sie an, wie sie aussieht.

Eine Schmelzhypoplasie ist eine Unterentwicklung des Zahnschmelzes. Sie kann bei leichten Störungen als weißer Fleck auftreten, bei schwereren als Grübchen oder Rillen im Schmelz.

Schwere Hypoplasien kommen bei Rachitis vor, einer Vitamin-D-Mangelerkrankung.

3 Wodurch kann eine Schmelzhypoplasie zustandekommen?

- Erbanlagen
- Störung des Calciumstoffwechsels während der Schmelzbildung
- Einwirkung von Medikamenten während der Schmelzentwicklung

Schon ein schwerer Durchfall beim Säugling kann zu einer Störung des Calciumstoffwechsels führen.

4 Nennen Sie zwei unterschiedliche Anomalien der Zahnzahl.

- Hyperdontie ist eine Zahnüberzahl
- Hypodontie bedeutet Zahnunterzahl

Ein relativ häufig vorkommender überzähliger Zahn ist der Mesiodens, ein meist verkümmerter Zahn zwischen den beiden oberen mittleren Schneidezähnen.

5 Welche Zähne im bleibenden Gebiß sind häufig nicht angelegt?

- Weisheitszähne
- kleine Schneidezähne
- zweite Prämolaren

Ein völliges Fehlen von Zähnen nennt man Anodontie. Sie ist außerordentlich selten.

6 Welche Bißlagen sind in den Abbildungen a), b) und c) dargestellt?

a) 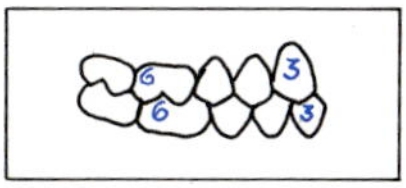 b) 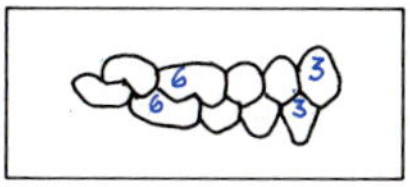 c) 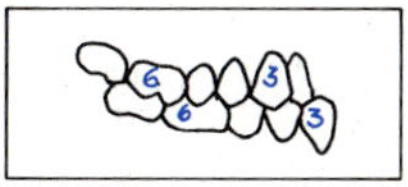

a) Neutralbiß b) Distalbiß c) Mesialbiß

Den Neutralbiß nennt man auch Regelbiß oder Normalbiß.

7 Welche Bißarten sind auf den Abbildungen d) bis g) dargestellt?

d) 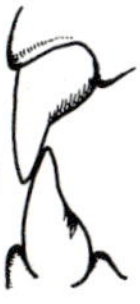 e) 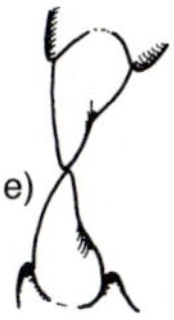 f) 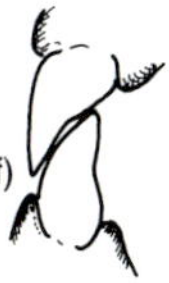 g) 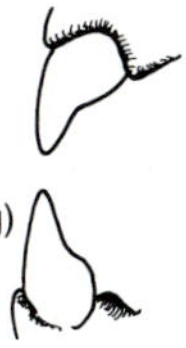

d) normaler Überbiß (Scherenbiß)
e) Kopfbiß
f) tiefer Biß
g) offener Biß

8 Beschreiben Sie a) den normalen Überbiß (Scherenbiß), b) den Kopfbiß.

a) Die oberen Frontzähne beißen vor und etwa 2 mm über die unteren Frontzähne. Dabei berühren sich die Palatinalflächen der oberen und die Labialfächen der unteren Zähne.
b) Beim Kopfbiß beißen die Schneidezähne mit den Schneidekanten aufeinander.

9 Was versteht man unter einem umgekehrten Überbiß?

Die unteren Frontzähne beißen vor die oberen.

Wenn ein einzelner oberer Zahn hinter die unteren beißt, spricht man von einer progenen Verzahnung.

10 Beschreiben Sie den offenen Biß.

Beim offenen Biß haben einzelne Zahngruppen nach abgeschlossenem Durchbruch keinen Kontakt zu ihren Antagonisten.

Am häufigsten ist der frontal offene Biß, es gibt aber auch den seitlich offenen Biß.

11 Welche drei Ebenen sind am Gebißmodell (Bild) dargestellt?

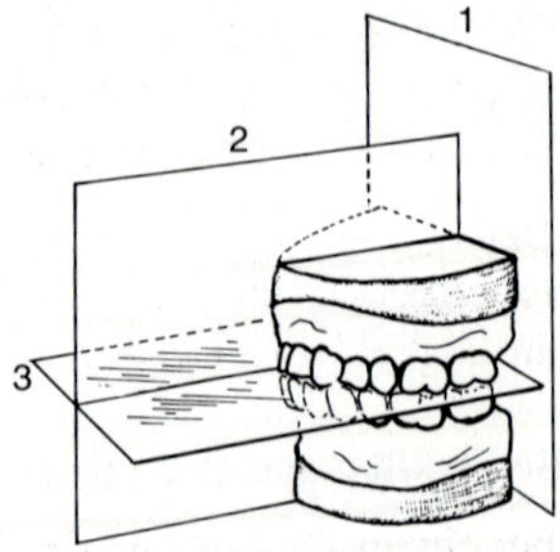

1 Tuberebene
2 Raphe-Medianebene (Sagittalebene)
3 Kauebene (Horizontalebene)

Von diesen Ebenen ausgehend mißt der Kieferorthopäde den Grad der Anomalie.

12 Benennen und beschreiben Sie die im Bild dargestellte Anomalie.

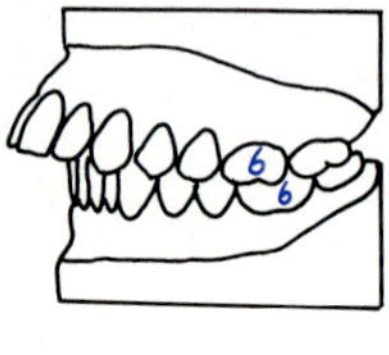

Es handelt sich um eine Prognathie mit Distalbiß. Dabei ist der Oberkiefer zu weit nach vorn entwickelt. Gleichzeitig stehen die Schneidezähne nach vorn (Protrusion).

Eine Unterentwicklung des Unterkiefers kann eine Prognathie vortäuschen.

13 Welche Ursachen können zu einer Prognathie führen?

- Vererbung
- Lutschen
- behinderte Nasenatmung
- falsche Schlaflage
- Flaschennahrung

14 Was versteht man unter einer Retrusion?

Retrusion ist eine Zurückverlagerung eines Kiefers oder das Zurückstehen von Zähnen durch Kippung bzw. Zurückverlagerung des Alveolarfortsatzes.

15 Welche Anomalie ist im Bild dargestellt?

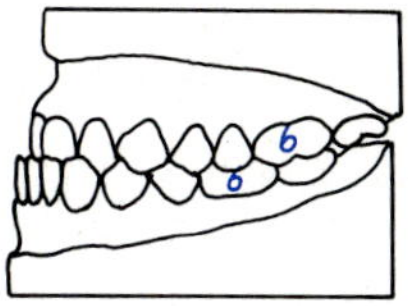

Es handelt sich um eine Progenie, d.h. eine Überentwicklung des Unterkiefers.

Die echte Progenie ist eine vererbte Anomalie.

16 Was versteht man unter einem progenen Zwangsbiß?

Trotz richtiger Entwicklung der Kiefer und normaler Lage der Molaren beißen die unteren Frontzähne vor die oberen.

Der Grund für einen progenen Zwangsbiß kann darin liegen, daß die Frontzähne beim Zahnwechsel falsch aneinander vorbeiwachsen, weil die oberen Zahnkeime zu steil angelegt sind.

17 Beschreiben Sie einen Deckbiß.

Bei einem Deckbiß ist der Überbiß der oberen Schneidezähne so tief, daß sie die unteren völlig verdecken. Die oberen Zähne sind mit ihren Schneidekanten nach palatinal geneigt. Manchmal beißen die unteren Zähne in die Gaumenschleimhaut.

Die Zwischenstadien zwischen normalem Überbiß und Deckbiß nennt man tiefer Biß.

18 Benennen Sie die im Bild dargestellte Anomalie, und machen Sie Angaben zu ihrer Entstehung.

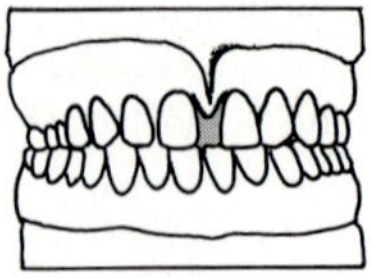

Es handelt sich um ein Diastema mediale, eine vererbte Anomalie. Häufig behindert ein kräftig ausgeprägtes Lippenbändchen das Zusammenrücken der Zähne.

Von einem Diastema spricht man nur, wenn zwei Nachbarzähne lückig stehen, nicht, wenn eine Lücke durch Zahnverlust entstanden ist.

19 Was versteht man unter einem Kreuzbiß?

Kreuzbiß ist eine Bißanomalie, bei der sich obere und untere Zahnreihe kreuzen.

Man unterscheidet den beidseitigen Kreuzbiß und den einseitigen Kreuzbiß.

20 Wie kann ein Kreuzbiß zustandekommen?

Durch
- zu starkes Wachstum des Unterkiefers
- Zurückbleiben des Oberkiefers
- falsche Schlaflage
- Lutschen
- falsche Anlage der Zahnkeime

21 Nennen Sie Namen und mögliche Ursachen der dargestellten Anomalie.

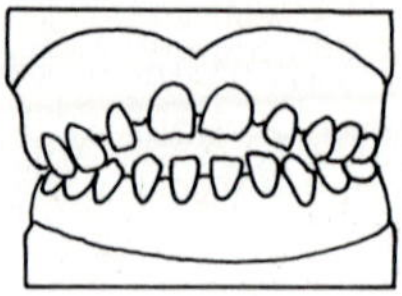

Es handelt sich um einen frontal offenen Biß.
Ursachen können sein: Vererbung, Rachitis, Lutschen.

Etwa 95% der frontal offenen Bisse sind durch Lutschen entstanden.

22 Nennen Sie drei wichtige erbbedingte Fehlstellungen (Anomalien).

- Echte Progenie
- Deckbiß
- Diastema mediale

23 Was versteht man unter den Begriffen a) Habit und b) habituell?

a) Ein Habit ist eine Angewohnheit
b) habituell heißt gewohnheitsmäßig

Aussprache: Habit = Häbbit; habituell = habituell

24 Zählen Sie Habits auf.

- Lutschen
- Lippenbeißen
- Zunge beim Schlucken zwischen die Zähne legen
- Mundatmung, wenn keine echte Behinderung der Nasenatmung vorliegt
- Bleistift kauen
- Knirschen

Habits können neben Anomalien auch andere Schäden verursachen, z. B. Zahnbetterkrankungen, Bruch prothetischer Arbeiten oder übermäßige Abrasion der Zähne.

25 Welche äußeren Einflüsse können außer Habits verantwortlich für die Ausbildung bzw. Verstärkung einer Anomalie sein?

- Frühzeitiger Milchzahnverlust vor allem in der Stützzone
- Krankheiten
- Schlaflage
- Kaufaulheit
- behinderte Nasenatmung

Als Stützzone im Milchgebiß bezeichnet man die Eckzähne und die Molaren.

26 Welche Auswirkungen können Anomalien haben?

- erhöhte Kariesanfälligkeit
- Schädigung des Zahnbettes
- Sprachschwierigkeiten
- Kauschwierigkeiten
- seelische Fehlhaltung

Vereinzelt ziehen sich Kinder mit Anomalien von ihren Altersgenossen zurück und werden Einzelgänger mit allen Folgen der gestörten sozialen Kontakte bis hin zum Selbstmord.

27 Wie kann man Zahn- und Kieferfehlstellungen verhüten?

Ausschaltung der schädigenden äußeren Ursachen, soweit es möglich ist, z. B.

- Erhaltung des Milchgebisses durch frühzeitige Pflege und Zahnarztbesuch
- Versuch, das Lutschen vor dem 4. Lebensjahr abzustellen
- Bei behinderter Nasenatmung Behandlung durch den Hals-Nasen-Ohren-Arzt

Erblich bedingte Anomalien lassen sich nicht verhindern.

3.8 Tumoren

1 Was versteht man unter Tumoren (Einzahl: Tumor)?

Tumoren sind Geschwülste aus Zellneubildungen. Sie sind nicht der Regulation durch den Organismus unterworfen. Sie wachsen eigengesetzlich (autonom) und z. T. unaufhörlich. Ihr Wachstum ist nicht reversibel.

Tumoren nennt man auch Blastome oder Neoplasmen.

2 Welche zwei Arten von Tumoren unterscheidet man?

- gutartige = benigne Tumoren
- bösartige = maligne Tumoren

Auch ein gutartiger Tumor kann lebensbedrohend sein, wenn er wichtige Organe verdrängt, z. B. Gehirnteile.

3 Wodurch unterscheidet sich das Wachstum der gutartigen Tumoren von dem der bösartigen?

Gutartige Tumoren wachsen langsam und sind von einer Hülle umgeben. Sie verdrängen das Nachbargewebe, zerstören es aber nicht. Ihre Zellen reifen aus.
Bösartige Tumoren wachsen schnell, dringen in das Nachbargewebe ein und zerstören es. Ihre Zellen reifen nicht aus.

Die Gefäßversorgung kann mit dem überstürzten Wachstum bösartiger Tumoren nicht Schritt halten; deshalb zerfallen diese oft geschwürig. Dabei werden giftige Eiweißzerfallsprodukte frei.

4 Was sind Metastasen?

Metastasen sind Tochtergeschwülste bösartiger Tumoren. Sie können in mehr oder weniger großer Entfernung vom Ursprungstumor entstehen.

Tumorzellen gelangen auf dem Blut- oder Lymphweg in andere Organe.

5 Was versteht man im Zusammenhang mit Tumoren unter einem Rezidiv?

Ein Rezidiv ist das Wiederauftreten eines Tumors an derselben Stelle, von der er entfernt wurde.

Rezidive sind bei gutartigen Tumoren äußerst selten, bei bösartigen jedoch häufig.

6 Nennen Sie drei gutartige Tumoren aus dem Bereich der Mundhöhle.

Beispiele:
- Fibrom (Geschwulst aus Bindegewebe)
- Odontom (Geschwulst aus Zahnhartsubstanzen)
- Epulis (Zahnfleischgeschwulst).

Tumoren, die aus verschiedenen Gewebearten bestehen, nennt man Mischtumoren.

7 Wodurch unterscheiden sich a) Karzinome von b) Sarkomen?

a) Karzinome sind bösartige Tumoren, die vom Epithelgewebe ausgehen,
b) Sarkome sind bösartige Tumoren, die vom Binde- und Stützgewebe z.B. Knochen, ausgehen.

Während Karzinome meist erst in höherem Alter auftreten, sind Sarkome eher bei jungen Menschen zu finden.

8 Wodurch kann man sicher entscheiden, ob ein gutartiger oder ein bösartiger Tumor vorliegt?

Durch eine Probeexzision (Entnahme einer Gewebeprobe) mit nachfolgender mikroskopischer Untersuchung.

Bei Verdacht auf Bösartigkeit (Malignität) überweist man den Patienten zur Probeexzision in eine Klinik.

9 Welche drei Behandlungsmöglichkeiten für bösartige Tumoren gibt es?

- Radikale chirurgische Entfernung des Tumors, weit im gesunden Gewebe
- Strahlenbehandlung, z.B. durch Kobaltstrahlen
- Zytostatika (Arzneimittel, die das Zellwachstum hemmen)

Bei gutartigen Tumoren genügt die chirurgische Entfernung des Tumors.

3.9 Erkrankungen von Nerven, Speicheldrüsen und Gelenken

▸ Nervenerkrankungen

1 Was bedeutet a) Neuritis, b) Neuralgie?

a) Neuritis = Nervenentzündung
b) Neuralgie = Nervenschmerz

2 Was unterscheidet die Schmerzen bei a) Neuritis, b) Neuralgie?

a) Schmerzen bei einer Neuritis dauern ununterbrochen an.
b) Bei einer Neuralgie kommt es anfallsweise zu sekunden- oder minutenlangen qualvollen Schmerzanfällen.

Im Zusammenhang mit einem dolor post kann eine Neuritis am 2. oder 3. Trigeminusast entstehen.

3 Wodurch kann ein Schmerzanfall bei einer Trigeminusneuralgie ausgelöst werden?

Durch alltägliche Reize, wie Sprechen, Essen, Lachen, oder durch Luftzug, Aufregung.

Patienten mit einer Trigeminusneuralgie wirken oft ängstlich, verkrampft und manchmal ungepflegt.

4 Nennen Sie Ursachen für eine Trigeminusneuralgie.

Beispiele:
- Pulpitis
- Tumoren
- Kiefergelenkerkrankungen
- verlagerte Zähne

Für einen Teil der Trigeminusneuralgien ist keine Ursache zu finden.

In schweren Fällen, die nicht durch Beseitigung der Ursache, durch Wärmebehandlung oder Medikamente zu heilen sind, muß man den befallenen Nervenast zerstören.

▸ Speicheldrüsenerkrankungen

5 Welche Speicheldrüse ist bei der Parotitis epidemica (Mumps) erkrankt?

Die Ohrspeicheldrüse, und zwar meist beidseitig.

Mumps (Ziegenpeter) ist eine Virusinfektion, die meist bei Kindern auftritt.

6 Was versteht man unter einem Speichelstein?

Ein Speichelstein ist ein hartes Gebilde aus verkalkten Epithelzellen und Bakterien.

Speichelsteine liegen meist im Ausführungsgang einer Speicheldrüse, selten in der Drüse selbst.

▸ Gelenkerkrankungen

7 Nennen Sie Ursachen für eine Kieferklemme.

Störungen der Muskelfunktion infolge einer Entzündung führen zur funktionellen Kieferklemme, Fraktur des Jochbeins führt zur mechanischen Kieferklemme, Entzündung im Gelenk führt zur gelenkbedingten Kieferklemme.

Die Kieferklemme selbst ist keine Krankheit, sondern das Anzeichen für das Vorliegen einer Erkrankung.

8 Wie nennt man a) die akute, b) die chronische Entzündung in einem Gelenk?

a) Arthritis
b) Arthrose

Entzündungen des Kiefergelenks sind selten. Sie können z. B. nach einer Verletzung des Gelenkes auftreten oder bei einer rheumatischen Erkrankung.

9 Was geschieht bei einer Luxation des Kiefergelenks?

Das Gelenkköpfchen springt aus der Gelenkpfanne und über den Höcker an deren vorderem Rand. Dort verhakt es sich und kann nicht zurück. Der Patient kann den Mund nicht schließen = Kiefersperre.

Bei der habituellen Subluxation gleitet das Gelenkköpfchen auf den Gelenkhöcker und wieder zurück. Dabei gibt es ein knackendes Geräusch. Ursache ist häufig eine zu schlaffe Gelenkkapsel.

10 Welche Veränderungen verursacht ein formveränderndes Gelenkleiden (Arthropathia deformans) im Kiefergelenk?

Der Knorpelüberzug der Gelenkenden wird aufgelöst, die Gelenkscheibe aufgefasert, durch überstürzten Neubau entstehen Knorpel- und Knochenzacken.

Eine Arthropathia deformans kann zu Bewegungseinschränkung, zu Reibegeräuschen im Gelenk und zu Schmerzen führen.

11 Nennen Sie Ursachen für eine Arthropathia deformans.

- ständige Fehlbelastungen durch Zahnverluste oder Zahnkippungen,
- Verletzungen des Gelenks bei einem Unfall

Im schlimmsten Fall kann eine Gelenkerkrankung zu einer Ankylose führen, d.h. zu einer völligen Versteifung des Gelenkes.

4 Kariesprophylaxe

1 Was versteht man unter Kariesprophylaxe?

Alle Maßnahmen, die ein Entstehen der Karies verhindern oder die Kerieshäufigkeit senken.

Auch zahnärztliche Behandlung kann kariesprophylaktisch wirken. Die Beseitigung einer Approximalkaries z. B. verhindert eine Erkrankung des Nachbarzahnes.

2 Was versteht man unter a) individueller Kariesprophylaxe, b) kollektiver Kariesprophylaxe?

a) Individuelle Kariesprophylaxe bedeutet Einzelprophylaxe. Sie umfaßt alle Maßnahmen, die ein Mensch für die eigene Zahngesundheit ergreift.
b) Kollektive Kariesprophylaxe bedeutet Gemeinschaftsprophylaxe. Sie erfaßt eine größere Gruppe von Menschen.

Kollektive Kariesprophylaxe muß organisiert werden, z. B. durch den Jugendzahnarzt.

3 Zählen Sie die Möglichkeiten der individuellen Kariesprophylaxe auf.

- Mundhygiene
- vernünftige Ernährung
- regelmäßiger Zahnarztbesuch
- Anwendung von Fluoriden

4 Nennen Sie Maßnahmen der kollektiven Kariesprophylaxe.

Beispiele:
- Betreuung von Kindern durch den Jugendzahnarzt
- Trinkwasserfluoridierung

5 Welche drei Aufgaben hat die Mundpflege nach den Mahlzeiten?

- Beseitigen von Speiseresten
- Beseitigen von Plaques
- Massage des Zahnfleisches

6 Warum ist Kariesprophylaxe gleichzeitig Parodontalprophylaxe?

- Weil Beläge die Hauptursache auch für entzündliche Zahnbetterkrankungen sind,
- weil Zahnfleischmassage zur besseren Durchblutung des Zahnfleisches führt und es dadurch widerstandsfähiger wird.

▸ Zahnbürsten und Zahnpasta

7 Welche Hilfsmittel stehen für die Mundhygiene zur Verfügung?

- Zahnbürsten
- Zahnpasta
- Zahnseide
- Zahnhölzchen
- Munddusche

Das einzige unentbehrliche Hilfsmittel ist die Zahnbürste.

8 Wie soll eine gute Zahnbürste beschaffen sein?

- Der Größe der Mundhöhle angepaßt
- Borstenfeld plan mit rundgeschliffenen Kunststoffborsten in vielen kleinen Bündeln (multitufted)
- Stiel griffig, nicht zu kurz

multitufted = vielfach gebündelt, sprich: maltitafted.

9 Wie soll die Zahnbürste nach dem Gebrauch behandelt werden?

- gut säubern, auch von Zahnpastaresten,
- so aufbewahren, daß sie trocknen kann, also nicht im Schrank,
- Borstenfeld außerhalb des Glases.

Trockenheit ist für Mikroorganismen ungünstig.

10 Wann soll die Zahnbürste durch eine neue ersetzt werden?

Wenn die Borsten beginnen auszufallen oder sich zu verbiegen.

Abstehende Borsten können zu Zahnfleischverletzungen führen.

11 Warum sind Naturborsten auf einer Zahnbürste nicht zu empfehlen?

- Naturborsten sind Tierhaare mit einem Markkanal, der einen vorzüglichen Schlupfwinkel für Bakterien darstellt,
- sie nehmen viel Wasser auf und trocknen schwer, auch das begünstigt das Bakterienwachstum,
- sie sind nicht abzurunden,
- ihre Spitzen splittern; dadurch kann es zu Zahnfleischverletzungen kommen.

Alle genannten Nachteile entfallen bei Kunststoffborsten.

12 Welche Vorteile hat eine elektrische Zahnbürste?

- kleiner Kopf, auch schwer zugängliche Stellen werden erreicht
- leichtes Putzen für Ungeschickte und Behinderte
- kommt dem Spieltrieb vieler Menschen entgegen und wird deshalb häufiger benützt

Die Entfernung der Beläge dauert mit der elektrischen Zahnbürste ebenso lange wie mit der Handzahnbürste.

13 Welche Nachteile hat die elektrische Zahnbürste?

- Abhängigkeit von Steckdose oder Batterie
- sehr dicker Griff
- relativ schneller Verschleiß der Borsten

14 Nennen Sie Zahnbürsten für Sonderfälle.

- Lernzahnbürste mit besonders kleinem Kopf für Kinder
- Sulcusbürste mit zwei Borstenreihen zur Reinigung und Massage von Zahnfleischtaschen und zur Zahnpflege bei Multibandbehandlung
- Zahnzwischenraumbürste mit nur einem Borstenbündel oder in Form eines Flaschenreinigers für weite Interdentalräume und unter Brückengliedern
- Taschenzahnbürste, zerlegbar, kleine Bürste für die Reise

Auch Gummikelche und -kegel werden zur Lockerung von Belägen und zur Zahnfleischmassage benützt.

15 Woraus besteht Zahnpasta?

- Putzkörper
- Netzmittel
- Feuchthaltemittel
- Konservierungsstoffe
- Geschmacksstoffe
- ggf. Wirkstoffe, z. B. Fluorid oder Kamille

Die Anwendung von Zahnpasta erhöht den Reinigungseffekt im Vergleich zur ausschließlichen Anwendung von Zahnbürste und Wasser um etwa 30%.

16 Was muß die Zahnarzthelferin einem Patienten zur Systematik des Zähneputzens sagen?

- Immer an der gleichen Stelle beginnen.
- Beim Drehen der Bürste im Eckzahnbereich darauf achten, daß kein Zahn übersprungen wird.
- Alle Flächen putzen, auch die Hinterflächen der letzten Zähne.
- Kleine Bewegungen machen.
- Zahnfleischmassage nicht vergessen.

Bei unsystematischem Putzen werden einzelne Zahnflächen immer wieder „vergessen".

17 Was muß der Patient über Zeitpunkt und Dauer des Zähneputzens wissen?

- Möglichst nach jedem Essen putzen, mindestens aber nach dem Frühstück und vor dem Zubettgehen.
- Mindestdauer des Putzens drei Minuten.

18 Warum ist eine sofortige Reinigung der Zähne nach den Mahlzeiten, insbesondere nach Aufnahme von Zucker, zu empfehlen?

Weil sofort nach der Aufnahme der Nahrung die Produktion von Säuren und damit der Angriff auf die Zähne beginnt.

Falls keine Möglichkeit zum Zähneputzen besteht, sollte man wenigstens den Mund gründlich ausspülen.

19 Nennen Sie vier anerkannte Zahnputzmethoden.

- Roll-Methode
- Rotationsmethode
- Rüttelmethode nach Bass
- Vibrationsmethode nach Charters

Über die beste Zahnputztechnik besteht noch keine Einigkeit. Prägen Sie sich die Methode ein, die Ihr Ausbilder empfiehlt.

20 Warum ist von der horizontalen Putztechnik abzuraten?

- Die Zahnzwischenräume werden nicht gereinigt; es werden eher Speisereste hineingebürstet,
- keine Zahnfleischmassage, Verletzungen möglich,
- Gefahr der Entstehung von keilförmigen Defekten am Zahnhals.

Diese Technik, auch Scheuermethode genannt, ist nur für Kleinkinder zu empfehlen, weil sie mit anderen Methoden überfordert sind.

21 Wann sollte bei Kindern mit der Mundpflege begonnen werden?

Nach dem Durchbruch der Milchfrontzähne, also etwa mit $1\frac{1}{2}$ Jahren.

Am Anfang wird die Mutter Zähne und Zahnfleisch mit Wattestäbchen reinigen.

22 Von welchem Zeitpunkt an kann ein Kind: a) selbst die Zähne putzen, b) Zahnpasta benützen?

a) Wenn es die Zahnbürste richtig führen kann, etwa ab drei Jahren.
b) Wenn es ausspülen kann.

Die Verwendung einer süßen oder fruchtig schmeckenden „Kinderzahnpasta" ist eher ungünstig. Sie verführt die Kinder zum Schlucken der Pasta.

23 Was muß der Patient beim Mundspülen beachten?

- Wasser kräftig durch die Zahnzwischenräume pressen,
- so lange spülen, bis das Wasser klar bleibt.

24 Welche besonderen Probleme für die Mundhygiene gibt es bei einem Patienten mit einer partiellen Prothese?

- Die Prothese muß zum Zähneputzen entfernt werden,
- Klammerzähne und Zahnflächen, die den Lücken zugewandt sind, erfordern besondere Sorgfalt beim Putzen,
- Beläge unter Stegen und Geschiebeteilen sind schwer zu entfernen.

▸ Weitere Hilfsmittel zur Mundhygiene

25 Welchen Sinn hat die Anwendung von Zahnseide?

Mit Zahnseide kann man die weichen, bakteriellen Beläge aus den Interdentalräumen und unter Brückengliedern entfernen.

Zahnseide besteht aus einem gewachsten oder einem nicht gewachsten Kunststoffaden.

26 Welche Vorteile haben medizinische Zahnhölzchen aus weichem Balsaholz gegenüber Hartholzzahnstochern?

- sie brechen nicht so leicht
- sie splittern nicht
- sie sind der Form des Interdentalraums nachgebildet

Eine Verletzung des Zahnfleisches ist mit medizinischen Zahnhölzchen nahezu ausgeschlossen.

27 Welche Aufgaben erfüllt die Mundddusche?

Speisereste und vorher gelockerte Plaques können aus Schmutznischen, unter festsitzendem Zahnersatz und unter kieferorthopädischen Behandlungsgeräten herausgespült werden. Ferner wird das Zahnfleisch massiert.

Merke: Nicht gelockerte Plaques können mit der Munddusche nicht beseitigt werden.

28 Wodurch können Plaques sichtbar gemacht werden?

Durch Belagentdecker (Revelatoren) aus Farbstoffen. Sie werden in Form von Lösungen, Gelees oder Kautabletten angeboten.

Belagentdecker sind für Patienten eine gute Hilfe beim Einüben der Mundhygiene.

▸ Karies und Kost

29 Welche Kost ist zur Kariesverhütung zu empfehlen?

Harte, kauzwingende Nahrung, mineralstoff- und vitaminreich sowie zuckerarm.

Nahrung sollte nur zu den Hauptmahlzeiten eingenommen werden, Zwischenmahlzeiten sollten eingeschränkt werden.

30 Nennen Sie Beispiele für Nahrungsmittel, die Sie für Zwischenmahlzeiten a) empfehlen, b) nicht empfehlen würden.

a) Äpfel, Möhren, Nüsse, ungesüßten Joghurt,
b) Kuchen, Pudding, Schokolade, Fruchtquark.

Eine Gefahr für die Zahnhartsubstanzen bilden auch gesüßte Fruchtsäfte und Tees sowie andere süße Getränke.

▸ Fluoride

31 Welche Wirkung haben Fluoride, die zur Kariesprophylaxe eingesetzt werden?

- Der Zahnschmelz wird durch Fluoride widerstandsfähig gegen demineralisierende Säuren.
- Der Bakterienstoffwechsel wird gehemmt.
- Die Remineralisation wird beschleunigt.

Fluorsalze kommen natürlicherweise in unterschiedlicher Konzentration im Wasser vor. Die optimale Konzentration beträgt 1 mg/Liter.

32 Nennen Sie die zwei grundsätzlich verschiedenen Möglichkeiten der Fluoridzufuhr.

- Lokale Fluoridierung am durchgebrochenen Zahn
- Interne (innere) Fluoridzufuhr am nicht durchgebrochenen Zahn

33 Geben Sie Beispiele für lokale Fluoridanwendung.

- Benützung einer fluoridhaltigen Zahnpasta durch den Patienten
- Einbürsten von Fluoridgelee in die Zähne
- Mundspülung mit Fluoridlösung
- Aufbringen von Fluoridlack durch den Zahnarzt

Die Anwendung von Fluoridzahnpasta senkt die Karies um 15 bis 35%.

34 Nennen Sie zwei Möglichkeiten der internen Fluoridzufuhr.

- Trinkwasserfluoridierung (TWF)
- Einnahme von Fluoridtabletten während der Zahnentwicklung

Die TWF senkt die Karies um mindestens 50%.

35 Welche Nachteile hat die Kariesprophylaxe durch Fluoridtabletten?

- Die regelmäßige Einnahme ist in den etwa 12 Jahren, in denen die Tabletten eingenommen werden müssen, nicht gewährleistet.
- Die Kinder lernen von klein auf, daß Tabletteneinnahme normal und ungefährlich ist.

Die oben genannten Nachteile entfallen bei der Trinkwasserfluoridierung.

▸ Fissurenversiegelung

36 Warum werden zur Kariesprophylaxe Fissuren und Grübchen mit Kunststofflack versiegelt?

Weil dadurch wichtige Retentionsstellen für Beläge entfallen.

Die Versiegelung muß in regelmäßigen Abständen wiederholt werden.

5 Schweigepflicht und Haftpflicht

▸ Schweigepflicht

1 Welche Personenkreise unterliegen der gesetzlichen Schweigepflicht?

- Angehörige von Heilberufen
- Berufspsychologen
- Rechtsanwälte
- Personen, die in Beratungsstellen tätig sind
- Sozialarbeiter
- Angehörige von Versicherungen und Abrechnungsstellen

2 Auf welche Personen bezieht sich die Schweigepflicht in der zahnärztlichen Praxis?

- Zahnarzt und Assistenten
- Zahnarzthelferin, ZMF, Auszubildende
- Zahntechniker im Praxislabor

Nicht an die Schweigepflicht gebunden sind Zahntechniker im Fremdlabor und die Putzfrau.

3 Worauf gründet sich die Schweigepflicht für Zahnarzt und Helferin?

- Auf das Strafgesetzbuch
- auf die Berufsordnung der Zahnärzte
- auf den Tarifvertrag der Zahnarzthelferin
- auf den Ausbildungsvertrag

§ 203 des Strafgesetzbuches bedroht den Bruch der Schweigepflicht mit Freiheitsstrafe bis zu einem Jahr oder mit Geldstrafe.

4 Welche zwei Lebensbereiche des Patienten schützt die Schweigepflicht? Geben Sie für beide Beispiele.

- Medizinischer Bereich, z. B. frühere oder gegenwärtige Erkrankungen, Behandlungsmaßnahmen, Zwischenfälle während der Behandlung.
- Persönlicher Bereich, z. B. Name und Alter, wirtschaftliche Verhältnisse, Eheschwierigkeiten.

Die Schweigepflicht erlischt nicht mit dem Tod des Patienten.

5 Welche Vorgänge in der Zahnarztpraxis sind durch die Schweigepflicht geschützt? Geben Sie Beispiele an.

- Art der Praxisführung, z.B. Angaben über Behandlungsmethoden, Praxismitarbeiter, Hygienemaßnahmen
- Art der Geschäftsführung, z.B. Honorargestaltung, Umsätze

Auch Tatsachen, die die Zahnarzthelferin während einer Urlaubsvertretung in einer anderen Praxis erfährt, unterliegen der Schweigepflicht.

6 In welchen Fällen erlischt die Schweigepflicht über Patientengeheimnisse?

- Wenn der Patient den Zahnarzt oder die Zahnarzthelferin von der Schweigepflicht entbindet,
- wenn ein höheres Rechtsgut auf dem Spiel steht,
- wenn der Zahnarzt sich z.B. bei einem Prüfverfahren der KZV dadurch selbst entlasten kann.

Unter einem höheren Rechtsgut versteht man z.B. die Gesundheit oder das Leben Dritter, die durch einen verkehrsuntüchtigen Patienten gefährdet sind. In einem solchen Fall ist eine Meldung an die Verkehrsbehörde nicht strafbar.

7 Gilt die Schweigepflicht auch gegenüber a) dem Arbeitgeber des Patienten, b) den Eltern Heranwachsender?

a) ja, b) ja.

Auch ein Minderjähriger kann den Zahnarzt von der Schweigepflicht entbinden.

8 Was bedeutet der Begriff „schlüssige Handlung“ im Zusammenhang mit der Schweigepflicht?

Ein Verhalten des Patienten, aus dem geschlossen werden kann, daß er den Zahnarzt bzw. Arzt zumindest teilweise von der Schweigepflicht entbindet.

9 Nennen Sie Beispiele für „schlüssige Handlungen“, die den Arzt bzw. Zahnarzt von der Schweigepflicht entbinden.

- Der Patient gibt einen Krankenschein zur Erlangung von kassenzahnärztlichen Leistungen ab.
- Ein Arbeitnehmer unterzieht sich einer Einstellungsuntersuchung.
- Ein Patient läßt Untersuchungen zum Abschluß einer Lebensversicherung (oder Erlangung einer Kur oder einer Rente) vornehmen.

10 Darf der Zahnarzt einer privaten Krankenkasse Auskünfte über einen Patienten geben?

Nein, es sei denn, der Patient hat ihn von der Schweigepflicht entbunden.

11 Verstößt die Zahnarzthelferin in folgenden Fällen gegen die Schweigepflicht?

a) Auskunft an den Arbeitgeber über die Behandlung eines seiner Angestellten.
b) Mitteilung einer Diagnose an die gesetzliche Krankenkasse eines Patienten.
c) Darlegung eines Praxisvorfalls vor Gericht zur eigenen Entlastung.
d) Unterrichtung der eigenen Eltern über Praxisvorkommnisse.
e) Mitteilung an den Zahnarzt, daß eine Patientin schwanger ist.
f) Telefonat mit dem Zahntechniker über den Termin für die Fertigstellung in Gegenwart des Ehegatten der Patientin.

a) ja,
b) nein,
c) nein,
d) ja,
e) nein,
f) ja.

▸ Haftpflicht

12 Was versteht man unter Haftpflicht?

Haftpflicht ist die gesetzliche Pflicht einer Person, den Schaden zu ersetzen, den sie durch eigenes Verschulden verursacht hat.

§ 823 BGB: „Wer vorsätzlich oder fahrlässig das Leben, den Körper, die Gesundheit, die Freiheit, das Eigentum oder ein sonstiges Recht eines anderen widerrechtlich verletzt, ist dem anderen zum Ersatz des daraus entstehenden Schadens verpflichtet.“

13 Was versteht man unter a) vorsätzlichem, b) fahrlässigem Verschulden?

a) Vorsätzlich schuldhaft handelt, wer einen Schaden bewußt (gewollt) anrichtet.
b) Fahrlässig handelt, wer die erforderliche Sorgfalt außer acht läßt.

Grobe Fahrlässigkeit liegt vor bei einer schweren Verletzung der Sorgfaltspflicht.

14 In welchen Fällen muß Schadenersatz geleistet werden?

- bei Personenschäden
- bei Sachschäden

Über den Schadenersatz hinaus kann dem Patienten ein Schmerzensgeld, z. B. für entstellende Narben, zugesprochen werden.

15 In welchem Fall ist die Zahnarzthelferin haftpflichtig?

Wenn ihr eine grob fahrlässige oder schuldhafte Handlung entgegen den Anweisungen des Zahnarztes nachzuweisen ist.

Im Regelfall haftet der Zahnarzt auch für die Fehler seines Hilfspersonals.

6 Befunderhebung und Röntgenkunde

6.1 Maßnahmen und Instrumente zur Befunderhebung

1 Nennen Sie die vier häufigsten Maßnahmen zur Befunderhebung in der zahnärztlichen Praxis.

- Untersuchung
- Vitalitätsprüfung
- Röntgenuntersuchung
- Herstellung und Auswertung von Situationsmodellen

2 Warum ist die Erhebung einer Anamnese vor der Untersuchung des Patienten wichtig?

Die Anamnese gibt Hinweise auf
- mögliche Ursachen für eine Erkrankung,
- Bereiche, die der Zahnarzt besonders kritisch untersuchen muß,
- Allgemeinerkrankungen, die Einfluß auf die Behandlung haben.

Die Behandlungsplanung für einen Patienten mit einer schweren Herzerkrankung wird z. B. anders aussehen müssen als für einen Gesunden.

▸ Untersuchung

3 Was bedeuten in der Medizin die Begriffe a) Inspektion, b) Palpation, c) Perkussion?

a) Inspektion ist das Besichtigen ohne Zuhilfenahme von Apparaten, z. B. Röntgengeräten.
b) Palpation ist das Untersuchen durch Betasten.
c) Perkussion ist die Organuntersuchung durch Beklopfen der Körperoberfläche.

4 Welche Instrumente werden zur zahnärztlichen Untersuchung benötigt?

Das Grundbesteck:
- Mundspiegel
- Sonde
- zahnärztliche Pinzette

In vielen Praxen wird zusätzlich eine Parodontalsonde zum Messen der Taschentiefe zur Untersuchung bereitgelegt.

5 Welche beiden Ausführungen von Mundspiegeln gibt es?

- Spiegel in planer (flacher) Ausführung zur Wiedergabe in normaler Größe
- Spiegel in konkaver (hohler) Ausführung zur vergrößerten Wiedergabe

6 Welche Aufgabe haben Sonden?

Sie dienen zum Überprüfen der Prädilektionsstellen für die Karies durch Betasten.

Sonden dürfen nicht für andere Arbeiten benützt werden, damit ihre feinen Spitzen nicht beschädigt werden.

7 Welche Formen von Untersuchungssonden sind in den Abbildungen a) bis d) dargestellt?

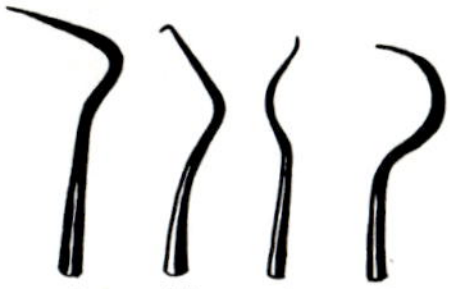

a) b) c) d)

a) Einfach abgewinkelte Sonde
b) Rückhakensonde
c) Kuhhornsonde
d) Halbmondsonde oder Sichelsonde

8 Welche Aufgaben haben zahnärztliche Pinzetten?

- Halten von Wattebäuschchen zum Reinigen von Zähnen
- Einbringen von Medikamenten in Kavitäten
- Fassen von Watterollen beim Trockenlegen
- Bewegen von Zähnen zum Feststellen des Lockerungsgrades
- Entfernen kleiner Fremdkörper

Da mit einer Pinzette Feinarbeit verrichtet wird, ist es wichtig, daß ihre Faßenden nicht verbogen sind, sondern genau aufeinanderpassen.

▸ Vitalitätsprüfung

9 Was stellt der Zahnarzt mit einer Vitalitätsprüfung fest?

Ob die Pulpa eines Zahnes noch lebt oder ob der Zahn marktot ist.

10 Nennen Sie die drei Verfahren der Vitalitätsprüfung.

- Prüfung mit thermischen Reizen
- Prüfung mit elektrischen Reizen
- Probetrepanation

Probetrepanation bedeutet: Der Zahnarzt bohrt vorsichtig in Richtung Pulpa. Zeigt der Patient eine Schmerzreaktion, so ist das der Beweis für die Vitalität der Pulpa. Der Trepanationsversuch wird dann sofort abgebrochen.

11 Welche a) Kaltreize, b) Warmreize kann man zur thermischen Vitalitätsprüfung benützen?

a) – Wattebausch mit Chloräthyl
   – Kohlensäureschnee
b) – heiße Guttapercha
   – erwärmten Kugelstopfer

12 Was bedeuten die Buchstaben c, f, und z, die der Zahnarzt während einer Untersuchung diktiert?

c = kariöser Zahn
f = fehlender Zahn
z = zerstörter Zahn

▸ Krankenblattführung

13 Welche Aufgaben hat das Krankenblatt (Karteikarte)?

Es dient dem Zahnarzt als
- Gedächtnisstütze über Behandlungsverlauf, -erfolg oder -mißerfolg,
- Unterlage zur Abrechnung mit der Krankenkasse,
- Unterlage zur Ausstellung der Privatliquidation,
- Beweismittel gegenüber dem Finanzamt bzw. dem Gericht.

Merke: Krankenblätter sind Urkunden und müssen sorgfältig und wahrheitsgemäß geführt werden.

14 Was sagen die Berufsordnung der Zahnärzte und die Verträge mit den Krankenkassen über die zahnärztliche Aufzeichnungspflicht aus?

- Behandlungsmaßnahmen und Befunde müssen fortlaufend aufgezeichnet werden.
- Behandlungsdaten und behandelte Zähne sind anzugeben, ebenso notwendige Diagnosen.
- Für jeden Patienten sind getrennte Aufzeichnungen zu führen.

Die zahnärztlichen Aufzeichnungen unterliegen der Schweigepflicht und den Bestimmungen des Datenschutzes.

15 Geben Sie die Aufbewahrungsfristen für Krankenblätter in zahnärztlichen Praxen an.

- drei Jahre, wenn ausschließlich Kassenleistungen für die gesetzlichen Krankenkassen erbracht wurden,
- drei Jahre, wenn die Krankenblätter Angaben zur Parodontalbehandlung enthalten,

- zehn Jahre, wenn Aufzeichnungen zur Röntgentätigkeit gemacht wurden,
- zehn Jahre, wenn die Krankenblätter für die Besteuerung wichtig sind (Privathonorare).

Die Aufbewahrungsfrist erlischt nicht mit der Praxisaufgabe. Die Krankenblätter können aber in sichere Obhut gegeben werden, z. B. dem Praxisnachfolger.

6.2 Röntgenkunde

▸ Röntgenstrahlen

16 Was versteht man unter Röntgenstrahlen?

Röntgenstrahlen sind sehr kurzwellige, energiereiche elektromagnetische Strahlen.

Röntgenstrahlen sind nach ihrem Entdecker Conrad Röntgen (1845 bis 1923) benannt. Im englischen Sprachraum nennt man sie X-rays (X-Strahlen).

17 Für welche zwei grundsätzlich unterschiedlichen Zwecke werden Röntgenstrahlen in der Medizin eingesetzt?

- als Hilfsmittel zur Diagnosestellung
- zur Strahlentherapie

Harte Röntgenstrahlen werden z. B. bei Gelenkveränderungen und zur Bestrahlung bösartiger Tumoren therapeutisch eingesetzt.

18 Nennen Sie die wichtigsten Eigenschaften der Röntgenstrahlen.

- Sie sind für die menschlichen Sinne nicht wahrnehmbar.
- Sie breiten sich geradlinig und divergierend aus.
- Sie werden beim Auftreffen auf Körper teilweise zurückgeworfen (reflektiert).
- Sie verändern fotografische Schichten.
- Sie bringen bestimmte Stoffe zum Aufleuchten (Fluoreszieren).

Divergierend = auseinandergehend.

19 Warum zählt man Röntgenstrahlen zu den ionisierenden Strahlen?

Weil sie die Fähigkeit haben, elektrisch neutrale Atome oder Moleküle in positiv oder negativ geladene Atome (= Ionen) umzuwandeln.

Ionen zeigen im Körper chemisch ein anderes Verhalten als neutrale Atome.

20 Welche praktische Bedeutung hat bei Zahnaufnahmen die Tatsache, daß Röntgenstrahlen reflektiert werden?

Überall wo Röntgenstrahlen auftreffen, entsteht eine Streustrahlung, d.h. vom Kopf des Patienten aus werden Strahlen in alle Richtungen zurückgeworfen. Die Helferin darf sich daher unter keinen Umständen in der Nähe des Patienten aufhalten.

21 Von welchen zwei Faktoren hängt das Durchdringungsvermögen der Röntgenstrahlen ab?

– von der Wellenlänge
– von der Dicke und der Dichte der durchdrungenen Gewebe.

Je höher das Atomgewicht eines Stoffes ist, um so schlechter können Röntgenstrahlen ihn durchdringen.

22 Wie erscheinen a) dichte, b) weniger dichte Gewebe auf dem Röntgenbild?

a) Dichte Gewebe erscheinen hell.
b) Weniger dichte Gewebe erscheinen dunkler.

Die unterschiedliche Zeichnung kommt dadurch zustande, daß die Röntgenstrahlen von dichtem Gewebe stärker absorbiert werden und daher nur in geringerer Menge auf den Film treffen.

23 Was versteht man beim Zahnfilm unter a) Aufhellung, b) Verschattung?

a) Aufhellungen sind dunkle Stellen im Film.
b) Verschattungen sind helle Stellen im Film.

Das Röntgenbild ist ein Negativbild; daher stammen diese „verkehrten" Bezeichnungen.

24 Welche nicht pathologischen Gewebe von Zahn und Kiefer erscheinen auf dem Röntgenbild a) dunkel, b) hell?

a) – Pulpa
 – Knochenmark
 – Wurzelhaut
b) – Zahnschmelz
 – Zahnbein
 – Wurzelzement
 – Knochenrinde und -bälkchen

▸ Wirkungen der Röntgenstrahlen auf den menschlichen Körper

25 Erklären Sie die Begriffe a) somatische, b) genetische Wirkung der Röntgenstrahlen.

a) Unter somatischer Wirkung versteht man die schädigende Wirkung der Röntgenstrahlen auf Körperzellen. Sie kann zu Funktionsstörungen in den betroffenen Zellen oder zu ihrem Absterben führen.
b) Unter genetischer Wirkung versteht man die Schädigung der Erbanlagen in den Keimzellen. Sie kann zur sprunghaften Veränderung von Erbanlagen (Genmutation) und damit zu Mißbildungen oder Erbkrankheiten führen.

Auch der im Mutterleib heranwachsende Embryo kann durch Röntgenstrahlen geschädigt werden.

26 Wodurch unterscheiden sich a) somatische, b) genetische Schäden durch Röntgenstrahlen?

a) Somatische Schäden machen sich direkt bei der betroffenen Person bemerkbar.
b) Genetische Schäden wirken sich erst in den nachfolgenden Generationen aus.

Werden die Schutzmaßnahmen nach der Röntgenverordnung eingehalten, so sind somatische und genetische Schäden ausgeschlossen.

27 Welche Zellen und Gewebe des menschlichen Körpers reagieren besonders empfindlich auf Röntgenstrahlung?

Alle Zellen und Gewebe, die sich rasch teilen, z. B. blutbildende Zellen, Fortpflanzungszellen und Embryonen.

Auch Tumorzellen werden durch Röntgenstrahlen rasch geschädigt.

▸ Schutzmaßnahmen gegen Strahlenbelastung

28 Welche gesetzliche Bestimmung regelt den Umgang mit Röntgengeräten?

Die „Verordnung über den Schutz vor Schäden durch Röntgenstrahlen (Röntgenverordnung; RöV)."

Die Neufassung der RöV ist seit 1. 1. 1988 in Kraft.

29 Welche Personen dürfen in der Zahnarztpraxis Röntgenaufnahmen anfertigen?

- Zahnarzt
- Zahnarzthelferin und Zahnmedizinische Fachhelferin
- Auszubildende, jedoch nur unter Aufsicht und zum Zweck der Ausbildung

30 Wer darf Röntgenaufnahmen anordnen?

Ausschließlich Personen, die zur Ausübung des ärztlichen bzw. zahnärztlichen Berufes berechtigt sind.

31 Wie groß ist etwa a) der Kontrollbereich, b) der Überwachungsbereich um das Röntgengerät?

a) etwa 1,50 m,
b) etwa 3 m.

Die Röntgenverordnung definiert beide Bereiche nach der Strahlendosis, die eine Person in einem Jahr beim Aufenthalt im entsprechenden Bereich erhält. Die Einheit für die vom Körper aufgenommene Strahlung ist das Sievert = Sv (früher rem).

32 Was versteht man unter einer strahlenexponierten Person?

Eine Person, die sich im Rahmen ihrer beruflichen Tätigkeit gewöhnlich im Kontrollbereich aufhalten muß.

Für strahlenexponierte Personen gelten besondere Sicherheitsvorschriften. Sie müssen während der Arbeit eine Bleischürze tragen und die Strahlendosis messen, die ihren Körper trifft.

33 Zu welcher Kategorie der strahlenexponierten Personen gehören Zahnarzt und Zahnarzthelferin?

Zur Kategorie B.

Die Strahlenbelastung von Personen der Kategorie B darf nicht größer sein als 15 mSv (15 Millisievert) pro Jahr.

34 Welche Personen dürfen nicht im Kontrollbereich tätig sein?

- Schwangere in keinem Fall
- Personen zwischen 16 und 18 Jahren nur unter Aufsicht zum Zweck der Ausbildung.

35 Nennen Sie bauliche Dauereinrichtungen für den Strahlenschutz des Röntgenpersonals.

- Bleieinlagen in Türen und/oder Wänden
- bleihaltige Wandanstriche
- Bleiverglasung in Fenstern

36 Welche Maßnahmen muß die Zahnarzthelferin bei einer Röntgenaufnahme zu ihrem eigenen Schutz ergreifen?

- Sie muß sich unbedingt außerhalb des Kontrollbereichs aufhalten.
- Sie muß entgegengesetzt zur Richtung des Nutzstrahls stehen.

Merke: Es ist nicht Aufgabe der Zahnarzthelferin, den Film während der Aufnahme zu halten.

37 Erklären Sie Aufgabe und Anwendung eines Dosimeters.

Ein Dosimeter ist eine Strahlenmeßplakette. Sie wird von beruflich strahlenexponierten Personen beim Aufenthalt im Kontrollbereich getragen.

38 Wodurch wird der Patient während einer Röntgenaufnahme vor Strahlen geschützt?

Durch Umhängen einer Schürze oder eines Umhanges von 0,4 mm Bleigleichwert oder durch Anbringen eines Bleischildes unter dem Kinn.

„0,4 mm Bleigleichwert" bedeutet: Wenn nicht Blei verwendet würde, müßte das andere Schutzmaterial so dick sein, daß es die gleiche Strahlenmenge absorbiert wie eine 0,4 mm dicke Bleischicht.

39 Worüber müssen Patienten vor einer Röntgenaufnahme befragt werden?

- über frühere Anwendung ionisierender Strahlen
- über das Vorliegen eines Röntgennachweisheftes
- Frauen im gebärfähigen Alter über eine etwa bestehende Schwangerschaft.

Die Auskünfte der Patienten müssen schriftlich festgehalten werden.

40 Welche Aufzeichnungen schreibt die RöV außer den Antworten auf die anamnestischen Fragen bei einer Röntgenuntersuchung vor?

- Datum der Aufnahme
- Art der Röntgenaufnahme
- untersuchtes Gebiet
- Größe der Strahlenbelastung

Alle Aufzeichnungen, ebenso die Röntgenaufnahmen, sind 10 Jahre aufzubewahren.

41 Welche Vorschriften enthält die Röntgenverordnung (RöV) zur Anwendung von Röntgenstrahlen auf Schwangere?

- Bei bestehender Schwangerschaft sind Röntgenaufnahmen zu unterlassen.
- Ist aus zwingenden Gründen eine Röntgenaufnahme erforderlich, müssen zum Schutz der Leibesfrucht alle Möglichkeiten zur Senkung der Strahlenbelastung ausgeschöpft werden.

Beispiele:
- *Die Anzahl der Aufnahmen ist zu begrenzen.*
- *Es muß mit kleinem Nutzstrahlbündel gearbeitet werden.*

42 Was schreibt die Röntgenverordnung über die Belehrung von Personen vor, die Röntgenstrahlen anwenden?

- Vor der Anwendung muß eine Belehrung über Gefahren und Schutzmaßnahmen erfolgen.
- Die Belehrung ist halbjährlich zu wiederholen.
- Über die Belehrung müssen Aufzeichnungen gemacht werden. Diese Aufzeichnungen müssen von der belehrten Person unterschrieben und vom Zahnarzt mindestens fünf Jahre aufbewahrt werden.

▸ Röntgengeräte

43 Nennen Sie die wichtigsten Teile des Röntgengerätes und ihre Aufgaben.

- Röntgenröhre; in ihr werden die Strahlen erzeugt.
- Filter; macht bestimmte Strahlenanteile unwirksam.
- Blende; sie bündelt die Strahlen.
- Tubus; Ansatzstück an der Röhre zum Einstellen des Zentralstrahles auf einen bestimmten Punkt.
- Transformator; Bauteil, das aus der Netzspannung (220 V) Hochspannung erzeugt.
- Auslöser; Schalter zum Auslösen des Gerätes für die Aufnahme.

44 Wie entstehen Röntgenstrahlen?

In einer luftleeren Glasröhre befinden sich zwei Elektroden aus Wolfram, die Anode (Pluspol) und die Kathode (Minuspol). Zwischen den beiden Polen wird eine sehr hohe Spannung angelegt.
Wird nun die Kathode zum Glühen gebracht, so treten Elektronen aus ihr aus und prallen mit großer Geschwindigkeit auf die Anode. Dabei erfolgt eine Umwandlung der Energie in Wärme (etwa 99%) und in Röntgenstrahlen (etwa 1%).

45 Erklären Sie die röntgentechnischen Begriffe a) Nutzstrahlen (Primärstrahlen), b) Streustrahlen (Sekundärstrahlen) und c) Leckstrahlen (Störstrahlen).

a) Nutzstrahlen sind die vom Tubus in das Untersuchungsgebiet austretenden Strahlen.
b) Streustrahlen sind die Strahlen, die beim Auftreffen auf einen Körper reflektiert werden.
c) Leckstrahlen sind die aus dem Röntgengerät ungewollt austretenden Strahlen.

Zentralstrahl ist der Strahl im Zentrum (Mitte) des Nutzstrahlenbündels.

46 Was bedeuten die Angaben kV und mA in der Betriebsanleitung des Röntgengerätes?

kV = Kilo-Volt (tausend Volt), Einheit der elektrischen Spannung.
mA = Milli-Ampere (tausendstel Ampere), Einheit der elektrischen Stromstärke.

47 In welchem Bereich liegen in der Regel a) Spannung, b) Stromstärke von zahnärztlichen Röntgengeräten?

a) Spannung etwa 50 bis 70 kV,
b) Stromstärke etwa 7 bis 10 mA.

48 Welche Wirkung hat eine höhere Spannung an der Röntgenröhre?

Je größer die Spannung ist, desto kürzer wird die Wellenlänge der Strahlen. Die Strahlung wird energiereicher (härter).

Je härter die Strahlung, um so größer ist ihr Durchdringungsvermögen, aber auch ihre schädigende Wirkung.

49 Wie stark sinkt die Strahlenintensität, wenn die Entfernung der Röntgenröhre vom Objekt a) verdoppelt, b) verdreifacht wird?

Die Strahlenintensität sinkt
a) auf ein Viertel, b) auf ein Neuntel.

Die Abnahme der Strahlung im quadratischen Verhältnis zur Zunahme der Entfernung bezeichnet man als Abstandsquadratgesetz.

50 Welche Bedeutung hat das Abstandsquadratgesetz im Hinblick auf die Belichtungszeit?

Bei zunehmender Entfernung des Objekts von der Röntgenröhre muß die Belichtungszeit entsprechend der Abnahme der Strahlung im Quadrat zunehmen.

▶ Röntgenfilme

51 Aus welchen sieben Schichten bestehen Röntgenfilme?

- Schichtträger
- beidseitig je eine Haftschicht
- beidseitig je eine lichtempfindliche Schicht
- beidseitig je eine Schutzschicht (Lackschicht)

52 Woraus besteht die lichtempfindliche Schicht des Röntgenfilms?

Aus Silberbromidkörnchen in Gelatine.

Je größer die Silberbromidkörnchen sind, um so größer ist die Lichtempfindlichkeit des Films. Je kleiner sie sind, um so kontrastreicher ist das Bild.

53 Warum hat der Röntgenfilm zwei lichtempfindliche Schichten?

Die Schwärzung des Bildes ist um so intensiver und das Bild um so deutlicher, je dicker die lichtempfindliche Schicht ist. Diese Schicht kann aber nicht beliebig dick gemacht werden, weil Entwickler und Fixierer sie sonst nicht vollständig durchdringen könnten.

54 Welche Aufgabe haben die a) weiße, b) schwarze Hülle, zwischen denen der Film aufbewahrt wird?

a) Weiße Hülle: Zum Schutz gegen Mundfeuchtigkeit und Staub.
b) Schwarze Hülle: Zum Schutz gegen einfallendes Licht.

Die äußere weiße Hülle besteht aus beschichtetem Papier oder aus Kunststoff.

55 Warum liegt an der Rückseite des Filmes eine Metallfolie?

Sie schützt die hinter dem Film liegenden Gewebeteile vor unnötiger Strahlenbelastung. Außerdem soll sie Streustrahlen auffangen, um eine Doppelbelichtung des Films von der Rückseite her zu verhindern.

Die Metallfolie besteht aus Zinn oder Blei.

56 Was zeigt der Kreis in einer Ecke der (bedruckten) Rückseite einer Filmpackung an?

Der Kreis zeigt an, wo auf dem Film sich der Markierungspunkt, eine Prägung mit einer konvexen und einer konkaven Seite, befindet.

Der Markierungspunkt sollte bei Röntgenaufnahmen immer in einem Gebiet liegen, das für die Beurteilung weniger wichtig ist.

57 Woran erkennt man an einem entwickelten Film, von welcher Seite aus er belichtet wurde?

Die konvexe Seite der Filmmarkierung muß dem Betrachter zugewandt sein.

58 Wie sollen unbelichtete Röntgenfilme aufbewahrt werden?

- Bei einer Temperatur von +18 bis 20 °C
- dunkel
- strahlensicher

59 Was versteht man unter einem Kassettenfilm (Folienfilm)?

Einen Film, der vor dem Anfertigen der Aufnahme in eine Aluminium- oder Kunststoff-Kassette gelegt wird.

Das Einlegen des Filmes muß in einem dunklen Raum erfolgen, damit er nicht vorzeitig belichtet wird.

60 Welchen Sinn hat das Einlegen des Röntgenfilmes in eine Kassette?

Die Strahlendosis soll dadurch gesenkt werden. Dies wird durch in der Kassette befindliche Verstärkerfolien erreicht, die beim Auftreffen der Röntgenstrahlen aufleuchten und den Film zusätzlich belichten.

Bei Verwendung von Verstärkerfolien sinkt die Belichtungszeit um etwa 50 bis 75%. Dementsprechend verringert sich die Strahlenbelastung. Kassettenfilme sind nur für extraorale Aufnahmen einsetzbar.

▸ Arten von Röntgenaufnahmen

61 Was versteht man unter einer a) intraoralen, b) extraoralen Röntgenaufnahme?

a) Bei der intraoralen Röntgenaufnahme befindet sich der Film in der Mundhöhle.
b) Bei der extraoralen Röntgenaufnahme befindet sich der Film außerhalb der Mundhöhle.

62 Welche drei Arten von intraoralen Röntgenaufnahmen gibt es?

- Zahnaufnahme (Einzelaufnahme)
- Bißflügelaufnahme (Bite-wing)
- Aufbißaufnahme

Bite-wing: sprich „bait-wing".

63 Nennen Sie die drei häufigsten extraoralen Aufnahmen, die der Zahnarzt anfertigt.

- Panorama-Vergrößerungsaufnahme
- Panorama-Schichtaufnahme (P-Übersichts-Aufnahme; Orthopantomogramm)
- Fernröntgenaufnahme

Zur Einzeldarstellung der Kiefergelenke und der Kieferhöhlen gibt es spezielle Aufnahmetechniken.

64 Für welche Röntgenaufnahmen werden die Filmformate 2 x 3, 3 x 4 und 4 x 5 verwendet?

Für intraorale Aufnahmen:
2 x 3 bei Kindern, bei Schmalkiefer und für Einzelzahnaufnahmen,
3 x 4 für Zahnaufnahmen im Gebiet von etwa 3 Zähnen,
4 x 5 für Aufbißaufnahmen.

Für Bißflügelaufnahmen sind verschiedene Filmformate im Handel.

65 Was zeigt eine Einzelaufnahme mit einem 3 x 4-Film?

Etwa drei Zähne in ihrer ganzen Länge und den periapikalen Bereich oder ein entsprechendes Gebiet im unbezahnten Kiefer.

66 Was wird auf einer Bißflügelaufnahme dargestellt?

Kronen und zervikale Wurzelabschnitte von etwa 4 bis 5 Zähnen des Ober- und Unterkiefers gemeinsam.

67 Zu welchem Zweck werden Bißflügelaufnahmen angefertigt?

- zur Suche nach versteckter Karies
- zur Beurteilung des Knochenrandes

68 Was versteht man unter einer Aufbißaufnahme?

Eine intraorale Übersichtsaufnahme, die einen größeren Ober- oder Unterkieferabschnitt zeigt.
Sie wird so aufgenommen, daß der Patient auf den waagerecht in der Mundhöhle liegenden Film beißt.

Der Zentralstrahl verläuft bei dieser Aufnahmetechnik etwa in Achsenrichtung der Zähne.

69 Was versteht man unter einem Röntgenstatus?

Die Aufnahme aller Zähne oder Kieferteile mit Einzelaufnahmen.

Ein Röntgenstatus besteht aus etwa 10 Einzelaufnahmen.

70 Welche Kieferabschnitte können mit einer Panorama-Vergrößerungs-Aufnahme dargestellt werden?

- Entweder ein ganzer Oberkiefer oder
- ein ganzer Unterkiefer oder
- halbseitig Ober- und Unterkiefer.

71 Welche Gebiete zeigt eine Panorama-Schichtaufnahme?

Den gesamten Ober- und Unterkiefer, die Kiefergelenke und die Kieferhöhlen.

72 Was wird auf einer Fernröntgenaufnahme zu kieferorthopädischen Zwecken dargestellt?

Der Schädel von der Seite, gelegentlich auch von vorn.

▸ Anfertigen von Röntgenaufnahmen

73 Welche vorbereitenden Maßnahmen am Patienten sind vor einer Röntgenaufnahme notwendig?

- Fremdkörper, wie Prothesen, Brille, Schmuck, aus dem Untersuchungsbebiet entfernen
- Kopf ruhig und in der richtigen Position lagern,
- Schutzvorrichtung anlegen

Bei Patienten, die zum Würgereiz neigen, kann ein Oberflächenanästhetikum appliziert werden.

74 Welche Hilfsmittel zur korrekten Kopflagerung stehen zur Verfügung a) bei intraoralen Röntgenaufnahmen, b) bei einer Panorama-Übersichtsaufnahme?

a) Kopfstütze,
b) – Aufbißhalterung,
- Kinnstütze,
- Stirnstütze,
- seitliche Klemmvorrichtungen

75 Welche Arbeitsgänge sind bei einer Röntgenaufnahme am Gerät erforderlich?

1. Gerät einschalten
2. Ausrichten des Zentralstrahles (Zielen)
3. Belichtungszeit einstellen
4. Auslösen („Schießen")
5. Abschalten des Gerätes

76 Warum dürfen Filme nicht ungeschützt im Strahlungsbereich von Röntgengeräten aufbewahrt werden?

Beim Einschalten des Gerätes kann es zur ungewollten Belichtung des Filmes durch Streustrahlen oder durch Nutzstrahlen kommen. Dadurch würde auf dem Bild ein Grauschleier entstehen.

Zum Schutz gegen Mehrfachbelichtungen müssen Filme im Röntgenraum in einer bleigefütterten Kassette aufbewahrt werden.

77 Warum darf der Film nicht durchgebogen werden, sondern muß immer plan liegen?

Weil es sonst zu Verzerrungen des dargestellten Gebietes kommt.

78 Wovon hängt die Belichtungszeit für eine Röntgenaufnahme ab?

Von der
- Leistungsfähigkeit des Gerätes
- Empfindlichkeit des Filmes
- Entfernung des Objektes von der Röntgenröhre
- Beschaffenheit des untersuchten Gebietes

Mittlere Belichtungszeiten sind:
- *Für Einzelaufnahmen 0,1 bis 0,2 Sekunden,*
- *für Panorama-Vergrößerungsaufnahmen mit Verstärkerfolie 0,2 bis 0,5 Sekunden*
- *für Orthopantomogramme 15 Sekunden.*

79 Warum ist beim Röntgen die Beachtung der Einstellregeln für den Nutzstrahl wichtig?

Beim Röntgen werden die Schatten der einzelnen Gewebe auf den Film projiziert. Wenn der Nutzstrahl falsch eingestellt ist, werden die Schatten zu lang oder zu kurz oder verdecken sich gegenseitig.

Der Schatten eines Zahnes beim Röntgen verhält sich wie z. B. der Schatten eines Baumes bei unterschiedlichem Einfall der Sonnenstrahlen.

80 Welche Verzeichnung der Zähne entsteht, wenn der Zentralstrahl a) zu steil und b) zu flach eingestellt wird?

a) Die Zähne werden zu kurz.
b) Die Zähne werden zu lang.

▸ Aufnahmetechniken

81 Welche zwei Aufnahmetechniken unterscheidet man bei intraoralen Zahnaufnahmen?

- Winkelhalbierungs-Technik (Isometrie-Methode)
- Rechtwinkel-Technik (Paralleltechnik)

82 Welche Röntgentechnik ist in dem folgenden Bild dargestellt? Geben Sie die Bezeichnung für die Linien a) bis d) an.

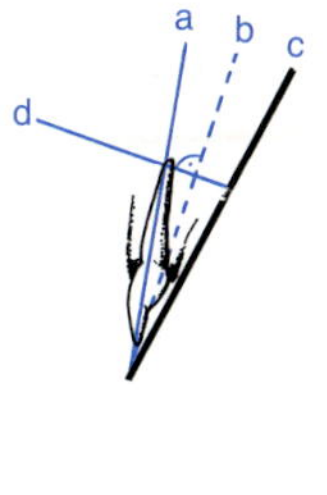

Winkelhalbierungs-Technik
(isometrische Projektion)
a) Zahnachse
b) Winkelhalbierende
c) Filmachse
d) Zentralstrahl

83 Beschreiben Sie die Winkelhalbierungstechnik.

Der Zentralstrahl soll in Höhe der Wurzelspitzen senkrecht, d.h. im Winkel von 90° auf die Winkelhalbierende zwischen Zahnachse und Filmachse fallen.

84 Wie ist die korrekte Kopflagerung bei Röntgenaufnahmen nach der Winkelhalbierungstechnik?

Die Medianebene muß senkrecht stehen, die Kauebene der Zahnreihe, in der geröntgt wird, waagrecht.

Medianebene nennt man die Ebene, die den Körper in eine rechte und linke Hälfte teilt.
Die Kopfstütze muß für Aufnahmen im Oberkiefer so eingestellt werden, daß der Patient den Kopf aufrecht hält, für Aufnahmen im Unterkiefer so, daß der Kopf leicht nach rückwärts geneigt ist.

85 Beschreiben Sie die Rechtwinkel-Technik (Parallel-Technik).

Die Filmebene wird parallel zur Zahnachse ausgerichtet. Der Zentralstrahl trifft im rechten Winkel (90°) auf die Filmebene.

Das parallele Ausrichten von Film und Zahnachse ist nur mit Hilfe eines Filmhalters möglich.

86 Was versteht man unter der orthoradialen Einstellung des Zentralstrahles?

Die regelrechte Einstellung in der Horizontalen. Der Zentralstrahl muß durch die Zahnachse des aufzunehmenden Zahnes und senkrecht auf den Mittelpunkt des geröntgten Zahnbogens fallen.

87 In welchem Fall spricht man von einer exzentrischen Einstellung des Zentralstrahles?

Wenn man von der orthoradialen Einstellung auf einen Strahlengang abweicht, der mehr von mesial oder distal auf den Zahnbogen fällt.

Mit dieser Einstellung kann man z. B. Zahnwurzeln getrennt darstellen, die sich bei der orthoradialen Einstellung überlagern würden.

88 Welche Einstellung des Zentralstrahls liegt in den Fällen a) bis c) vor?

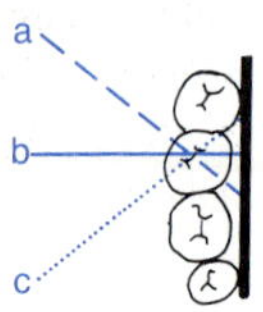

a) distalexzentrisch
b) orthoradial
c) mesial-exzentrisch

89 Auf welche Gebiete ist der Zentralstrahl gerichtet bei a) apikaler, b) marginaler (limbaler) Einstellung?

a) Auf die Wurzelspitze b) auf den Alveolarrand

Limbus alveolaris = knöcherner Alveolarrand.

▸ Weiterbehandlung des belichteten Filmes

90 Beschreiben Sie das Entstehen des Bildes auf dem Röntgenfilm.

- Auftreffende Röntgenstrahlen belichten den Film; es entsteht ein latentes (vorhandenes, aber nicht sichtbares) Bild.
- Im Entwicklerbad wird aus den belichteten Silber-Bromid-Verbindungen metallisches, dunkles Silber ausgefällt.
- Beim Fixieren werden alle unbelichteten Silberbromidsalze aus dem Film herausgelöst.

Das Fixieren ist notwendig, weil die Filme sonst später durch Licht- oder Röntgenstrahlen erneut belichtet werden könnten.

91 In welcher Reihenfolge erfolgt die Weiterbehandlung des belichteten Filmes?

1. Entwickeln
2. Zwischenwässern
3. Fixieren
4. Endwässern
5. Trocknen

Das Zwischenwässern ist erforderlich, weil sonst Entwickler in das Fixierbad gelangt.

92 Welche zwei unterschiedlichen Methoden gibt es für die Weiterverarbeitung des belichteten Filmes?

- Entwicklung von Hand
- Entwicklung im Automaten

Bei den Entwicklungsmaschinen unterscheidet man halb- und vollautomatische.

93 Wodurch unterscheiden sich halbautomatische von vollautomatischen Entwicklungsmaschinen?

Beim Halbautomaten muß der Film an einen Filmträger geklammert werden. Endwässerung und Trocknung erfolgen von Hand. Beim Vollautomaten wird der Film nur eingegeben. Bereits nach wenigen Minuten wird der fertig entwickelte und getrocknete Film ausgeworfen.

94 Worauf ist beim Auspacken des belichteten Röntgenfilmes zu achten?

- Lichteinfall ist zu vermeiden
- Arbeitsplatz und Finger/Hände müssen trocken sein
- Film nur an den Kanten anfassen
- Film nicht hastig aus der Packung ziehen

95 Was ist beim Einhängen der Filme in den Tank mit der Entwicklerlösung zu beachten?

Die Filme
- müssen ganz in die Entwicklerlösung eintauchen,
- dürfen sich nicht gegenseitig und auch nicht die Tankwand berühren,
- sollen mehrfach gehoben und gesenkt werden.

96 Warum soll der Film nach dem Einhängen in den Entwickler mehrmals bewegt werden?

Damit die Luftbläschen an der Filmoberfläche beseitigt werden. Sie würden den Zutritt des Entwicklers zum Film verhindern.

97 Wovon hängt die Gebrauchsdauer einer Entwicklerlösung ab?

- Von der Anzahl der entwickelten Aufnahmen
- von der Zeitdauer des Luftzutritts
- von der Entwicklungstemperatur

Langer O_2-Zutritt und hohe Entwicklungstemperatur beschleunigen das Altern des Bades.

98 Bei welcher Temperatur sollte normalerweise entwickelt werden?

Bei 18 bis 20 °C.

Die Entwicklungszeit beträgt bei dieser Temperatur etwa fünf Minuten.

99 Welche Aufgabe hat das Zwischenwässern?

Beim Zwischenwässern wird die Entwicklerlösung vom Film abgespült.

Die Mindestzeit für die Zwischenwässerung beträgt zehn Sekunden.

100 Was geschieht, wenn Entwicklerflüssigkeit in das Fixierbad gelangt?

- Das Fixierbad wird durch Säureabfall unwirksam.
- Die Filme können einen buntschillernden Schleier bekommen.

Diesen bunten Schleier nennt man dichroitischen Schleier.

101 Wozu dient die Endwässerung?

Sie beseitigt die vom Fixieren zurückgebliebenen Chemikalien vom Film.

Die Endwässerung erfolgt unter fließendem, kalten Wasser und dauert etwa 30 Minuten.

102 Wie wirkt sich eine zu lange Endwässerung aus?

Die lichtempfindliche Schicht kann quellen oder sich vom Schichtträger ablösen.

▸ Fehler beim Entwickeln und Fixieren

103 Welche Ursachen können vorliegen, wenn folgende Flecken auf dem Film zu sehen sind: a) durchsichtige, b) gelbe, undurchsichtige, c) dunkle Flecken, d) schwarze Pünktchen?

a) – Luftbläschen verhinderten das vollständige Entwickeln.
   – Es sind Fixiererspritzer auf den unbelichteten Film gelangt.
b) – Luftbläschen verhinderten den Zutritt des Fixierers.
c) – Es sind Entwicklerspritzer auf den unentwickelten Film gelangt.
   – Der Film lag im Fixierbad an der Tankwand an.
d) – Es befinden sich Schwebeteilchen im Entwickler, z. B. nicht vollständig gelöste Entwicklerteilchen oder Metallteilchen von Filmklammern.

104 Welche Fehler können beim Entwickeln vorliegen, wenn das Bild a) zu hell, b) zu dunkel ist?

a) – Entwicklungszeit zu kurz,
   – Entwickler hat nicht die richtige Konzentration (zu dünn), ist zu kalt oder verbraucht,
b) – Entwicklungszeit zu lang,
   – Entwickler zu hoch konzentriert oder zu warm.

Selbstverständlich ist auch das korrekte Einhalten der Belichtungszeit wichtig für das Entstehen einwandfreier Bilder.

105 Welche Ursachen können folgende Schleier auf Röntgenfilmen haben: a) Grauschleier, b) Gelbschleier?

a) – Film zu alt
   – Entwicklerbad zu warm
   – Einfall von Streustrahlen oder von Lichtstrahlen auf den belichteten Film
   – Entwicklung zu oft unterbrochen
b) Entwickler und/oder Fixierbad verbraucht

106 Wodurch können Kratzer auf Röntgenfilmen entstehen?

Durch Beschädigung der Emulsion, z. B. durch
- Fingernägel
- Pinzette
- Filmklammer
- anstoßende Nachbarfilme

Besonders empfindlich sind die nassen Filme.

107 Welche Ursachen können Fingerabdrücke auf Röntgenfilmen haben?

Berühren des Filmes auf den Schichtseiten mit feuchten oder fettigen Fingern.

Um Fingerabdrücke zu vermeiden, sollte der Film nur an den Kanten gehalten oder mit einer Pinzette vorsichtig an einer Ecke angefaßt werden.

7 Behandlung

7.1 Schmerzausschaltung

▸ Schmerz

1 Was versteht man in der medizinischen Behandlung unter dem Begriff Anästhesie?

Schmerzausschaltung

Die wörtliche Übersetzung von Anästhesie ist Unempfindlichkeit.

2 Nennen Sie einige Arten von Reizen, die Schmerzen auslösen können, mit je einem Beispiel.

- mechanische Reize, z. B. Druck einer Prothese
- chemische Reize, z. B. Säure des Phosphatzementes
- thermische Reize, z. B. heißes Abdruckmaterial

Schmerzreize werden von Rezeptoren aufgenommen, über Nervenbahnen weitergeleitet und im Gehirn wahrgenommen (siehe Seite 50).

3 Nennen Sie vier unterschiedliche Erkrankungen, deren Schmerzen Patienten veranlassen, einen Zahnarzt aufzusuchen.

- Karies
- Pulpitis
- Druckstellen
- Gingivitis

Auch freiliegende Zahnhälse können Anlaß für Schmerzen sein.

4 Welche zahnärztlichen Behandlungsmaßnahmen können den Patienten Schmerzen bereiten?

- Präparieren eines Zahnes
- Zahnsteinentfernung
- Inzision eines Abszesses

Angst, Verspannung, Streß und Müdigkeit erhöhen die Schmerzempfindlichkeit.

5 Nennen Sie zwei Beispiele dafür, womit eine unachtsame Helferin dem Patienten während der Assistenz weh tun kann.

- Lippe einklemmen beim Abhalten
- Ansaugen von Mundschleimhaut beim Absaugen

6 Was kann dem Patienten nach einem zahnärztlichen Eingriff weh tun?

Beispiele:
- Die Wunde nach einem chirurgischen Eingriff
- die Rißstelle an der Wurzelpulpa nach einer Vitalexstirpation
- ein Zahn, der für eine Krone präpariert wurde

7 Warum sind schmerzhafte Eingriffe ohne Anästhesie nicht gut durchführbar?

- Ein Patient, der Schmerzen hat, verkrampft sich. Das kann zu einem Kreislaufzwischenfall führen.
- Abwehrbewegungen des Patienten während der Behandlung können zu Verletzungen führen.
- Der Zahnarzt kann am entspannten, schmerzfreien Patienten ruhiger und konzentrierter arbeiten.

▸ Schmerzausschaltung

8 An welchen drei Stellen des willkürlichen Nervensystems ist eine Schmerzausschaltung möglich?

- An den Schmerzrezeptoren bzw. den Nervenenden,
- an den Leitungsbahnen,
- im Schmerzzentrum des Großhirns.

9 Welche zwei grundsätzlich verschiedene Arten der Schmerzausschaltung unterscheidet man?

- örtliche Schmerzausschaltung (lokale Anästhesie)
- allgemeine Schmerzausschaltung (zentrale Anästhesie).

Der Facharzt für Anästhesie ist verantwortlich für die Schmerzausschaltung sowie die Überwachung des Patienten während und nach einer zentralen Anästhesie.

10 An welchen verschiedenen Wirkungsorten greifen an a) die lokale Anästhesie, b) die zentrale Anästhesie?

a) Am Ort des Eingriffs. Dabei wird die Reizaufnahme oder die Reizleitung durch die sensiblen Nerven unterbrochen.
b) Im Gehirn. Es wird die Schmerzempfindung ausgeschaltet.

Jede Schmerzausschaltung ist eine vorübergehende Aufhebung der Funktionsfähigkeit im Gebiet des sensiblen Teils des Nervensystems.

11 Wodurch unterscheiden sich in ihrer Wirkung auf den Patienten a) die lokale Anästhesie, b) die zentrale Anästhesie?

a) Bei der lokalen Anästhesie bleiben Bewußtsein und Reflexe voll erhalten. Der Patient kann reagieren.
b) Bei der zentralen Anästhesie wird die Schmerzausschaltung begleitet von einer Trübung bzw. Aufhebung des Bewußtseins. Ein narkotisierter Patient ist nicht mehr in der Lage zu reagieren.

12 Wodurch unterscheiden sich a) Analgesie und b) Narkose?

a) Bei der Analgesie handelt es sich um eine kurzdauernde Ausschaltung des Schmerzzentrums bei teilweise erhaltenem Bewußtsein.
b) Bei der Narkose sind außer dem Schmerzzentrum die Wahrnehmung und die Erinnerungszentren ausgeschaltet. Die motorischen Zentren sind gedämpft.

Analgesie und Narkose sind zentrale Anästhesien. Sie werden durch Zuführung von zentralen Anästhetika (Narkotika) erreicht.

▸ Zentrale Anästhesie

13 Auf welche drei Arten kann man einem Patienten ein Narkotikum verabreichen?

- Durch Injektion in die Vene,
- durch Inhalation eines Narkosegases,
- durch Einführen eines Zäpfchens in den Darm bzw. durch einen Einlauf mit einem Narkose-Mittel.

Wird ein Narkosegas durch ein Rohr eingeleitet, das zuvor in die Luftröhre eingeführt wurde, spricht man von einer Intubationsnarkose.
Tubus = Rohr

14 Wozu wird in der Zahnarztpraxis gelegentlich Lachgas eingesetzt?

Um eine Analgesie für einen kurzdauernden, schmerzhaften Eingriff zu erreichen, läßt man den Patienten ein Lachgas-Sauerstoffgemisch einatmen.

Erstmals in der Geschichte setzte 1844 der amerikanische Zahnarzt Horace Wells Lachgas zur Schmerzausschaltung bei der Entfernung eines Weisheitszahnes ein.

15 Warum wird in der ambulanten Zahnarztpraxis selten eine zentrale Anästhesie durchgeführt?

Die zentrale Anästhesie ist ein Eingriff in den Gesamtorganismus, bei dem es zu Zwischenfällen kommen kann. Deshalb muß bei einer Zentralanästhesie immer ein zweiter Arzt anwesend sein. Die Nachwirkungen einer Zentralanästhesie halten viele Stunden an.

Jede Narkose, auch eine Kurznarkose, ist ein Risiko für den Patienten und erfordert umfassende medizinische Betreuung.

▸ Lokale Anästhesie

16 Nennen Sie die drei Methoden der Lokalanästhesie.

- Oberflächen-Anästhesie
- terminale Infiltrations-Anästhesie
- Leitungs-Anästhesie.

Eine weitere Methode ist die intraligamentäre Anästhesie, bei der unter hohem Druck ein Anästhetikum in den Periodontalspalt eingespritzt wird.

17 Was versteht man unter Oberflächenanästhesie?

Das Ausschalten der oberflächlich unter der Schleimhaut liegenden Schmerzrezeptoren.

Damit ist die Aufnahme von Schmerzreizen blockiert.

18 In welcher Form werden Mittel zur Oberflächenanästhesie auf die Haut bzw. Schleimhaut aufgetragen?

In Form von Lösungen, Sprays oder Salben

Als Lösung wird z. B. Pantocain, als Spray z. B. Gingicain, als Salbe z. B. Contralgin verwendet.

19 Nennen Sie Anwendungsbeispiele für die Oberflächenanästhesie.

- Vermeidung des Einstichschmerzes bei Injektionen
- Inzision eines oberflächlichen Abszesses
- Zahnsteinentfernung bei entzündetem Zahnfleisch
- Entfernen eines lockeren Milchzahnes
- Ausschaltung des Würgereizes bei Abformung oder bei Röntgenaufnahmen

20 Erklären Sie den Begriff „terminale Infiltrationsanästhesie".

Die terminale Infiltrationsanästhesie ist eine Schmerzausschaltung an den Endästen der sensiblen Nerven durch Einspritzen eines Lokalanästhetikums in die Nähe dieser Endäste.

Terminal bedeutet: dem Ende zugehörig; infiltrieren = eindringen, durchdringen.

21 Warum ist die Pulpa nicht mehr schmerzempfindlich, wenn der Zahnarzt ein Lokalanästhetikum in die Umschlagfalte neben dem Zahn gespritzt hat?

Weil das schmerzausschaltende Mittel durch die Knochenrinde und die Markräume zwischen den Knochenbälkchen bis zur Wurzelspitze des Zahnes durchdringt und die dort einstrahlenden Nervenäste lähmt.

22 Was versteht man unter einer Leitungsanästhesie?

Eine Leitungsanästhesie ist eine lokale Schmerzausschaltung, bei der die Leitfähigkeit eines größeren Nervenastes vorübergehend unterbrochen wird.

Das Anästhetikum dringt in den Nerv ein und blockiert so die Weiterleitung von Schmerzen.

23 Für welche Behandlungsmaßnahmen werden Infiltrations- bzw. Leitungsanästhesien gemacht?

- Präparationen
- Behandlung der vitalen Pulpa
- chirurgische Eingriffe
- Einsetzen von Kronen und Brücken
- manche Nachbehandlungen

Selten braucht man eine Infiltrationsanästhesie zur Zahnsteinentfernung mit dem Ultraschallgerät.

24 An welchen Stellen kann der Zahnarzt eine Leitungsanästhesie spritzen?

Überall dort, wo er einen größeren Nervenast erreichen kann, z. B. am Foramen infraorbitale, am Foramen mandibulae und am Tuber des Oberkiefers.

Man nennt die Leitungsanästhesie auch Stammanästhesie, weil durch sie ein größerer Nervenstamm ausgeschaltet wird.

25 Was versteht man unter einer a) intraoralen, b) einer extraoralen Leitungsanästhesie?

Der Einstich erfolgt
a) bei der intraoralen Leitungsanästhesie innerhalb der Mundhöhle durch die Schleimhaut,
b) bei der extraoralen Leitungsanästhesie außerhalb der Mundhöhle durch die Haut.

Die extraorale Leitungsanästhesie wird in der zahnärztlichen Praxis sehr selten angewandt, z. B. wenn bei einer Kieferklemme eine intraorale Leitungsanästhesie nicht möglich ist.

26 Warum wird bei Behandlungen im Seitenzahnbereich des Unterkiefers in der Regel eine Leitungsanästhesie gespritzt und nicht eine Infiltrationsanästhesie?

Weil die Knochenrinde im Unterkiefer-Seitenzahnbereich sehr dick ist und das schmerzausschaltende Mittel nicht ausreichend an die Wurzelspitzen des Zahnes durchdringen kann.

27 Nennen Sie zwei Fälle, bei denen im Oberkiefer eine Leitungsanästhesie gespritzt wird.

- Eingriff in einem großen Gebiet
- Vorliegen einer Entzündung im Behandlungsbereich

Bei Injektion im entzündeten Gebiet besteht die Gefahr einer Keimverschleppung in die Tiefe.

28 Warum spürt der Patient die Wirkung der Anästhesie bis in die Unterlippe, wenn am Foramen mandibulae eingespritzt wird?

Weil der Nervus alveolaris inferior ausgeschaltet wird, dessen Endäste die Unterlippe sensibel versorgen.

Manchmal ist auch die Zunge betäubt, weil der Nervus lingualis ganz in der Nähe des Nervus alveolaris inferior verläuft.

▸ Instrumente für Injektionen

29 Nennen Sie die beiden in der Medizin üblichen Spritzensysteme.

Ampullenspritze und Carpulenspritze

Die bekannteste Ampullenspritze ist die Rekordspritze. Sie wird zunehmend durch Einmalspritzen aus Kunststoff verdrängt.

30 Welchen Vorteil hat die Einmalspritze gegenüber der Rekordspritze?

Die bei Rekordspritzen erforderliche Nachsorge (Desinfektion und Sterilisation) entfällt. Die Infektionsgefahr wird dadurch geringer.

31 Nennen Sie Beispiele für den Einsatz der Rekord- bzw. Einmalspritzen in der zahnärztlichen Praxis.

- Anästhesie
- Injektion von Medikamenten bei einem Kreislaufzwischenfall
- Injektion eines Hämostyptikums bei einer starken Blutung

Hämostyptika sind blutstillende Mittel.

32 Wie ist eine Carpulen-Spritze aufgebaut?

- Spritzengestell aus Metall mit Ansatz für die Kanüle (Konus)
- in der Mitte Hohlraum zur Aufnahme der Zylinderampulle (Carpule)
- Kolbenstange mit Krückengriff oder Daumenring

Die Kolbenstange hat an der Stelle, an der sie mit dem Gummistopfen der Carpule Kontakt hat, ein Häkchen oder eine Spirale.

33 Was versteht man unter Kanülen?

Kanülen sind Hohlnadeln aus Metall für Injektionsspritzen. Sie haben eine Vorrichtung, mit der man sie an der Spritze befestigen kann.

In der Zahnmedizin werden lange (42 mm) und kurze (23 mm) Kanülen benützt. Ihr Durchmesser beträgt 0,5 mm.

34 Beschreiben Sie die Kanüle a) der Einmalspritze b) der Carpulen-Spritze.

a) Einmalspritze: Die Kanüle ist am einen Ende scharf und schräg angeschliffen. Am anderen Ende hat sie ein hohles Ansatzteil, das auf den Spritzenkonus gesteckt wird.
b) Carpulenspritze: Die Kanüle ist an beiden Enden angeschliffen. In etwa 1,5 bis 2 mm Entfernung von dem Ende, das in die Carpule einsticht, befindet sich ein Kunststoffansatz zum Aufschrauben auf das Spritzengestell.

In nahezu allen Zahnarztpraxen werden heute steril verpackte Einmalkanülen verwendet.

35 Warum darf man nach dem Aufsetzen der Einmalkanüle auf eine Spritze die vordere Schutzkappe erst unmittelbar vor der Verwendung der Spritze entfernen?

Um eine Kontamination zu vermeiden sowie als Schutz vor dem Verbiegen der Kanüle.

36 Was hat mit einer Einmalkanüle nach Gebrauch zu geschehen?

Sie wird so verpackt, daß sich niemand daran verletzen kann, z. B. in die Originalverpackung und danach in eine Metalldose. Erst nachdem die Verpackung sicher verschlossen wurde, wird diese zum Praxismüll gegeben.

37 Welche Behältnisse für Lokalanästhetika gibt es?

– Sägeampullen
– Zylinder-Ampullen (Carpulen)
– Ampullenflaschen

Ampullenflaschen sind für Mehrfachentnahme des Anästhetikums bestimmt. Sie sind durch eine Gummimembran verschlossen. Ihr Inhalt liegt zwischen 20 und 50 ml Injektionsflüssigkeit.

38 Beschreiben Sie a) eine Säge-Ampulle, b) eine Zylinder-Ampulle für Lokalanästhetika!

a) Die Säge-Ampulle ist ein zugeschmolzenes Glasgefäß mit einem Hals und einem langen dünnen Köpfchen. Sie enthält 2 ml Injektionsflüssigkeit.
b) Die Zylinderampulle (Carpule) ist ein mit einer ml-Einteilung versehener Glaszylinder, der an einem Ende durch eine Gummimembran, am anderen Ende durch einen Gummistopfen verschlossen ist. Sie enthält 1,8 ml Injektionsflüssigkeit.

Zum Öffnen der Sägeampulle benützt man eine Ampullensäge, mit der der Hals angeritzt wird. Dann kann er abgebrochen werden.

39 Warum darf eine nur zum Teil verbrauchte Carpule nicht in die Spritze für den nächsten Patienten gelegt werden?

Weil über die Injektionsnadel Keime in die Carpule gelangt sein können, die dann der folgende Patient injiziert bekäme.

40 Woraus sind Lokalanästhetika zusammengesetzt?

- schmerzausschaltendes Mittel (Anästhetikum)
- gefäßverengendes Mittel (Vasokonstringens)
- Salze zur Konservierung und zur Verbesserung der Gewebsverträglichkeit
- steriles Aqua bidestillata

In einer Ampulle mit der Bezeichnung „o. V." befindet sich kein Vasokonstringens.

41 Warum ist nach dem Legen einer Anästhesie manchmal Blut in der Zylinderampulle?

Weil der Zahnarzt vor der Injektion prüft, ob die Nadelspitze in einem Blutgefäß liegt. Das macht er, indem er aspiriert, d.h. den Spritzenstempel zurückzieht. Kommt dann Blut, so liegt die Kanülenspitze in einem Blutgefäß.

Eine Injektion in ein Blutgefäß darf aus zwei Gründen nicht erfolgen:
1. *Durch rasche Überflutung des Gehirns mit dem Anästhetikum kann ein schwerer Zwischenfall ausgelöst werden.*
2. *Es tritt keine Anästhesie ein, weil das Medikament zu schnell weggeschwemmt wird.*

7.2 Konservierende Behandlung

1 Was versteht man unter konservierender Behandlung?

Eine Behandlung, die die Erhaltung (Konservierung) der Zähne und des Zahnbettes zur Aufgabe hat.

Behandlung von Zahnbetterkrankungen siehe Seite 246.

2 Nennen Sie die wichtigsten Behandlungsmaßnahmen zur Zahnerhaltung.

- Prophylaxe-Maßnahmen zur Verhütung von Karies
- Legen von Füllungen
- Behandlung der Pulpa

Kariesprophylaxe siehe Seite 139.

▸ Kavitätenpräparation

3 Was versteht man unter a) excavieren, b) präparieren?

a) Excavieren heißt aushöhlen. Man versteht darunter das Entfernen des erweichten Dentins aus einem kariösen Defekt.
b) Präparieren bedeutet das Formen einer Kavität (Höhlung) im Zahn zur Aufnahme einer Füllung oder das Beschleifen eines Zahnes zur Aufnahme einer Krone.

4 Warum ist eine fertig präparierte Kavität immer größer als der vorher sichtbare Defekt?

Weil der Zahnarzt
- überhängende Schmelzränder wegnimmt, die durch unterminierende Karies entstanden sind
- Fissuren meist völlig aufzieht
- Ränder der Kavität in Gebiete verlegt, die der Patient mit der Zahnbürste erreichen kann

Diese Maßnahmen dienen der Verhütung der Sekundärkaries am Rand der Füllung.

5 In welche fünf Klassen teilt man nach Black die Kavitäten ein?

I Okklusale Kavitäten in den Seitenzähnen
II Approximale Kavitäten in den Seitenzähnen
III Approximale Kavitäten in den Schneidezähnen
IV Approximale Kavitäten in den Schneidezähnen mit Verlust der Schneidekantenecken
V Kavitäten am Zahnhals

Auf den Beipackzetteln der Füllmaterialien kann man diese Klasseneinteilung häufig finden.

6 Mit welchen Handinstrumenten wird a) erweichtes Zahnbein entfernt, b) überhängender Zahnschmelz abgesprengt?

a) Mit dem Excavator oder dem Blacklöffel.
b) Mit dem Schmelzmeißel oder dem Gingivalrandschräger.

7 Welche rotierenden Instrumente werden zur Kavitätenpräparation benützt?

- Diamantschleifer
- Stahlbohrer
- Hartmetallbohrer

Der Kopf der Hartmetallbohrer besteht aus Wolframkarbid.

8 Nennen Sie die vier Grundformen der Bohrer.

- Rosenbohrer
- Fissurenbohrer
- Kegelbohrer
- Radbohrer

9 Welche drei Antriebselemente werden in zahnärztlichen Praxen eingesetzt? Geben Sie die jeweilige Drehzahl an.

- Elektromotor, bis 6000 Umdrehungen je Minute
- Mikromotor, bis 40000 Umdrehungen je Minute
- Turbine, bis 400000 Umdrehungen je Minute

10 Mit welchen Instrumenten arbeitet der Zahnarzt bei a) niedrigen, b) hohen und höchsten Drehzahlen?

z. B.:
a) Mit Stahlbohrern, Gummipolierern und Stahlfinierern
b) mit Hartmetallbohrern und Diamanten

11 Warum muß beim hoch- und höchsttourigen Schleifen mit Wasser gekühlt werden?

Die dabei entstehende große Hitze kann die Pulpa schädigen.

Bei Benützung der Turbine werden je Minute etwa 50 ml Kühlwasser zugespritzt.
Ein nützlicher Nebeneffekt der Kühlung ist das ständige Sauberspülen des Arbeitsfeldes durch das Kühlwasser.

▸ Trockenlegen

12 Welche Möglichkeiten gibt es, das Kühlwasser aus dem Mund zu entfernen?

- Einhängen eines Speichelziehers
- Absaugen mit der Absaugkanüle

Absauganlage siehe auch Seite 91.

13 Geben Sie Fehler beim Absaugen und deren Folgen an.

- Absaugkanüle zu weit hinten oben: Patient würgt.
- Absaugkanüle zu dicht am Zahn: Kühleffekt gefährdet, weil das Wasser zu rasch weggesaugt wird.
- Einklemmen der Lippe beim Absaugen: Abwehrreaktionen des Patienten.

14 Warum muß die Kavität zum Legen einer Füllung trockengelegt und trockengehalten werden?

Weil das Füllmaterial in einer feuchten Kavität nicht hält. Außerdem verändert Feuchtigkeit die Eigenschaften des Materials ungünstig.

15 Wodurch kann Feuchtigkeit in die Kavität gelangen?

Durch Speichel oder durch feuchte Atemluft.

Bei Zahnfleischverletzungen ist ferner die Möglichkeit einer Blutung in die Kavität gegeben.

16 Bei welchen Behandlungen muß trockengelegt werden?

- bei jeder Kavitätenversorgung (provisorisch oder definitiv)
- bei Fissurenversiegelung
- bei Wurzelbehandlungen
- beim Einsetzen von Kronen

Besonders wichtig ist das Trockenlegen bei Versorgung der eröffneten, lebenden Pulpa.

17 Was versteht man unter a) absoluter, b) relativer Trockenlegung?

a) Vollständiges Trockenlegen, wobei auch die Feuchtigkeit der Ausatmungsluft ferngehalten wird.
b) Fernhalten des Speichels vom trockengelegten Objekt.

18 Durch welche Maßnahmen erreicht man a) absolute, b) relative Trockenlegung?

a) Absolute Trockenlegung ist nur mit Cofferdam möglich.
b) Relative Trockenlegung durch Watterollen, Speichelzieher, Minidam und Hallerklammer.

Zum besseren Halt der Watterollen im Unterkiefer gibt es ein Gerät, das gleichzeitig Rollen und Zunge hält, das Automaton.

▸ Temporäre Füllungen

19 Was versteht man unter einer a) temporären, b) definitiven Füllung?

a) Eine temporäre Füllung liegt nur für eine kurze Zeit in der Kavität.
b) Mit einer definitiven (endgültigen) Füllung wird die Kavität auf Dauer versorgt.

Temporäre Füllungen nennt man auch provisorische Füllungen.

20 Aus welchen Gründen kann das Legen einer temporären Füllung notwendig sein?

Eine temporäre Füllung wird benötigt, wenn ein Medikament über der Pulpa verschlossen werden soll, bis zur Fertigstellung einer Gußfüllung im Labor oder wenn eine geplante Präparation nicht sofort beendet werden kann, z. B. weil ein Kind die Weiterbehandlung verweigert.

21 Nennen Sie die wichtigsten Materialien für temporäre Füllungen.

- Guttapercha
- Fletcher
- provisorische Zemente
- fabrikfertige Pasten

Muß ein provisorischer Verschluß sehr lange liegen, so wird gelegentlich auch Phosphatzement verwendet. Soll die Pulpa gleichzeitig beruhigt werden, so nimmt man ZnO-Eugenol.

22 Woraus besteht Guttapercha?

Aus dem Saft einer tropischen Pflanze, der gereinigt und eingedickt wird.

Guttapercha wird bei 48 °C weich und knetbar, bei höheren Temperaturen klebrig, dann bröckelig.

23 Nennen Sie je zwei Vorteile und Nachteile von Guttapercha.

Vorteile: – leicht entfernbar
– quillt durch Speichel
Nachteile: – haftet nicht auf feuchter Unterlage
– ist nicht randdicht

Als Verschluß über einem Medikament ist Guttapercha also nicht verwendbar.

24 Welche Hilfsmittel werden zum Verschluß einer Kavität mit Guttapercha benötigt?

– Flamme
– Füllspatel
– ggf. Wattepellet und Chloroform zum Glätten

Guttapercha wird insbesondere für die Versorgung einer Kavität verwendet, die für ein Inlay präpariert wurde.

25 Woraus besteht Fletcher (Fletscher)?

Das Pulver besteht aus Zinkoxid, Zinksulfat und einem Klebemittel. Die Anrührflüssigkeit ist Wasser.

Fletcher-Zement ist benannt nach dem englischen Zahnarzt Thomas Fletcher. Es wird auch der eingedeutschte Name Fletscher verwendet.

26 Was unterscheidet die provisorischen Verschlußzemente von Fletcher?

– Sie werden mit Orthophosphorsäure angerührt.
– Sie werden härter und halten länger.
– Man kann sie nicht mit der Sonde entfernen.

Provisorische Zemente sind z. B. Ultraphos und Plerodont.

27 Warum müssen die fabrikfertigen Pasten für provisorische Füllungen immer verschlossen aufbewahrt werden?

Sie sind hygroskopisch (nehmen Luftfeuchtigkeit auf) und binden dadurch ab.

28 Woraus besteht das Material Zinkoxid-Eugenol für provisorische Füllungen?

Aus Zinkoxid (ZnO), einem weißen Pulver, das mit Eugenol oder Nelkenöl angerührt wird.

Eugenol ist der Hauptbestandteil des Nelkenöls, einer schwach gelben, aromatisch riechenden Flüssigkeit.

29 Welche Wirkungen hat Eugenol bzw. Nelkenöl?

Es wirkt entzündungswidrig, leicht antiseptisch sowie anästhesierend.

ZnO-Eugenol-Pasten verwendet man auch als Wundverband nach einer Zahnbett-Operation.

30 Warum muß Zinkoxid-Eugenol mit sehr viel Pulver angerührt werden?

Zuviel Eugenol bzw. Nelkenöl schädigt die Pulpa, weil es eiweißfällend wirkt.

Die Mischung ist richtig, wenn die angerührte Masse nicht mehr glänzt.

▸ Unterfüllungen

31 Welche Aufgaben hat die Unterfüllung?

Sie schützt die Pulpa gegen
- thermische Reize aus Metall-Füllungen,
- chemische Reize aus Zement- bzw. Kunststoff-Füllungen,
- die Einwirkung der hochprozentigen Phosphorsäure, die bei der Ätztechnik verwendet wird.

Ätztechnik siehe Seite 192.

32 Welche Materialien werden für Unterfüllungen verwendet?

- Zink-Phosphat-Zemente
- Carboxylat-Zemente
- Glasionomer-Zemente
- Zinkoxid-Eugenol-haltige Zemente
- Calciumhydroxid-Präparate

Zu den Phosphatzementen gehört z. B. Tenet, zu den Carboxylatzementen Durelon, zu den ZnO-Eugenolhaltigen Kalsogen, zu den $Ca(OH)_2$-Präparaten Dycal, zu den Glasionomerzementen Ketac-Cem.

33 Womit kann man das Dentin in einer flachen Kavität abdecken?

Mit einem Liner, d.h. einem Kavitätenlack auf Kunststoffbasis, z.B. Hydroxyline oder Tector.

Liner, sprich Lainer. Liner werden auch zum Schutz von Zähnen benützt, die für Kronen beschliffen wurden.

34 Wozu werden Phosphatzemente und Carboxylat-Zemente außer für Unterfüllungen benützt?

Zum Einzementieren von Kronen und Inlays, Phosphatzemente auch als längerfristiger provisorischer Verschluß.

Gelegentlich werden auch provisorische Kronen und Brücken mit Zement befestigt, z. B. während der monatelangen Ausheilungsphase nach einer Operation am Zahnbett.

35 Was unterscheidet Phosphat-Zemente in der Zusammensetzung von Carboxylat-Zementen?

Phosphat-Zemente werden mit verdünnter Orthophosphorsäure angerührt, Carboxylat-Zemente mit einer organischen Säure (Polyacrylsäure).

Das Pulver ist bei beiden chemisch gleich.

36 Welche Eigenschaften haben Phosphat-Zemente?

- Farbe gelb-opak
- hervorragende Haftfähigkeit am Zahn
- unschädlich für die Pulpa
- nicht durch Kaudruck belastbar
- speichellöslich

Trotz der Unschädlichkeit für die Pulpa können Phosphat-Zemente beim Einsetzen einer Krone einen momentan starken Schmerz auslösen, den sogenannten Säureschock.

37 Wodurch kann man verhindern, daß Phosphat-Zement zu schnell aushärtet?

- Beachtung des richtigen Mischungsverhältnisses von Flüssigkeit und Pulver,
- Einhalten der vorgeschriebenen Anrührzeit,
- Zugabe des Pulvers zur Flüssigkeit in kleinen Portionen,
- Verwendung einer gekühlten Glasplatte.

Streng verboten ist ein nachträgliches Zugeben von Flüssigkeit, wenn das Material zu hart zu werden droht. Dann hilft nur: Neu anfangen.

38 Worauf ist generell beim Verarbeiten von Füllmaterialien zu achten?

– Gebrauchsanleitung genau beachten.
– Benützte Spatel nicht zum Herausnehmen von Pulver aus dem Vorratsbehälter benützen.
– Gefäße nach Entnahme sofort wieder verschließen.
– Trotz sparsamer Verwendung des Materials: Nichts von der Anrührplatte in den Vorratsbehälter zurückgeben.
– Hygienisch einwandfrei arbeiten.

Diese Regeln gelten für die Verarbeitung aller Materialien in der Praxis.

▸ Definitive Füllungen

39 Welche beiden grundsätzlichen Arten von definitiven Füllungen gibt es?

– Füllungen aus plastischen Füllungsmaterialien
– Füllungen aus starren Füllungswerkstoffen

40 Wodurch unterscheiden sich a) plastische von b) starren Füllungsmaterialien?

a) Plastische Füllungsmaterialien werden in verformbarem Zustand in die Kavität eingebracht und erhärten dort.
b) Starre Füllungen werden außerhalb des Mundes fertiggestellt. Sie sind beim Einbringen in die Kavität nicht mehr verformbar. Man befestigt sie mit Hilfe von Zementen.

Starre Füllungen nennt man auch Einlage-Füllungen (Inlays).

41 Was versteht man unter einer Aufbaufüllung?

Eine Aufbaufüllung ist eine Füllung, durch die eine teilweise oder vollständig zerstörte Zahnkrone so wieder aufgebaut wird, daß sie mit einer Krone versorgt werden kann.

Aufbaufüllungen siehe Seite 222 (Prothetik).

42 Welche Eigenschaften sollte ein gutes Dauerfüllmaterial haben?

Es sollte
– leicht zu verarbeiten sein
– lange halten
– dem Kaudruck standhalten
– gut am Zahn haften
– zahnähnlich aussehen
– die Pulpa nicht schädigen
– volumenbeständig sein
– nicht korrodieren.

Unter Korrosion versteht man die Zerstörung von der Oberfläche her, ausgelöst durch chemische oder elektrochemische Angriffe.

43 Nennen Sie die wichtigsten plastischen Füllungsmaterialien für definitive Füllungen.

Amalgam, Zemente und Composites

Zemente, die als Dauerfüllungen verwendet werden, sind Silikat-Zement, Steinzement und Glas-Ionomer-Zement

▸ Amalgam

44 Was versteht man unter einem Amalgam?

Amalgam nennt man eine Legierung des Quecksilbers mit einem oder mehreren anderen Metallen.

Die Feilung des in der Zahnmedizin verwendeten Silber-Zinn-Amalgams besteht aus mindestens 65% Silber (Ag), höchstens 29% Zinn (Sn), bis zu 6% Kupfer (Cu) und 2% Zink (Zn).

45 Nennen Sie mehrere Vorteile und Nachteile der Amalgame.

Vorteile:
- leichte Verarbeitbarkeit
- gute Belastbarkeit
- geringe Feuchtigkeitsempfindlichkeit

Nachteile:
- Gefahr von Gesundheitsschäden bei unsachgemäßer Verarbeitung
- geringe Haftung am Zahn
- kosmetisch unschön

Amalgamfüllungen haben sich als unschädlich für den Patienten erwiesen. Nur in ganz seltenen Fällen kommt es zu einer Allergie.

46 Was versteht man unter Alloy?

Die Feilung des Silber-Zinn-Amalgams in Form von Pulver, Spänen, Kugeln oder Blättchen.

Dem Alloy wird meist 2% Quecksilber zugegeben, damit es sich später gleichmäßig mit der „Anrührflüssigkeit" Quecksilber verbindet.

47 Welche zwei prinzipiell unterschiedlichen Möglichkeiten gibt es, Silber-Amalgam anzurühren?

- manuell mit Mörser und Pistill
- maschinell mit elektronisch gesteuertem Rüttler oder mit dem Kapselrüttler

Das Anrühren mit Mörser und Pistill dürfte heute auf Notfälle wie Ausfall des Rüttlers oder Hausbesuche beschränkt sein.

48 Warum sollten Amalgame nur maschinell angemischt werden?

Weil nur so gewährleistet ist, daß die Dosierung gleichbleibend und die Durchmischung gleichmäßig und intensiv genug ist.

Das Anmischen des Amalgam bezeichnet man auch als Trituration.

49 Welche zwei Phasen durchläuft das Amalgam beim Abbindevorgang?

- Kontraktionsphase (Zusammenziehen des Amalgams)
- Expansionsphase (Ausdehnung des Amalgams)

Durch diese beiden Phasen dürfen am Zahn keine Schäden auftreten, d.h. es darf zu keiner Spaltbildung durch die Kontraktion und zu keinem Druck und dadurch zu Schmerzen durch die Expansion kommen.

50 Was versteht man unter der Verarbeitungsbreite eines Materials?

Verarbeitungsbreite ist die Zeit vom Ende der Anmischphase bis zu dem Zeitpunkt, an dem die Verarbeitung des Materials durch den Zahnarzt beendet sein muß.

Die Verarbeitungsbreite beträgt bei Amalgam je nach Fabrikat etwa 5 bis 20 Minuten.

51 Warum ist beim Umgang mit Quecksilber äußerste Vorsicht geboten?

Weil Quecksilber im Körper zu schweren Vergiftungen führt. Da Quecksilber schon bei Zimmertemperatur verdampft, kann es über die Atemwege aufgenommen werden, bei Berührung auch durch die Haut.

Übelkeit, Erbrechen und (blutiger) Durchfall sind z. B. Erscheinungen einer akuten Quecksilbervergiftung. Chronische Vergiftungserscheinungen sind z. B. Müdigkeit, Gliederschmerzen, Haarausfall sowie Hg-Stomatitis mit Ausbildung eines Quecksilbersaumes am Zahnfleischrand.

52 Welche praktischen Maßnahmen sind zur Vermeidung von Quecksilbervergiftungen von Zahnarzt und Zahnarzt-Helferin notwendig?

- Kein Quecksilber verschütten, z. B. beim Auffüllen des Rüttlers.
- Amalgamreste so aufbewahren, daß kein Quecksilber verdunsten kann.
- Amalgam nie mit bloßen Fingern kneten.
- Beim Ausbohren von Amalgamfüllungen gut absaugen und danach den Raum gut lüften.

Durch das Kneten von Amalgam mit den bloßen Fingern wird das Füllmaterial durch Epithelzellen und Schweiß verunreinigt.

53 Welche Instrumente muß ein Tray für eine okklusale Amalgamfüllung mindestens enthalten?

- Untersuchungsbesteck
- Amalgamträger oder Amalgampistole
- Amalgamstopfer
- Füllspatel

Ein Tray ist ein Tablett oder eine Kassette mit allen für eine bestimmte Behandlung notwendigen Instrumenten. Solche Trays werden vor dem Sterilisieren zusammengestellt.

54 Wozu benützt der Zahnarzt einen Amalgamstopfer?

Er kondensiert (verdichtet) damit das Amalgam portionsweise in der Kavität.

Zweck dieser Maßnahme ist es, eine dichte Füllung mit wenig Poren zu erzielen.

55 Welche Aufgaben hat eine Matrize?

- Sie ersetzt beim Legen mehrflächiger Füllungen eine oder mehrere fehlende Zahnwände, damit der Zahnarzt mit Druck stopfen kann.
- Sie gibt die Form für die Füllung.
- Sie verhindert, daß Füllmaterial in den Interdentalraum gepreßt wird.

Wenn die Matrize am Zahnhals nicht genau anliegt, muß sie mit kleinen Holz- oder Kunststoffkeilen angedrückt werden.

56 Was ist der Unterschied zwischen a) einer Halbbandmatrize und b) einer Ganzbandmatrize?

a) Eine Halbbandmatrize ersetzt nur eine approximale Zahnwand. Mit ihr kann man zweiflächige Füllungen legen, z. B. mesial-occlusal.
b) Eine Ganzbandmatrize umfaßt den ganzen Zahnumfang. Mit ihr kann man auch mehrflächige Füllungen legen, z. B. mesial-occlusal-distal.

Beispiel für eine Halbbandmatrize: Ivory-Matrize, Beispiel für eine Ganzbandmatrize: Tofflemire-Matrize.

57 Warum müssen Amalgamfüllungen poliert werden?

Um sie zu glätten, die Oberfläche zu vergüten und um den Randschluß zu verbessern.

Das Polieren sollte frühestens nach 24 Stunden vorgenommen werden.

58 Welche Instrumente sind a) zum endgültigen Ausarbeiten und b) zum Polieren einer Amalgamfüllung geeignet?

a) zum Ausarbeiten:
- Karborundumsteinchen
- Silikonpolierer
- Finierer
- Schlagpolierer

b) zum Polieren:
- Bürstchen mit Polierpaste oder
- glatte Hartmetallpolierer

▸ Füllungszemente

59 Woraus besteht Silikat-Zement?

Aus Silicium-, Beryllium-, Calcium- und Aluminiumoxiden sowie Farbstoffen. Als Flüssigkeit dient Orthophosphorsäure.

60 Auf welche beide Arten können Silikat-Zemente angerührt werden?

- maschinell durch Kapselrüttler
- manuell auf einer dicken, gekühlten Glasplatte

Weil Silikat-Zement sich durch geringe Abriebpartikel aus den Anrühr- bzw. Füllinstrumenten verfärben, müssen sie mit speziellen Instrumenten verarbeitet werden, z. B. mit Tantalinstrumenten.

61 Welche Nachteile haben Silikat-Zemente?

- Sie waschen sich leicht aus und neigen zu Spaltbildung,
- sie sind pulpenschädlich,
- sie sind nicht belastbar durch Kaudruck,
- während des Abbindens sind sie überaus feuchtigkeitsempfindlich, nach dem Aushärten vertragen sie die Austrocknung nicht.

Trotz ihrer kosmetisch sehr guten Wirkung werden Silikat-Zemente wegen der vielen negativen Eigenschaften immer weniger verwendet.

62 Was versteht man unter einem Silico-Phosphat-Zement?

Ein Zement, dessen Pulver eine Mischung aus Zinkoxid und aus dem Pulver des Silikat-Zements ist.

Silico-Phosphat-Zemente nennt man auch Steinzemente. Durch die Mischung mit Phosphat-Zement sollen die Nachteile des Silikat-Zementes beseitigt werden.

63 Wofür werden Silico-Phosphat-Zemente (Steinzemente) verwendet?

Für Milchzahnfüllungen vor allem im Frontzahnbereich und für Füllungen neben Goldarbeiten.

Kupfer-Zemente sind Steinzemente, deren Belastbarkeit durch Kupferbeimengungen erhöht werden soll.

64 Was versteht man unter einem Glasionomer-Zement?

Ein Glasionomer-Zement ist ein zahnähnliches Füllmaterial, dessen Zusammensetzung beim Pulver in etwa dem Silikat-Zement entspricht. Die Anrührflüssigkeit ist ein Gemisch von organischen Säuren.

Glasionomer-Zemente haben eine sehr gute Klebekraft am Zahnbein. Sie sind sehr feuchtigkeitsempfindlich. Ihre Unschädlichkeit für die Pulpa ist noch nicht erwiesen. Sie werden auch für Unterfüllungen und als Befestigungszement für Kronen verwendet.

▸ Composites

65 Woraus sind Composite-Füllmaterialen zusammengesetzt?

Aus einer Basis aus Kunststoff (organische Matrix) und 50 bis 70% anorganischen Füllstoffen, z. B. Quarz, Glas oder Silikat.

Composite von composite materials = zusammengesetzte Materialien.

66 In welchen Formen kommen Composites auf den Markt?

- als Zweipastensystem zum Anrühren auf Kunststoffblock oder im Kapselrüttler
- als Einpastensystem

67 Wodurch härten aus a) das Zweipastensystem, b) das Einpastensystem?

a) Das Zweipastensystem härtet durch chemische Umsetzung von Basispaste und Katalysatorpaste aus.
b) Das Einpastensystem härtet durch Bestrahlung mit Licht (Halogenlicht oder UV-Licht) aus.

68 Wozu werden Composite-Materialien verwendet?

Für Füllungen vornehmlich im Frontzahnbereich, für Eckenaufbauten und für Aufbaufüllungen.

69 Was versteht man unter der Säure-Ätztechnik?

Bei der Säureätztechnik wird der Zahnschmelz vor dem Füllen der Kavität mit einer 30- bis 50prozentigen Phosphorsäure angerauht, um eine bessere Verzahnung mit dem Füllmaterial zu erreichen.

Die Phosphorsäure wird in Form von Flüssigkeit oder als Gel angewendet.

70 Welche Hilfsmittel und Instrumente müssen Sie für eine Composite-Füllung mit Säureätztechnik bereitlegen, wenn die Präparation und das Trockenlegen bereits vorgenommen wurde?

- Grundbesteck
- Polierbürste und Reinigungspaste
- Material und Instrumente für Unterfüllung
- Pinsel oder Wattepellet
- Ätzflüssigkeit oder Ätz-Gel
- Bonding
- Füllinstrumente
- Strip und Stripklemme
- Polierdiamanten

Ferner muß die Polymerisationslampe bereitstehen.

▸ Inlay und Onlay

71 Was versteht man unter einem a) Inlay, b) Onlay?

a) Inlay = Einlagefüllung, die als fertiger Block mit Hilfe von Zement in der Kavität befestigt wird. Beim Inlay ist die natürliche Kaufläche z.T. noch erhalten.

b) Onlay = Auflagefüllung, die die ganze Kaufläche der Zahnkrone bedeckt.

Die zusätzliche Bedeckung der Zahnhöcker mit Metall bei einem Onlay ergibt für schwache Zahnwände einen besseren Schutz gegen Abscherung.

72 Aus welchem Werkstoff bestehen Inlays und Onlays?

Aus einer Legierung von Gold mit Kupfer, Palladium, Platin, Silber und weiteren Zusätzen.

In seltenen Fällen werden Inlays auch aus Porzellan gebrannt oder aus zahnfarbenem Kunststoff oder Glaskeramik hergestellt.

73 Welche Vorteile haben Gußfüllungen gegenüber Füllungen aus plastischem Material?

Gußfüllungen
- haben eine längere Lebensdauer,
- sind formstabil,
- sind kantenfest,
- sind durch Kaudruck uneingeschränkt belastbar,
- sind auch für Zähne geeignet, in denen eine Füllung aus plastischem Material nicht mehr hält.

Nachteile der Gußfüllung sind die teure und aufwendige Herstellung und die für den Frontzahnbereich nicht verwendbare Farbe.

74 Erklären Sie den Unterschied bei der Herstellung eines Inlays a) nach der direkten Methode und b) nach der indirekten Methode.

a) Bei der direkten Methode wird die Gußform für das Inlay mit Wachs oder Kunststoff vom Zahnarzt direkt in der Kavität modelliert.
b) Bei der indirekten Methode modelliert der Zahntechniker das Inlay auf einem Modell. Dafür muß der Zahnarzt zuvor Abformungen des präparierten Zahnes und seiner Nachbarn sowie der Gegenbeißer machen.

Meist wird die indirekte Methode angewendet.

75 Nennen Sie die einzelnen Arbeitsschritte bei der Herstellung eines Inlays nach der indirekten Methode in beiden Sitzungen.

1. Sitzung:
- Anästhesie
- Präparation
- Trockenlegen und Unterfüllung
- ggf. Einlage von Retraktionsfäden
- Abformung
- ggf. Quetschbiß
- provisorischer Verschluß

2. Sitzung:
- Entfernen des provisorischen Verschlusses
- Einpassen des Inlays
- Trockenlegen
- Einzementieren
- Entfernen des Zementüberschusses

76 Welche Instrumente und Hilfsmittel benötigt der Zahnarzt zum Einpassen eines Inlays?

- Untersuchungsbesteck
- Matrizenband oder Zahnseide
- Artikulationspapier bzw. -folie
- Schleifsteinchen
- Polierer

Mit der Sonde wird der Randschluß geprüft, mit dem Matrizenband der Kontaktpunkt, mit Artikulationspapier bzw. -folie die Höhe.

77 Was benötigt man zum Einsetzen einer Gußfüllung a) für die Helferin, b) für den Zahnarzt?

a) Für die Helferin:
- Alkohol zum Desinfizieren des Inlays
- kühle Glasplatte
- Zementanrührspatel
- Pulver und Flüssigkeit des Befestigungszementes

b) Für den Zahnarzt:
- Grundbesteck
- Watterollen
- Speichelzieher
- Füllspatel
- Adapter oder Beißholz

Der Adapter ist ein Instrument zum Hineindrücken des Inlays in die Kavität. Adaptieren = anpassen

▸ Pulpabehandlung

78 Was versteht man unter endodontischer Behandlung?

Die Behandlung des Zahninnern, also jede Behandlung, die das Zahnmark betrifft.

Ziel der Endodontie ist es, mindestens den Zahn zu erhalten, in einigen Fällen auch die Pulpa.

79 Welche Behandlungsmaßnahmen zählen zu den endodontischen Maßnahmen?

- Überkappungen
- Pulpaamputationen
- Wurzelkanalbehandlungen

80 Welche zwei Arten der Pulpaüberkappung unterscheidet man?

1. Indirekte Überkappung
2. direkte Überkappung

Eine Überkappung wird z.B. bei Caries profunda (tiefe Karies) notwendig.

81 In welchen Fällen spricht man von einer a) indirekten, b) direkten Überkappung?

a) Bei der indirekten Überkappung wird nach Entfernung der tiefreichenden Karies auf die dünne Dentindecke über der Pulpa ein Medikament gelegt.

b) Bei der direkten Überkappung wird das Medikament direkt auf die eröffnete Pulpa gelegt.

Eine unbeabsichtigte Eröffnung der Pulpa kann beim Präparieren erfolgen, aber auch bei einem Unfall.

82 Warum muß bei der direkten Überkappung besonders darauf geachtet werden, daß absolut steril und ohne Speichelzutritt gearbeitet wird?

Es handelt sich bei der freiliegenden Pulpa um eine offene Wunde, die wie jede andere Wunde nicht infiziert werden darf.

Nach jeder Überkappung sind später Vitalitätsprüfungen notwendig.

83 Welche Medikamente werden bei Überkappungen verwendet?

Für indirekte Überkappungen Zinkoxid-Eugenol-Präparate oder Calciumhydroxid-Präparate, für direkte Überkappungen ausschließlich Calciumhydroxid-Präparate.

ZnO-Eugenol übt eine beruhigende Wirkung auf die Pulpa aus; außerdem wirkt es antiseptisch.

84 Welche Aufgabe haben die Calciumhydroxid-Präparate bei der Überkappung?

Sie sollen
- die Bildung von Sekundärdentin anregen
- Bakterienwachstum hemmen
- Säuren neutralisieren.

Zu den Calciumhydroxid-Präparaten gehören z. B. Dycal und Reogan.

▸ Pulpaamputation

85 Was versteht man unter einer Pulpa-Amputation?

Eine Pulpa-Amputation ist eine teilweise Entfernung der Pulpa. Dabei handelt es sich immer nur um die Entfernung der Kronenpulpa; die Wurzelpulpa bleibt im Wurzelkanal.

Allgemein bedeutet in der Chirurgie Amputation das Entfernen eines Organendes, z. B. eines Fingers oder der Wurzelspitze.

86 Wodurch unterscheiden sich Vital-Amputation und Mortal-Amputation?

Bei der Vital-Amputation wird die lebende Kronenpulpa entfernt; die lebende Wurzelpulpa bleibt erhalten. Dieser Eingriff ist nur unter Anästhesie möglich.
Bei der Mortal-Amputation wird die abgetötete Kronenpulpa entfernt; die tote Wurzelpulpa bleibt im Wurzelkanal zurück.
Diesem Eingriff muß eine Sitzung vorausgehen, in der ein Medikament zum Abtöten der Pulpa gelegt wird.

Mittel zum Abtöten der Pulpa heißen Devitalisationsmittel.

87 Welche zwei chemisch unterschiedlichen Gruppen von Devitalisationsmitteln unterscheidet man?

- arsenhaltige Mittel, z.B. Causticin
- paraformaldehydhaltige Mittel, z.B. Toxavit

Devitalisationsmittel sind Zellgifte, die eiweißfällend wirken.

88 Beschreiben Sie in Stichworten den Verlauf einer Vital-Amputation an einem unteren Molaren.

- Leitungsanästhesie
- Kavität präparieren
- absolutes Trockenlegen
- Pulpendach aufziehen
- Kronenpulpa entfernen
- Blutung stillen
- Überkappungsmittel auf die Wurzelpulpa legen
- Unterfüllung legen
- Zahn verschließen

Bei einer Vitalamputation müssen alle Instrumente und Materialien steril sein.

89 Mit welchen Instrumenten kann die Kronenpulpa entfernt werden?

Mit dem Excavator oder einem Rosenbohrer.

90 Welche Arten von Medikamenten werden im Verlauf einer Vital-Amputation eingesetzt?

- ein Lokalanästhetikum
- ein Mittel zur Blutstillung
- ein Calciumhydroxid-Präparat

91 Warum sollte eine Mortal-Amputation nur an Milchzähnen durchgeführt werden?

Weil die zurückbleibende tote Wurzelpulpa gangränös zerfallen kann und es zur Einwanderung von Bakterien in das Gewebe um die Wurzelspitze kommen kann.

Da Milchzähne nach einer Mortal-Amputation nur noch verhältnismäßig kurze Zeit im Kiefer stehen, anderseits aber als Platzhalter sehr wichtig sind, kann man bei ihnen die Mortal-Amputation verantworten.

92 Mit welcher Art von Medikamenten wird die tote Wurzelpulpa nach einer Mortal-Amputation versorgt?

Mit Medikamenten, die ständig Desinfektionsmittel abgeben und so den gangränösen Zerfall verzögern. Sie heißen Amputationspasten.

Zu den Amputationspasten gehören z. B. Novatrix und Walkhoff-Paste.

▸ Wurzelbehandlung

93 Was versteht man unter Exstirpation?

Exstirpation ist das vollständige Entfernen eines erkrankten Organs, z. B. der Pulpa bis zum Foramen apicale.

94 Welche vier Arten von Wurzelkanalinstrumenten werden für eine Vitalexstirpation benötigt?

Instrumente zum
- Entfernen der Pulpa, z. B. eine Exstirpationsnadel,
- Aufbereiten des Wurzelkanals, z. B. Reamer, und Feilen,
- Auswaschen und Austrocknen des Wurzelkanlas, z. B. Millernadel,
- Füllen des Wurzelkanals, z. B. Lentulo.

Alle Wurzelkanalinstrumente müssen steril sein.

95 Welche Maßnahmen führt der Zahnarzt in den drei Sitzungen durch, die meist für eine Mortalexstirpation angesetzt werden?

1. Sitzung:
- Legen einer Devitalisationseinlage

2. Sitzung:
- Entfernen der abgetöteten Pulpa
- Aufbereiten des Wurzelkanals
- Legen einer medikamentösen Einlage

3. Sitzung:
- Legen der Wurzelfüllung
- Verschluß des Zahnes

96 Zu welchen Zeitpunkten werden bei Wurzelkanalbehandlungen Röntgenaufnahmen angefertigt?

- vor der Behandlung: diagnostische Aufnahme
- während oder am Ende der Aufbereitungsphase des Wurzelkanals: Meßaufnahme
- nach dem Legen der Wurzelfüllung: Kontrollaufnahme

Der Zeitpunkt und die Anzahl der Aufnahmen ist in verschiedenen Praxen unterschiedlich.

97 Was versteht man unter Trepanation?

Das Aufbohren von Körperhöhlen, z. B. des Pulpenkavums.

Eine Trepanation ist häufig die erste Behandlungsmaßnahme bei einer Gangrän.

98 Welchen Sinn hat das Aufbereiten der Wurzelkanäle bei einer Wurzelkanalbehandlung?

Damit die Wurzelfüllung korrekt eingebracht werden kann, müssen die Kanäle erweitert und die Kanalwände geglättet werden. Gleichzeitig entfernt man zusammen mit der Oberfläche der Kanalwände in diese eingedrungene Bakterien.

99 Was sollen die Medikamente bewirken, die im Anschluß an eine Wurzelkanalaufbereitung häufig als medikamentöse Einlage in den Wurzelkanal gelegt werden?

Sie dienen der Desinfektion der Kanalwände und der Seitenkanäle, gelegentlich auch zur Beruhigung der Wurzelhaut.

Zu den Medikamenten für solche Einlagen zählen z. B. ChKM und ED84.

100 Warum ist beim Umgang mit Instrumenten, mit denen in einem gangränösen Wurzelkanal gearbeitet wurde, ganz besondere Vorsicht geboten?

Diese Instrumente sind mit einer sehr großen Zahl von pathogenen Keimen beladen, weil die gangränös zerfallene Pulpa und die Kanalwände damit besiedelt sind.

101 Nennen Sie zwei Wurzelfüllmaterialien mit unterschiedlicher Härte zum Einbringen in den Wurzelkanal.

Beispiele:
- Endomethasone (das Material wird hart)
- Jodoformpaste (das Material bleibt weich)

Um die Wurzelfüllung zu verdichten und besser an die Kanalwände pressen zu können, werden Guttaperchaspitzen, Kunststoffspitzen oder Silberstifte verwendet.

7.3 Chirurgische Behandlung

1 Was versteht man unter Chirurgie?

Chirurgie ist die Lehre von der operativen Behandlung krankhafter Störungen und Veränderungen im Organismus.

In der wörtlichen Übersetzung heißt Chirurgie: Handwerk, Handarbeit.

▶ Zahnentfernung

2 Wie heißen die drei verschiedenen Eingriffe zur Entfernung von Zähnen bzw. Zahnkeimen mit dem Fachausdruck?

- Extraktion (Herausziehen)
- Osteotomie (Aufklappung)
- Germektomie (Zahnkeimentfernung)

Unter Hemisektion versteht man die Entfernung einer Zahnhälfte bei mehrwurzeligen Zähnen.

3 Wie ist eine Zahnextraktionszange aufgebaut?

- Zangenmaul
- Zangengriffe, verbunden durch das
- Zangenschloß.

4 Welcher Unterschied besteht zwischen Extraktionszangen a) für den Oberkiefer, b) für den Unterkiefer?

a) Oberkieferzangen sind gerade oder S-förmig über die Fläche des Zangenschlosses gebogen.
b) Unterkieferzangen sind rechtwinkelig über die Kante des Schlosses abgebogen.

Einzelne Unterkiefer-Zangen sind auch über die Fläche gebogen, vor allem Weisheitszahnzangen und Wurzelzangen.

5 Wodurch unterscheidet sich die Vollzahnzange von der Wurzelzange?

Das Maul der Vollzahnzange ist beim Schließen leicht geöffnet; bei der Wurzelzange berühren sich die Branchen.

6 Welches ist das typische Merkmal einer Bajonettzange?

Die Bajonettzange hat am Maul eine doppelte Knickung.

Bajonettzangen gibt es zur Extraktion oberer Wurzeln und als Vollzahnzange für die oberen Weisheitszähne.

7 Welches Instrumentarium braucht der Zahnarzt mindestens, wenn ein Zahn extrahiert werden soll, an dem eine Zyste diagnostiziert wurde?

- Spritzenbesteck
- Extraktionszange
- scharfer Löffel

Häufig wird vor dem Einsatz der Zange mit einem Hebel (nach Bein) das Zahnfleisch vom Zahnhals gelöst.

8 Welche Aufgaben hat die Zahnarzthelferin bei einer Extraktion?

- Instrumente und Medikamente bereitlegen
- Aufbißtupfer bereitlegen
- Röntgenaufnahmen vorlegen
- Kopf des Patienten halten

9 Wie liegen die Hände der Zahnarzthelferin beim Kopfhalten während einer Extraktion a) im Oberkiefer, b) im Unterkiefer?

a) Die Handflächen liegen vor dem Ohr, die Handteller im Schläfenbereich.

b) Die Handteller liegen im Wangenbereich; die Handballen stützen das Kiefergelenk; die Finger umgreifen und halten den Unterkieferrand.

10 Welche zusätzlichen Instrumente werden benötigt, wenn ein tieffrakturierter Zahn ohne Aufklappung entfernt werden soll?

- verschiedene Hebel
- chirurgische Fräsen

11 Wie sieht a) eine runde chirurgische Fräse, b) eine Lindemannfräse aus?

a) Die runde chirurgische Fräse ähnelt einem Rosenbohrer. Die Schneiden der Fräse liegen weiter auseinander als beim Rosenbohrer.

b) Die Lindemannfräse hat eine lange, schlanke Form mit wenigen Schräghieben und vielen feinen Querhieben.

12 In welchem Fall wird ein Krallenhebel, z. B. nach Barry, verwendet?

Wenn bei Extraktion eines unteren Molaren eine Wurzel entfernt werden konnte, die zweite aber frakturiert ist und noch in der Alveole steckt.

Krallenhebel werden von der leeren Alveole aus eingesetzt.

13 Womit kann der Zahnarzt nach der Extraktion ein überstehendes Septum abtragen?

Mit der chirurgischen Fräse oder mit der Hohlmeißelzange nach Luer.

14 Warum darf die Helferin entfernte Zahnteile und Wurzelreste nicht ohne ausdrückliche Anweisung des Zahnarztes in den Abfall werfen?

Weil der Zahnarzt sich meist durch Zusammenfügen der Bruchstücke davon überzeugt, daß der gesamte Zahn entfernt wurde und daß kein Rest im Knochen zurückgeblieben ist.

▸ Nachblutung

15 Warum soll der Patient nach einer Extraktion etwa 30 Minuten lang auf einen Mulltupfer beißen?

Damit sich in der Alveole ein stabiles Koagulum bildet.

16 Was soll der Patient nach einem chirurgischen Eingriff beachten, damit es nicht zu einer Nachblutung kommt?

Am Tag der Extraktion:
- keine körperliche Anstrengung
- kein Kaffee, Tee oder Alkohol
- nicht rauchen
- nicht wärmen
- keine Mundspülungen
- beim Hinlegen Kopf etwas höher legen

17 Warum kann es auch zu einer Nachblutung kommen, wenn der Patient alle Hinweise zu ihrer Verhütung beachtet?

Beim Nachlassen der Anästhesie kommt es zu einer Gefäßerweiterung. Dem Druck des vermehrt ausströmenden Blutes hält das Koagulum nicht immer stand.

In Einzelfällen kann eine Nachblutung auch der Hinweis auf eine Blutgerinnungsstörung oder auf erhöhten Blutdruck sein.

18 Welche erste Maßnahmen kann der Patient bei einer Nachblutung selbst ergreifen, ehe er in die Praxis kommt?

Er soll etwa 30 Minuten lang auf ein frisches, möglichst nochmals gebügeltes Taschentuch beißen, während dieser Zeit ruhig sitzen, sich nicht hinlegen und nicht körperlich anstrengen.

19 Nennen Sie Maßnahmen, die der Zahnarzt zur Bekämpfung einer kapillären Nachblutung ergreift, und geben Sie die dazu erforderlichen Instrumente bzw. Hilfsmittel an.

- Untersuchung: Grundbesteck
- Schmerzausschaltung: Spritzenbesteck und Anästhesielösung ohne Vasokonstringens
- Kurettage: scharfer Löffel
- Tamponade: Gelatineschwamm und ein Hämostyptikum
- Drucktamponade: Aufbißtupfer

Bei hartnäckigen Blutungen wird die Wunde zugenäht und ein Druckverband gemacht.

20 Wie wird die Blutung gestillt, wenn während der Operation ein größeres Gefäß verletzt wurde?

Liegt das Gefäß im Knochen: Durch Verbolzen.
Liegt das Gefäß im Weichgewebe: Durch Abbinden, nachdem man das Gefäß mit einer Arterienklemme gefaßt hat.

21 Welche zwei Arten der Anwendung gibt es für blutstillende Mittel (Hämostyptika)?

- lokale Anwendung direkt im Wundgebiet
- allgemeine Anwendung durch Injektion des Mittels oder durch perorale Gabe.

▸ Behandlung bei Dolor post

22 Warum ist gründliche Mundhygiene nach einem chirurgischen Eingriff besonders wichtig?

Weil sich bei vermehrter Belagbildung auch die Bakterien vermehren und es dadurch zu einer Wundinfektion kommen kann.

23 Was soll der Patient bei der Mundpflege nach einem chirurgischen Eingriff beachten?

- Wundgebiet nicht mit der Zahnbürste berühren,
- wenig und sehr vorsichtig spülen, damit kein Sog entsteht.

24 Welche Instrumente und Medikamente müssen für die Behandlung einer infizierten Extraktionswunde bereitgelegt werden?

- Grundbesteck
- Spritzenbesteck und Anästhetikum
- scharfer Löffel
- Spritze und Lösung zur Wundspülung
- Absaugkanüle
- Gazestreifen
- chirurgische Schere
- Tamponstopfer
- Medikament zum Befeuchten des Gazestreifens

25 Nennen Sie drei Beispiele für Lösungen, die zur Wundspülung eingesetzt werden.

Beispiele:
- physiologische Kochsalzlösung
- Rivanol
- Hexoral

Diese Lösungen wirken nicht nur mechanisch (Ausspülen der Wunde) sondern auch antiseptisch.

26 Was versteht man unter einer Tamponade?

Das Ausstopfen einer Wunde oder einer Körperhöhle durch Einlegen z. B. eines Gazestreifens.

27 Was versteht man unter a) resorbierbarem, b) nicht resorbierbarem Tamponadematerial?

a) Resorbierbares Tamponadematerial wird vom Körper aufgelöst (resorbiert).
b) Nicht resorbierbares Tamponadematerial wird nicht vom Körper aufgelöst; es muß also aus der Wunde entfernt werden.

Resorbierbar sind z. B. Gelastypt, Gelatamp,
nicht resorbierbar sind z. B. Gaze und Gummistreifen.

28 Was sollen Medikamente bewirken, mit denen ein Tamponadestreifen bei der Behandlung eines Dolor post beschickt wird?

Sie sollen desinfizieren, schmerzlindernd und entzündungshemmend wirken.

Beispiel: Chlumsky-Lösung

29 In welchen Formen werden Medikamente in eine Wunde, die man nicht tamponiert, eingebracht?

In Form von Puder, Wundkegeln oder als Stäbchen.

Beispiele: Jodoformpuder, Leukasekegel, Apernylstäbchen.

▸ Eröffnung der Kieferhöhle

30 Wie kann man feststellen, ob bei einer Extraktion die Kieferhöhle eröffnet wurde?

– durch den Nasenblasversuch,
– durch Sondieren mit einer Knopfsonde.

Eine solche Kieferhöhlenöffnung nennt man Mund-Antrum-Verbindung oder Kieferhöhlenperforation.

31 Warum muß eine Mund-Antrum-Verbindung bei gesunder Kieferhöhle sofort verschlossen werden?

Weil sonst Speisereste und Bakterien in die Kieferhöhle gelangen würden und es dort zu einer Entzündung der Schleimhaut käme.

32 Wie nennt man den Eingriff zum Verschluß einer Kieferhöhlenperforation?

Plastische Deckung der Kieferhöhle.

▸ Vorbereitung eines chirurgischen Eingriffes

33 Welche fünf Aufgabenbereiche hat die Zahnarzthelferin im Zusammenhang mit einem operativen Eingriff?

– Vorbereiten des Arbeitsplatzes und der Instrumente
– Bereitlegen der schriftlichen Unterlagen (einschließlich Röntgenaufnahmen)
– Betreuung des Patienten
– Assistenz während der Operation
– Wiederherrichten des Arbeitsplatzes und Versorgung der Instrumente

34 Welche Vorbereitungen hat die Helferin vor einem chirurgischen Eingriff für ihre eigene Person zu treffen?

– frischen Kittel anziehen oder Schürze anlegen,
– chirurgische Desinfektion von Händen und Unterarmen,
– Gummihandschuhe anlegen,
– Mundschutz und Schutzbrille anlegen.

35 Welche Grundsätze muß die Helferin beim Auflegen der Instrumente für einen chirurgischen Eingriff beachten?

– Die benötigten Instrumente müssen vollzählig und steril sein
– Ersatzinstrumente müssen greifbar sein.
– Die für den Eingriff richtige Reihenfolge der Instrumente ist einzuhalten.

36 Welche schriftlichen Unterlagen bzw. Formulare werden im Zusammenhang mit einem chirurgischen Eingriff benötigt?

- Karteikarte und Röntgenbild
- Rezept
- Arbeitsunfähigkeitsbescheinigung
- Merkzettel mit Hinweisen für das Verhalten des Patienten
- Terminzettel
- ggf. Bescheinigung für die Notwendigkeit des Transportes durch ein Taxi

37 Welche Maßnahmen gehören zur Betreuung eines Patienten vor einem chirurgischen Eingriff?

- Ruhig und freundlich mit ihm umgehen,
- warme Oberbekleidung ablegen lassen,
- Brille, Prothese, evtl. auch Handtasche ablegen lassen,
- Patienten mit sterilen Tüchern abdecken.

▶ Verlauf eines chirurgischen Eingriffes, Instrumente

38 Nennen Sie je zwei zahnärztliche chirurgische Eingriffe, die a) nur im Weichgewebe, b) im Knochen vorgenommen werden.

Beispiele: a) Inzision und Exzision
b) Aufklappung und Wurzelspitzenamputation

39 In welchen Fällen ist zur Entfernung eines Zahnes eine Aufklappung (Osteotomie) nötig?

- Wenn ein Zahn während der Extraktion frakturiert und nicht anders zu entfernen ist,
- wenn zu einem früheren Zeitpunkt eine Wurzel im Kieferknochen zurückgelassen wurde,
- wenn ein Zahn retiniert ist.

Eine zurückgelassene Wurzel nennt man Radix relicta.

40 Nennen Sie die einzelnen Behandlungsschritte bei der Entfernung eines Zahnes durch Osteotomie.

- Anästhesie
- Inzision und Aufklappung des Wundlappens
- Knochenabtragung zum Freilegen des Zahnes
- Entfernung des Zahnes
- Wundtoilette
- Naht

Man nennt diesen Eingriff auch operative Zahnentfernung. Alle anderen Eingriffe im Knochen verlaufen ähnlich.

41 Welche Aufgaben können die assistierenden Helferinnen während eines chirurgischen Eingriffs erfüllen?

- Instrumente zureichen und abnehmen
- Absaugen und Tupfen
- Wange, Lippen und Zunge abhalten
- Kühlen beim Fräsen
- Hilfe beim Nähen
- Einstellen der Beleuchtung
- Reaktionen des Patienten beobachten

42 Welche Instrumente benötigt der Zahnarzt zur Bildung des Wundlappens?

- Skalpell zur Inzision
- Raspatorium zum Abtrennen des Periosts vom Knochen

Die Helferin wird dabei die Sicht freihalten und absaugen.

43 Welche Instrumente verwendet man zum Abhalten von a) Wangen und Lippe, b) Zunge, c) Wundlappen bei einem chirurgischen Eingriff?

a) breiter Wangenhaken (z. B. den nach Middeldorpf)
b) Zungenspatel
c) stumpfer Wundhaken (z. B. den nach Langenbeck) oder scharfer Wundhaken

Die Absaugkanüle leistet in manchen Fällen auch Hilfe beim Abhalten.

44 Wozu werden bei chirurgischen Eingriffen eingesetzt: a) anatomische Pinzette, b) chirurgische Pinzette, c) Markierungspinzette?

a) Anatomische Pinzette: Zum Tupfen, Halten des Gazestreifens beim Tamponieren, Halten des Fadens beim Einfädeln des Nahtmaterials.
b) Chirurgische Pinzette: Festhalten von Weichgeweben bei einer Exzision, Halten des Wundlappens beim Nähen.
c) Markierungspinzette: Zum Markieren der Taschentiefe bei einer Gingivektomie.

45 Warum wird beim Abtragen von Knochen die Fräse ständig mit einer Lösung berieselt?

- Um Knochenschäden durch Überhitzung zu vermeiden,
- um durch das Wegspülen von Knochenspänen die Sicht zu verbessern.

Der Zahnarzt verwendet entweder innengekühlte Fräsen mit automatischer Wasserzuführung oder die Zahnarzthelferin spritzt z. B. physiologische Kochsalzlösung aus einer Wasserspritze zu.

46 Welche Maßnahmen zur Wundversorgung können vor dem Legen der Naht notwendig sein?

- Abtragen scharfer Knochenränder
- Kürettage (Auskratzen) der Wunde
- Ausspülen der Wunde
- ggf. Einbringen eines Gelatineschwamms und/oder eines Medikaments

47 Welche Instrumente und Hilfsmittel werden zum Wundverschluß durch Naht benötigt?

- chirurgische Nadeln und Nadelhalter
- Nahtmaterial
- chirurgische Schere
- chirurgische Pinzette

48 Welche drei verschiedenen Formen von chirurgischen Nadeln verwendet der Zahnarzt?

- halbrunde Form
- Angelhakenform
- gerade Form

Das Nadelöhr der chirurgischen Nadeln ist mit einer Federvorrichtung ausgestattet, durch die der Faden gezogen wird.

49 Aus welchem Material sind chirurgische Nähte?

- Seide
- Kunststoff
- Catgut
- Draht

Catgut ist ein organisches, resorbierbares Nahtmaterial. Drahtnähte werden z. B. zur Fixation gebrochener Knochen verwendet.

50 Was versteht man unter atraumatischem Nahtmaterial?

Ein Nahtmaterial, das die Schleimhaut wenig verletzt.

Das wird erreicht durch Anschweißen des Fadens an eine Einmalnadel. Es entfallen so die Verdickung durch das Nadelöhr und der doppelte Faden.

51 Was kann die Zahnarzthelferin zur Betreuung eines Patienten nach einer Operation tun?

- Blutspritzer beseitigen
- Hinweise für das Verhalten geben
- Rezept, Arbeitsunfähigkeitsbescheinigung und Terminzettel aushändigen
- Brille, Prothese, Handtasche und Oberbekleidung wiedergeben
- sich um den sicheren Heimtransport kümmern

Die persönlichen Dinge des Patienten werden vielfach vergessen.

52 Warum sollen Patienten das OP-Gebiet nach einer Kieferoperation kühlen?

Durch das Kühlen wird die Schwellung vermindert oder vermieden.

53 Wann wird ein Patient nach einem chirurgischen Eingriff wiederbestellt?

- zur Wundkontrolle einen oder zwei Tage später
- zur Nahtentfernung etwa eine Woche später

54 Welche Wirkung haben die nach chirurgischen Eingriffen verordneten Medikamente: a) Analgetika, b) Antiseptika, c) Antibiotika?

a) Analgetika beheben die Nachschmerzen.
b) Antiseptika vermindern, als Mundspülmittel eingesetzt, die Keimzahl in der Mundhöhle.
c) Antibiotika verhindern eine Wundheilungsstörung durch Infektion.

55 Was geschieht nach einer Operation mit wiederzuverwendenden Instrumenten, die a) benützt wurden, b) die aufgelegt, aber nicht benützt wurden?

a)
- desinfizieren
- abspülen und abtrocknen
- sterilisieren
- einräumen

b) Mit nicht benützten Instrumenten wird ebenso verfahren wie unter a).

Siehe auch Sterilisation Seite 94.

56 Welche Instrumente sind zur Nahtentfernung erforderlich?

- Grundbesteck
- chirurgische Schere
- anatomische Pinzette

In manchen Fällen wird ein Oberflächenanästhetikum zur Betäubung der Schleimhaut benötigt.

▸ Wärmeanwendung

57 Warum hat die lokale Wärmeanwendung eine positive Wirkung auf einen Heilungsprozeß?

Durch Gefäßerweiterung im erwärmten Gewebe wird mehr Blut zugeführt. Das bewirkt:
- Vermehrtes Angebot an Sauerstoff, Nährstoffen und Abwehrkörpern
- verstärktes Abführen von Stoffwechselschlacken und Giftstoffen
- Linderung von Schmerzen

58 Welche Möglichkeiten der Wärmeanwendung hat ein Patient ohne Bestrahlungslampe daheim?

- Heizkissen
- Wärmflasche
- heißer Umschlag

Diese Art der Wärmezufuhr bezeichnet man als „geleitete Wärme".

59 Was versteht man unter „gestrahlter Wärme"?

Der wärmende Körper wird nicht direkt auf die Haut gebracht, sondern erwärmt das Gewebe aus einer bestimmten Entfernung.

60 Um welche Art von Wärmebehandlung handelt es sich bei der Rotlichtbestrahlung?

Um gestrahlte Wärme

61 Welche zwei Arten von Bestrahlungen werden in der zahnärztlichen Praxis eingesetzt?

- Rotlicht-Bestrahlung
- Mikrowellen-Bestrahlung

62 Was sind Mikrowellen?

Elektromagnetische Wellen mit sehr kleiner Wellenlänge

Die Wellenlänge der Mikrowellen beträgt etwa 12 cm.

63 Wie groß sind bei der Rotlichtbestrahlung a) Abstand der Wärmequelle von der Haut, b) Bestrahlungszeit?

a) Etwa 30 bis 50 cm, b) etwa 20 bis 30 Minuten.

64 Wie groß sind bei der Mikrowellenbestrahlung a) Abstand von der Haut, b) Bestrahlungszeit?

a) 0 bis 10 cm, b) etwa 5 bis 10 Minuten.

65 Wodurch unterscheiden sich in der Art der Erwärmung a) Rotlicht, b) Mikrowelle?

a) Rotlicht: Oberflächliche, großflächige Erwärmung.
b) Mikrowelle: Erwärmung eines kleinen Bereichs bis in etwa 8 cm Tiefe.

66 Warum werden im anästhesierten Bereich keine Bestrahlungen durchgeführt?

Beim Einstellen des Bestrahlungsgerätes achtet man darauf, daß der Patient eine angenehme Erwärmung spürt. Dies ist im anästhesierten Gebiet nicht möglich, da die Wärmeempfindung ausgeschaltet ist. Es kann daher zu Verbrennungen kommen.

67 Welche besonderen Vorsichtsmaßnahmen sind bei der Bestrahlung mit Mikrowellen geboten?

Der Patient muß alle Metallteile im Bereich der Bestrahlung entfernen, z. B. Prothesen mit Metallbasis, ebenso Schmuck oder Brillen mit Metallteilen.

Da Metalle gute Wärmeleiter sind, besteht sonst die Gefahr einer Verbrennung.

▸ Verschiedene chirurgische Eingriffe

68 Was versteht man unter einer Wurzelspitzenamputation (Wurzelspitzenresektion)?

Das Abtrennen der Wurzelspitze eines pulpatoten Zahnes durch einen chirurgischen Eingriff.

Wurzelspitzenamputationen werden vorwiegend an Frontzähnen durchgeführt.

69 Nennen Sie Fälle, in denen eine Wurzelspitzenamputation durchgeführt wird.

– Wenn an einem marktoten Zahn ein chronischer Entzündungsprozeß besteht,
– wenn bei der Kanalaufbereitung ein Wurzelkanalerweiterer im apikalen Drittel abgebrochen ist,
– wenn eine Wurzelfüllung übergepreßt wurde,
– wenn ein wurzelbehandelter Zahn in eine prothetische Versorgung einbezogen werden soll.

70 Zu welchen verschiedenen Zeitpunkten kann die Wurzelfüllung eines Zahnes erfolgen, dessen Wurzelspitze amputiert werden soll?

- Tage vor der Operation
- unmittelbar vor der Operation
- während der Operation, nachdem die Wurzelspitze abgetragen und das kranke Gewebe entfernt wurde.

In manchen Fällen liegt die Wurzelfüllung bereits seit längerer Zeit und muß nicht erneuert werden

71 Was ist der Unterschied zwischen der a) orthograden und b) retrograden Wurzelfüllung?

a) Die orthograde Wurzelfüllung wird von der Zahnkrone her eingebracht.
b) Die retrograde Wurzelfüllung wird von der Wurzelspitze aus gelegt.

orthograd = in der richtigen Richtung, *retrograd = rückläufig.*

72 Geben Sie die einzelnen Behandlungsschritte bei einer Wurzelspitzenamputation ohne Wurzelfüllung an.

- Anästhesie
- Inzision und Freilegen des Knochens
- Knochenabtragung bis zur Wurzelspitze
- Amputation der Wurzelspitze
- Auskratzen des kranken Gewebes
- Säubern der Wunde
- Naht

73 Welche Operationsmethode wird angewendet a) bei einer großen, b) bei einer kleinen Zyste?

a) Zystostomie b) Zystektomie

Die beiden Methoden werden nach dem deutschen Kieferchirurgen Carl Partsch auch als Partsch I und Partsch II bezeichnet.

74 Welcher grundsätzliche Unterschied in der Operationstechnik besteht zwischen a) Zystostomie, b) Zystektomie?

a) Bei einer Zystostomie wird in den freigelegten Zystenbalg ein Fenster geschnitten, so daß die Zystenflüssigkeit ablaufen kann. Das Fenster bleibt offen.
b) Bei einer Zystektomie wird die gesamte Zyste ausgeschält und die Schleimhaut über der Wunde vernäht.

Nach einer Zystenoperation fällt der Druck der Zyste auf den Knochen weg. Es wird langsam neuer Knochen angebaut.

75 Was ist eine Inzision?

Ein Einschnitt in die Haut oder Schleimhaut.

Das Verb zu „Inzision" ist inzidieren.

76 Wozu macht der Zahnarzt Inzisionen?

- Um den Knochen freizulegen,
- um einen Abszeß zu eröffnen.

77 Welche Instrumente, Materialien und Medikamente sind für die Eröffnung eines submuskösen Abszesses erforderlich?

- Grundbesteck
- Oberflächenanästhetikum
- Skalpell
- chirurgische Absaugkanüle

Für die häufig folgende Drainage (Ableitung) müssen bereitstehen: Gazestreifen, Tamponstopfer, anatomische Pinzette, chirurgische Schere.

78 Welchen Sinn hat die Drainage?

Sie soll die Wundränder, die sonst verkleben könnten, offen halten, und für den Abfluß von Sekret, Blut oder Eiter sorgen.

Bei tiefliegenden Abszessen ist immer eine Drainage erforderlich.

79 Warum muß man nach einer Abszeßinzision besonders vorsichtig mit den Instrumenten umgehen und den Arbeitsplatz besonders gut desinfizieren?

Weil im Eiter lebende, pathogene Bakterien enthalten sind.

Man spricht bei einer Abszeßinzision deshalb auch von einer septischen Operation.

80 Was versteht man unter a) Exzision, b) Probeexzision?

a) Exzision ist das Ausschneiden (Herausschneiden) von Weichgeweben.
b) Probeexzision ist das Ausschneiden von Gewebsstücken zur histologischen Untersuchung.

Gewebe, das histologisch untersucht werden soll, wird zum Transport in einem Röhrchen mit Formalinlösung aufbewahrt.

81 Nennen Sie Eingriffe, bei denen der Zahnarzt Gewebe ausschneidet.

Beispiele:
- Entfernung einer kleinen, gutartigen Geschwulst
- Entfernung einer gewucherten Zahnfleischpapille (Papillektomie)
- Ausschneiden eines Bändchens (Frenektomie)
- Beseitigen eines Schlotterkammes

82 Mit welchen Instrumenten kann der Zahnarzt Gewebe exzidieren?

- Skalpell
- chirurgische Schere
- Kappenstanze
- Elektrotom

In manchen Fällen wird gewuchertes Zahnfleisch auch mit Diamanten abgetragen.

83 Nennen Sie chirurgische Eingriffe zur Vorbereitung des Prothesenbettes.

Beispiele:
- Beseitigen störender Bändchen (Frenektomie)
- Verlegen von Mundboden oder Umschlagfalte (Mundboden- bzw. Vestibulumplastik)
- Abtragen störender Knochenkanten und Knochenhöcker (Knochenresektion)

84 Nennen Sie chirurgische Eingriffe zur Vorbereitung einer kieferorthopädischen Behandlung.

- Diastema-Operation
- Freilegen retinierter Zähne
- Entfernen von Zahnkeimen

85 Was versteht man unter Replantation (Reimplantation) eines Zahnes?

Das Zurückverpflanzen eines Zahnes in seine ursprüngliche Alveole.

Sprich: Re-implantation.
Von einer Transplantation spricht man, wenn Gewebe oder Organe von einer Stelle an eine andere Stelle verpflanzt werden.

86 Welche Voraussetzungen müssen für eine Replantation erfüllt sein?

- Der Zahn muß vollständig erhalten sein.
- Die Alveole darf nicht beschädigt sein.

87 In welchen Fällen werden Zähne replantiert?

- Wenn der Zahn durch einen Unfall luxiert wurde,
- wenn der Zahn zum Zweck einer Wurzelbehandlung und Wurzelspitzenamputation extrahiert wurde.

Replantierte Zähne werden in den ersten Wochen durch eine Schienung ruhiggestellt.

88 Welche Ratschläge geben Sie einer Mutter, deren Kind sich soeben einen Zahn ausgeschlagen hat?

- Das Kind auf ein sauberes Taschentuch beißen lassen,
- den ausgeschlagenen Zahn nicht säubern,
- Aufbewahren des Zahnes in einem feuchten Tuch,
- sofort einen Zahnarzt aufsuchen.

Je früher ein luxierter Zahn replantiert wird, um so größer sind die Chancen, daß er wieder einheilt.

89 Was ist ein Implantat?

Ein körperfremdes Material, das zum Ersatz eines verlorengegangenen oder unbrauchbaren körpereigenen Organs eingepflanzt wird.

In der Zahnheilkunde werden Implantate z. B. aus Keramik oder aus verschiedenen Metallen an die Stelle der Wurzeln von verlorengegangenen Zähnen gesetzt. Von ihnen aus ragt ein Stumpf in die Mundhöhle.

7.4 Prothetische Behandlung

1 Welche therapeutischen Aufgaben hat die prothetische Zahnheilkunde?

Wiederherstellung der Kaufunktion, der Sprache und des Aussehens.

Bei größeren Gewebsverlusten, z. B. durch einen Unfall, müssen durch prothetische Maßnahmen ganze Kieferteile und Gesichtsweichteile ersetzt werden.

2 Welche prophylaktischen Aufgaben erfüllt der Zahnarzt durch das Eingliedern von Zahnersatz?

Er verhütet

- Zahnwanderung
- Zahnbetterkrankungen
- Kiefergelenkerkrankungen
- Erkrankungen des Verdauungstraktes

Durch das Eingliedern eines Zahnersatzes, der das Aussehen verbessert, können auch seelische Fehlentwicklungen verhindert werden.

3 Mit welchen Maßnahmen werden die Aufgaben der prothetischen Zahnheilkunde erfüllt?

Durch die Eingliederung von
- Kronen
- Brücken
- herausnehmbarem Zahnersatz

Größere Kieferverluste werden durch Resektionsprothesen, größere Weichteilverluste im Gesichtsbereich durch Epithesen aus hautfarbenem Kunststoff ersetzt.

4 Was versteht man unter einer Prothese?

Eine Prothese ist der Ersatz körpereigener Gewebe oder ganzer Körperteile durch ein körperfremdes Material.

Man unterscheidet Endoprothesen, z. B. ein künstliches Hüftgelenk und Ektoprothesen, z. B. Zahnersatz.

5 Wodurch unterscheiden sich festsitzender und herausnehmbarer Zahnersatz?

Festsitzender Zahnersatz wird im Mund des Patienten fest einzementiert.
Herausnehmbarer Zahnersatz kann und muß vom Patienten regelmäßig aus dem Mund genommen werden.

Unter einem bedingt herausnehmbaren Zahnersatz versteht man einen Ersatz, der nur vom Zahnarzt, z. B. nach dem Lösen von Schrauben, entfernt werden kann.

6 Welche Folgen kann das Fehlen eines einzelnen Zahnes haben?

- Okklusion und Artikulation werden gestört, weil Nachbarzähne in die Lücke kippen oder der Antagonist hineinwächst.
- Der Zahnhalteapparat der gekippten Zähne wird durch die Fehlbelastung geschädigt.
- Wenn ein Frontzahn fehlt, sind zusätzlich Aussehen und Sprache beeinträchtigt.

▸ Abformungen

7 Was versteht man unter einem Abdruck?

Ein Abdruck ist die Hohlform eines Zahnes, Kieferteiles oder des ganzen Kiefers.

Die durch die Abformung gewonnene Hohlform benötigt man zum Anfertigen eines möglichst genauen Arbeitsmodells für den Zahntechniker.

8 Nennen Sie die drei häufigsten Arten von Abformungen.

- Situationsabformung (anatomische Abformung)
- Funktionsabformung
- Doppelabformung

Bei der Doppelabformung unterscheidet man – je nach der angewandten Technik – Korrekturabformung und Doppel-Mischabformung.

9 Was ist der Unterschied zwischen einem a) Konfektions-Abformlöffel und einem b) individuellen Abformlöffel?

a) Konfektions-Abformlöffel können wiederverwendet werden. Sie werden in verschiedenen Größen geliefert.
b) Individuelle Abformlöffel werden nur für den betreffenden Patienten hergestellt und sind nur für diesen verwendbar.

Konfektions-Abformlöffel sind aus Metall (verchromtes Messing oder nichtrostender Stahl) oder aus Kunststoff, individuelle Abformlöffel aus Schellack oder Kunststoff.

10 Was zeigt der Situationsabdruck?

Er zeigt die augenblickliche Lage und den Zustand von Zähnen, Kiefer, Gaumen sowie der angrenzenden Weichgewebe (Umschlagfalte und Mundboden) in Ruhelage.

11 Für welche Zwecke macht man eine Situationsabformung?

- zum Herstellen von Situationsmodellen für Planungen in der Prothetik, Kieferorthopädie und Parodontalbehandlung
- zum Herstellen von Arbeitsmodellen für prothetische oder kieferorthopädische Arbeiten
- zur Darstellung des prothetisch nicht zu versorgenden Gegenkiefers (Gegenabformung)
- zur Herstellung von Dokumentationsmodellen, z. B. in der Kieferorthopädie

12 Wodurch unterscheidet sich die Funktionsabformung von der Sitationsabformung?

Bei der Funktionsabformung bewegt der Patient Lippen, Wangen und Zunge, bei der Situationsabformung unterbleiben diese Bewegungen.

13 Welchen Sinn hat die Funktionsabformung?

Es sollen durch die Bewegungen Bänder und Muskelansätze in ihrer Funktion abgeformt werden, die sich auch beim Sprechen, Lachen oder Essen anspannen. Auf sie muß bei der Gestaltung des Prothesenrandes Rücksicht genommen werden, weil sonst der Halt der Prothese gefährdet ist.

14 Für welche prothetischen Arbeiten wird eine Funktionsabformung vorgenommen?

Für
- totale Prothesen
- Deckprothesen (Cover-denture-Prothesen)
- Unterfütterung von totalen oder Deckprothesen

Zur Funktionsabformung für eine neue Prothese verwendet man meist einen individuellen Abformlöffel.

15 Was haben Korrekturabformung und Doppelmischabformung gemeinsam?

Beide werden mit zwei Abformmaterialien verschiedener Konsistenz genommen, nämlich einem schwerfließenden und einem leichtfließenden Material.

Für Doppelabformungen sind Elastomere und Hydrokolloide geeignet.

16 Was unterscheidet die Korrekturabformung von der Doppelmischabformung?

Die Korrekturabformung ist eine zweizeitige Abformung, d. h. zuerst wird mit der schwerfließenden Masse und nach ihrer Aushärtung mit der leichtfließenden abgeformt.
Die Doppelmischabformung erfolgt einzeitig, d. h. mit beiden Massen in einem Arbeitsgang.

Doppelabformungen nennt man auch ringlose Abformungen, im Gegensatz zur Ringabformung, bei der ein Kupferring als „Abformlöffel" zur Wiedergabe eines einzelnen Zahnes benützt wird.

17 Für welche Arbeiten wird eine Doppelabformung genommen?

Für
- Inlays
- Kronen
- Brücken
- partielle Prothesen

▸ Abformmaterialien

18 Was bedeuten im Zusammenhang mit Abformmaterialien folgende Begriffe: a) reversibel und irreversibel, b) starr und elastisch, c) thermoplastisch?

a) „Reversibel" (umkehrbar) und „irreversibel" (nicht umkehrbar) geben an, ob ein Material nach dem Aushärten wieder in den plastischen Zustand zurückgeführt werden kann oder nicht.
b) Die Begriffe „starr" und „elastisch" charakterisieren das Verhalten des Materials nach dem Aushärten: starre Materialien federn nicht, elastische federn.
c) Thermoplastisch heißt: durch Wärme verformbar.

19 In welche vier Gruppen lassen sich die Abformmaterialien einteilen?

- irreversibel-starre Massen
- irreversibel-elastische Massen
- reversibel-starre Massen
- reversibel-elastische Massen

20 Nennen Sie Beispiele für die vier Gruppen der Abformmaterialien.

- Irreversibel-starr sind Abformgips, Zinkoxid-Eugenol-Paste und Kunststoff-Abformmassen,
- irreversibel-elastisch sind Alginate, Silikone, Polysulfide und Polyäther,
- reversibel-starr sind Stents, Kerr und Abform-Guttapercha,
- reversibel-elastisch sind die Hydrokolloide.

Reversibel starre und elastische Massen werden vor der Abformung erwärmt, sind also thermoplastische Abformmaterialien.

21 Beschreiben Sie das Anmischen eines Alginat-Abformmaterials.

- Pulverbehälter schütteln
- Pulver mit Meßbecher entnehmen
- abgemessene Wassermenge dazugeben
- zuerst vorsichtig vermischen, dann an der Becherwand entlangspachteln
- unbedingt angegebene Anrührzeit beachten

Die Zeit vom Beginn des Anmischens bis zum Einbringen in den Mund ist bei den einzelnen Massen unterschiedlich. Sie beträgt etwa 45 Sekunden.

22 Wodurch kann erreicht werden, daß ein Alginat am Löffel haftet?

- Verwendung eines perforierten (durchlöcherten) Löffels
- Aufbringen eines Haftmittels auf den glatten Löffel
- Bekleben des Löffels mit Leukoplast

Haftmittel werden dünn aufgestrichen oder aufgesprüht.

23 Wie soll ein fertiger Alginat-Abdruck weiterbehandelt werden?

- Ausspülen und am besten sofort ausgießen.
- Ist ein sofortiges Ausgießen nicht möglich, so ist der Abdruck in einer feuchten Kammer (Hygrophor) aufzubewahren.

Trocken aufbewahrte Alginatabdrücke geben Wasser ab und schrumpfen. In Wasser aufbewahrte Alginatabdrücke nehmen Wasser auf und quellen.

24 Welche Gemeinsamkeit haben alle Elastomere in der Verarbeitung?

Sie werden aus einer Basispaste und einem Reaktor zusammengemischt.

Den Reaktor nennt man auch Katalysator, Starter oder Härter.

25 Welche drei Konsistenzen (Dichte, Beschaffenheit) gibt es bei Silikon-Abformmaterial?

- leichtfließend
- mittelfließend
- schwerfließend

Bei Polysulfiden bedeuten: light body = leichtfließend, regular = mittelfließend, heavy body = schwer fließend.

26 Nennen Sie Anwendungsbeispiele für Silikone.

Situationsabformungen für

- Kronen
- Brücken
- Inlays
- Modellgußprothesen

Funktionsabformungen für

- totale Prothesen
- Cover-denture-Prothesen

27 Beschreiben Sie die Herstellung eines Korrekturabdrucks mit einem Silikonmaterial.

- Anmischen des schwer fließenden Materials
- Beschicken des Löffels mit dem Material
- Abformung
- Entfernen und Bearbeiten des Abdrucks
- Anmischen des leicht fließenden Materials
- Einbringen des Materials in den Erstabdruck und um die präparierten Zähne
- Zurücksetzen des Abdrucks in die vorherige Position
- Entfernen des Abdrucks nach Ablauf der Abbindezeit
- Kontrolle

28 Welche besonderen Vorsichtsmaßnahmen sind beim Verarbeiten von Silikonen geboten?

- Reaktorflaschen und -tuben nach Entnahme sofort verschließen
- Material nicht zu früh dosieren
- Reaktor nicht auf die bloße Haut bringen
- Mischblock und Material nicht über einer Heizung oder in die Sonne legen

Reaktoren kristallieren sehr schnell aus, z. T. innerhalb von ein bis zwei Minuten. Dadurch kann z. B. die Flaschenöffnung verengt werden. Bei zu früher Dosierung reagieren sie nicht mit der Basispaste.

29 Welche Vorteile haben Hydrokolloide?

- Verarbeitungsfehler sind seltener als bei anderen Abformmaterialien, da sie nicht angerührt werden müssen.
- Sie geben sehr genaue Abdrücke.

Nachteilig ist bei den Hydrokolloiden, daß eine spezielle Ausrüstung zur Verarbeitung benötigt wird und daß die Abdrücke sofort ausgegossen werden müssen.

▸ Einzelkronen

30 In welchen Fällen werden Einzelkronen angefertigt?

- Wenn die natürliche Krone ganz oder teilweise zerstört ist,
- zur Behebung von Zahnstellungsanomalien,
- bei Fehlbildungen im Bereich der Zahnhartgewebe,
- wenn Klammerzähne gegen Karies geschützt werden sollen.

31 Welcher Unterschied besteht zwischen einer a) Vollkrone, b) Teilkrone?

a) Die Vollkrone umfaßt den ganzen Zahn.
b) Die Teilkrone bedeckt nur einen Teil der natürlichen Zahnkrone.

Teilkronen sind z. B. Halbkronen, Dreiviertelkronen und Pinledge (Halbkronenart, die mit Stiftchen verankert ist).

32 Um welche Art von Kronen handelt es sich im Bild a) bis e)?

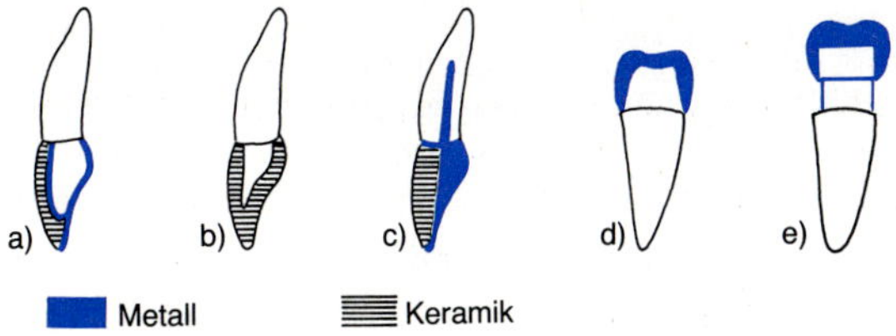

a) Verblendkrone
b) Jacketkrone, Mantelkrone
c) Stiftkrone
d) Vollgußkrone
e) Teleskopkrone

33 Nennen Sie drei Hülsenkronen und geben Sie das jeweilige Material an.

– Vollgußkrone aus einer Goldlegierung
– Verblendkrone aus einer Metallegierung und zahnfarbenem Kunststoff oder keramischer Masse
– Jacketkrone aus keramischer Masse oder aus Kunststoff

Teleskop- und Konuskronen siehe Seite 223.

34 Benennen Sie die Präparationsarten, die mit den Zeichnungen a, b und c dargestellt sind.

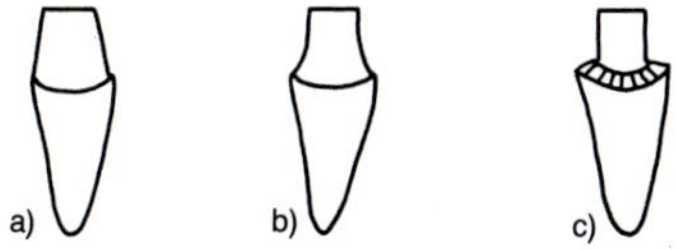

a) Tangentialpräparation
b) Hohlkehlpräparation
c) Stufenpräparation

35 Für welche Krone wird immer eine Stufe präpariert?

Für die Jacketkrone (= Mantelkrone).

36 Was bedeutet: Die Präparationsgrenze liegt a) subgingival, b) supragingival?

a) Die Präparation endet unterhalb des Zahnfleischsaumes.
b) Die Präparation endet oberhalb des Zahnfleischsaumes.

37 Beschreiben Sie eine Verblendkrone.

Sie umfaßt den beschliffenen Zahn vollständig mit einem Metallgerüst, das im sichtbaren Bereich eine Aussparung hat. An dieser Stelle ist sie mit zahnfarbenem Material (Kunststoff oder keramischer Masse) verkleidet.

Mit keramischer Masse verblendete Kronen nennt man auch VMK-Kronen (Metall-Verblend-Keramik).

38 Wie kann man eine Aufbaufüllung a) im lebenden, b) im toten Zahn verankern?

a) Durch neben der Pulpa (parapulpär) einzementierte Stiftchen oder Schrauben.
b) Durch Schraubenaufbauten oder Stiftaufbauten, die im Wurzelkanal verankert werden.

▸ Festsitzender Zahnersatz

39 Was versteht man unter einer Brücke?

Einen meistens festsitzenden Zahnersatz, der an beschliffenen Zähnen bzw. an Wurzeln befestigt ist.

In Einzelfällen werden auch herausnehmbare Brücken eingegliedert.

40 Wie nennt man die Teile 1 bis 5 einer Brücke (Bild)?

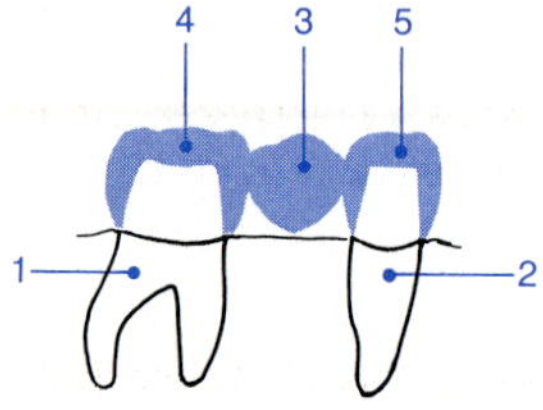

1 und 2: Brückenpfeiler
3: Brückenkörper
4 und 5: Brückenanker

Als Brückenglieder bezeichnet man jeden ersetzten Zahn und alle Anker.

41 Welche Aufgaben haben a) Brückenpfeiler, b) Brückenanker und c) Brückenkörper?

a) Brückenpfeiler dienen zur Befestigung der Brücke. Ihr Zahnhalteapparat fängt den Kaudruck auf, mit dem die Brücke belastet wird.
b) Brückenanker verbinden Brückenpfeiler und Brückenkörper miteinander.
c) Der Brückenkörper ersetzt die fehlenden Zähne.

42 Nennen Sie die drei Kronen, die als Brückenanker, nicht aber als Einzelkronen verwendet werden.

- Fingerhutkronen
- Teleskopkronen
- Konuskronen

Teleskop- und Konuskronen werden auch als Doppelkronen bezeichnet.

43 Wie nennt man die beiden Teile a) einer Teleskopkrone, b) einer Konuskrone?

a) Primäranker oder Innenteleskop und Sekundäranker oder Außenteleskop,
b) Primäranker oder Innenkonus und Sekundäranker oder Außenkonus.

Die Primäranker werden auf den Zahnstumpf zementiert. Die Sekundäranker werden am Brückenkörper verlötet und bleiben mit diesem zusammen herausnehmbar.

44 Welche Funktion haben Doppelkronen in Verbindung mit partiellen Prothesen?

Sie dienen als Halte- und Stützelemente.

45 Was versteht man unter einer Inlaybrücke?

Eine Inlaybrücke ist ein festsitzender Zahnersatz, dessen Brückenanker Gußfüllungen sind.

Eine Inlaybrücke macht der Zahnarzt nur in einem sehr kariesresistenten Gebiß und nur bei Patienten mit bester Mundhygiene.

46 Was bezeichnet man bei einer Brücke als Spanne?

Eine Spanne ist das Gebiet, das ein Brückenkörper zwischen zwei Pfeilern ersetzt.

Eine Spanne ersetzt einen oder mehrere Zähne.

47 Geben Sie an, wieviel Spannen und Glieder die Brücken haben, die mit den Symbolen „K“ und „B“ dargestellt sind: a) K-B-B-K, b) K-B-K-B-B-K, c) K-K-B-B-B-B-K-K, d) K-B-B-K-K-B-B-B-B-K-K-B-B-K.

a) Eine Spanne, 4 Glieder,
b) zwei Spannen, 6 Glieder,
c) eine Spanne, 8 Glieder,
d) drei Spannen, 14 Glieder.

Auch der Anhänger einer Freiendbrücke zählt als Spanne.

48 Was versteht man unter einer a) Endpfeilerbrücke, b) Freiendbrücke, c) Schwebebrücke?

a) Eine Endpfeilerbrücke ist an beiden Enden an Pfeilerzähnen verankert.
b) Bei einer Freiendbrücke befinden sich nur an einem Ende des Brückenkörpers ein oder mehrere Brückenanker.
c) Bei einer Schwebebrücke ist zwischen dem Brückenkörper und der Alveolarschleimhaut ein breiter Zwischenraum.

Eine Brücke, deren Brückenkörper auf der Schleimhaut aufliegt, nennt man Basisbrücke.

▸ Arbeitsgänge bei der Anfertigung von Kronen und Brücken

49 Welche Untersuchungen führt der Zahnarzt durch, ehe er einen Zahn überkront?

– Klinische Untersuchung
– Vitalitätsprüfung
– Messung der Taschentiefe
– Röntgenuntersuchung

50 Welchen Zweck hat das Beschleifen eines Zahnes vor der Aufnahme einer Krone?

– Platz schaffen für die Krone
– parallelwandigen Stumpf präparieren
– unter sich gehende Stellen beseitigen

Der größte Umfang des beschliffenen Stumpfes liegt da, wo die Krone endet.

51 Welche Instrumente und Hilfsmittel müssen zum Beschleifen eines Zahnes bereitliegen?

- Grundbesteck
- Spritzenbesteck und Anästhesielösung
- Diamanten und Bohrer
- Instrumente zum Abhalten
- Speichelzieher
- Absaugkanüle
- Gesichtsschutz für Behandler und Assistenz
- Großer Umhang, evtl. Brille für den Patienten
- Vaseline

52 Welche Aufgaben hat die Zahnarzthelferin während des Präparierens eines Zahnes für eine Krone?

- Absaugen
- Wange, Lippen und Zunge abhalten
- auf richtige Beleuchtung des Arbeitsfeldes achten
- ggf. zusätzlich Wasser oder Luft zuführen

53 Warum ist bei einer Kronenpräparation ein Gesichtsschutz besonders zu empfehlen?

Der Rückprall des Kühlwasser-Speichel-Blut-Gemischs kann zu einer Infektion führen.
Das Herausspringen feinster Zahn- oder Füllungsteile kann zu Augenverletzungen führen.

54 Nennen Sie zwei verschiedene Abformverfahren und die dazugehörigen Materialien für einen beschliffenen Zahn.

- Ringabformung mit Kupferring und z.B. Kerr
- ringlose Abformung durch Doppelabformung z. B. mit Silaplast-Silasoft

55 Wozu wird vor einer Korrekturabformung häufig ein Retraktionsfaden oder ein Retraktionsring in die Zahnfleischtasche gelegt?

Um die Tasche zu weiten, damit die Abformmasse leichter hineinfließen kann, und um die nach einer Präparation häufig auftretende Blutung zu stillen.

56 Welche Aufgabe hat der Quetschbiß aus Wachs oder einem Elastomer, der nach der Abformung gemacht wird?

Er fixiert die Lage des Unterkiefers zum Oberkiefer. Mit seiner Hilfe kann der Zahntechniker Arbeitsmodell und Gegenkiefermodell in der richtigen Position zusammenfügen.

57 Welchen Zweck hat das Einpinseln eines beschliffenen Zahnes mit einem Liner oder mit Lack?

Die Dentinkanälchen werden dadurch verschlossen und damit der direkte Zugang zur Pulpa versperrt.

Beispiele für Schutzlacke: Tector, Copalite, Hydroxiline.

58 Welche Instrumente bzw. Hilfsmittel benötigt der Zahnarzt zum Überprüfen des richtigen Sitzes einer Krone?

- Sonde zum Prüfen des Randschlusses
- Matrizenband oder Zahnseide für die Kontaktpunkte
- Artikulationspapier oder -folie zum Prüfen der Höhe

59 Worauf hat die Zahnarzthelferin beim Füllen von Kronen mit Befestigungszement zu achten?

- Füllmenge nach Angabe des Zahnarztes, meist ein Drittel oder die Hälfte der Krone
- Zement blasenfrei einbringen
- alle Kronenwände mit Zement ausstreichen
- keinen Zement auf die Außenflächen der Krone bringen

60 Was versteht man bei Brückenarbeiten unter einer Gerüsteinprobe?

Die Einprobe des Metallgerüstes ohne die zahnfarbenen Verblendungen.

61 Welche Instrumente und Hilfsmittel werden zu einer Gerüsteinprobe benötigt?

- Grundbesteck
- Hirtenstab
- Beißholz
- Artikulationspapier
- Handstück und Schleifsteinchen
- Farbring
- Spiegel für den Patienten
- Speichelzieher
- Anrührplatte und Spatel
- provisorischer Zement
- Füllspatel

▸ Provisorische Kronen und Brücken

62 Warum müssen präparierte Zähne durch ein Provisorium versorgt werden?

- Dem Patienten sollen Schmerzen erspart werden.
- Die Pulpa soll gegen das Eindringen von Bakterien geschützt werden.
- Im Frontzahnbereich aus kosmetischen Gründen.
- Wanderung und Kippung des beschliffenen Zahnes oder der Nachbarn soll verhindert werden.

- Das Zahnfleisch soll keine Gelegenheit haben, auf eine präparierte Stufe zu wuchern.

63 Welche zwei unterschiedlichen Möglichkeiten gibt es, beschliffene Zähne provisorisch zu versorgen?

- Konfektionsprovisorien aus Zinn, Aluminium, Zelluloid oder aus Kunststoff
- individuell angefertigte Provisorien aus einem zahnfarbenen Autopolymerisat

Individuelle Provisorien werden meist vom Zahnarzt im Mund des Patienten angefertigt, selten vom Zahntechniker im Labor.

64 Geben Sie die Arbeitsschritte zum Eingliedern einer provisorischen Zinnhülse an.

- Aussuchen der passenden Hülse
- Ausschneiden des Randes nach dem Zahnfleischverlauf
- Glätten, Polieren und Einbördeln des Randes
- Anrühren des provisorischen Zementes und Füllen der Hülse
- Einsetzen der Hülse
- Entfernen des Zementüberschusses, Endkontrolle der Bißhöhe

65 Welche Instrumente und Hilfsmittel sind zum Einpassen und Befestigen von Zinn- bzw. Aluminiumhülsen notwendig?

- Grundbesteck
- ggf. Ringmaß
- Hülse in passender Größe
- Kronenschere
- Schleifsteinchen und Gummipolierer
- Spitzzange
- Anrührplatte und Anrührspatel
- provisorischer Zement
- Füllspatel

66 Schildern Sie das Vorgehen beim Herstellen eines individuellen Provisoriums aus Kunststoff.

- Abformung des Zahnes vor dem Beschleifen
- Beschleifen
- Abdruck im Bereich des Zahnstumpfes mit Autopolymerisat füllen
- Abdruck in den Mund setzen
- Abdruck und Provisorium entfernen
- Provisorium ausarbeiten
- Kontrolle der Bißhöhe
- Einsetzen der Krone mit provisorischem Zement

Kunststoffe für solche Arbeiten sind z. B. Trim oder Protemp.

67 Welche Aufgaben hat die Zahnarzthelferin beim Herstellen eines individuellen Provisoriums durch den Zahnarzt?

- Instrumente und Materialien bereitstellen
- Abformmaterial anrühren
- Abdruck nach dem Entfernen säubern und materialgerecht lagern
- Kunststoff für das Provisorium anrühren und blasenfrei in den Abdruck füllen
- Provisorium säubern und trocknen
- provisorischen Zement anrühren und einfüllen

Abdrücke für Provisorien werden mit einem Alginat oder einem Elastomer genommen.

68 Mit welchen Instrumenten kann eine provisorische Krone abgenommen werden?

Mit einer Kralle, mit dem sogenannten Hirtenstab oder mit einem Handinstrument zur Zahnsteinentfernung.

▸ Herausnehmbarer Zahnersatz

69 Wodurch unterscheiden sich a) partielle von b) totalen Prothesen?

a) Partielle Prothesen sind durch Halteelemente an den Restzähnen befestigt.
b) Bei den totalen Prothesen gibt es keine Verankerungsmöglichkeiten am Restgebiß, da keine Zähne vorhanden sind.

70 Wie nennt man die im Bild a) und b) dargestellten Lücken und die Prothesen, mit denen solche Lücken versorgt werden?

a) 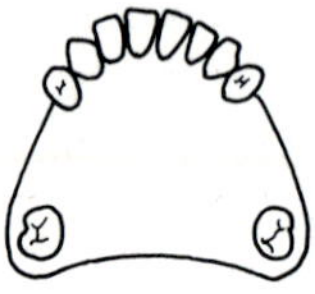

b) 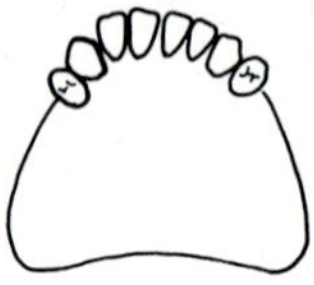

a) Schaltlücken oder Zwischenlücken; sie werden mit einer partiellen Schaltprothese versorgt.
b) Freiendlücken; sie werden mit einer partiellen Freiendprothese versorgt.

71 Was bezeichnet man bei einer Prothese als a) Prothesenbasis, b) Prothesensattel?

a) Prothesenbasis ist der Teil der Prothese, der auf der Schleimhaut aufliegt.
b) Prothesensattel ist der Teil der Prothesenbasis, der die künstlichen Zähne trägt.

Der Verbindungsteil zwischen den beiden Sätteln wird, wenn möglich, im Oberkiefer wie ein schmales Band gestaltet (Transversalbügel), im Unterkiefer als Bügel (Sublingualbügel).

72 Aus welchen Materialien besteht normalerweise die Prothesenbasis?

Aus Kunststoff oder aus Edelstahl (Chrom-Kobalt-Legierung).

73 Was bedeuten die Begriffe „parodontal abgestützt“ und „gingival getragen“ bei einer Prothese?

Parodontal abgestützt bedeutet, daß der Kaudruck vom Zahnhalteapparat der natürlichen Zähne aufgefangen wird.
Bei einer gingival getragenen Prothese fängt die Schleimhaut den ganzen Kaudruck auf.

Eine totale Prothese ist immer gingival getragen.

74 Mit welchen Halteelementen kann man Prothesen parodontal abstützen?

Mit
- gegossenen Auflageklammern
- Geschieben
- Teleskop- bzw. Konuskronen
- Steggeschieben

75 Wodurch hält die totale Prothese?

- Durch den Luftdruck, da zwischen Prothesenbasis und Schleimhaut ein Unterdruck besteht,
- durch die Adhäsionskräfte des Speichelfilmes,
- durch die Einlagerung der umgebenden Muskeln in die Außenflächen der Prothese.

Zum Aufrechterhalten des Unterdruckes ist es wichtig, daß die Prothese einen vollständig dicht schließenden Rand (Ventilrand) hat. Dies ist im Oberkiefer besser zu erreichen als im Unterkiefer.

76 Wie nennt man eine Prothese, deren Basis und Klammern in einem Arbeitsgang gegossen werden?

Einstückgußprothese oder Modellgußprothese.

77 Was versteht man unter einer Kombinationsarbeit (Kombinationsprothese)?

Sie besteht aus einem festsitzenden und einem herausnehmbaren Teil. Zwischen beiden Teilen sind Verbindungselemente angebracht.

78 Wie nennt man die beiden abgebildeten Einzelteile a) und b) eines Geschiebes?

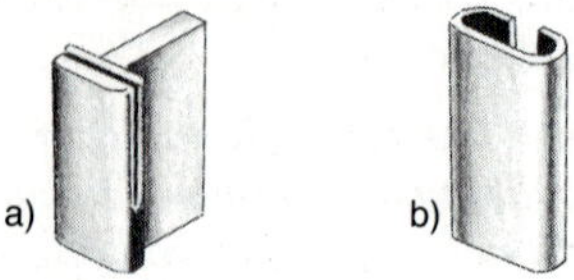

a) Patrize b) Matrize

Der Teil eines Geschiebes, der am überkronten natürlichen Zahn befestigt wird, wird als Primäranker bezeichnet, der andere, an der Prothese befestigte, als Sekundäranker.

79 Was versteht man unter der Verblockung von Zähnen?

Das Zusammenfassen von mehreren Zähnen zu einem sogenannten Widerstandsblock durch herausnehmbare oder festsitzende Schienen.

Festsitzende Schienen nennt man auch Primärverblockung, herausnehmbare Sekundärverblockung.

▸ Arbeitsgänge bei der Anfertigung totaler Prothesen

80 Welche Vorbereitungen können im zahnlosen Kiefer vor dem Anfertigen einer totalen Prothese notwendig sein?

Beispiele:
- Entfernen retinierter Zähne oder zurückgelassener Wurzeln
- Beseitigen eines Schlotterkammes
- Abtragen störender Knochenkanten

81 Geben Sie die einzelnen Behandlungsschritte zur Anfertigung von totalen Prothesen an.

- Situationsabformung
- Funktionsabformung
- Bißnahme
- Eingliederung
- Nachkontrolle

82 Welche Instrumente und Hilfsmittel stellen Sie für Situationsabformungen im zahnlosen Ober- und Unterkiefer bereit?

- Grundbesteck
- totale Abformlöffel für unbezahnte Kiefer
- ggf. Haftlack oder Leukoplast und Schere
- Alginat und Anrührzubehör
- Nierenschale

83 Was kann die Zahnarzthelferin tun, um einen Würgereiz bei der Abformung vermeiden zu helfen?

- Patienten aufrecht setzen
- Abformlöffel nicht zu voll füllen
- Patienten veranlassen, durch die Nase zu atmen (evtl. durch Beispiel)
- Material nicht zu dünn anrühren

In schwierigen Fällen wird der Zahnarzt vor der Abformung eine Oberflächenanästhesie machen.

84 Schildern Sie die Vorbereitung und den Verlauf einer Funktionsabformung.

- Einprobe des individuellen Löffels
- Abfräsen störender Ränder
- ggf. Randgestaltung mit Kerr
- Abformung, während deren Dauer der Patient aktiv Bewegungen durchführt bzw. der Zahnarzt die Lippen und Wangen des Patienten anspannt

Funktionabformungen werden in der Regel mit einem langsam abbindenden Elastomer genommen.

85 Was soll in der Bißnahme-Sitzung festgelegt werden?

- Die Beziehung des Unterkiefers zum Oberkiefer in der Vertikalen, Horizontalen und Sagittalen
- die Lage des Oberkiefers im Schädel

vertikal = senkrecht
horizontal = waagrecht
sagittal = in Richtung der Pfeilnaht, von vorn nach hinten

86 Was versteht man unter einer Bißschablone?

Eine Bißschablone ist eine vom Zahntechniker angefertige Kunststoffplatte, die anstelle der Zähne Wachswälle trägt.

87 Wie verläuft eine Handbißnahme mit Bißschablone?

- Feststellung, ob die Wachswälle die richtige Höhe haben
- ggf. Wachs auftragen oder abnehmen
- Wachswälle erweichen
- Patienten zubeißen lassen
- Wachswälle mit Metallkrampen fixieren
- Hilfslinien für den Zahntechniker einzeichnen

88 Welche Hilfslinien werden bei einer Bißnahme markiert?

Lippenschlußlinie, Lachlinie, Mittellinie, Eckzahnlinie.

Diese Linien erleichtern dem Zahntechniker das Aufstellen der künstlichen Zähne.

89 Womit kann man die Lage des Oberkiefers zum Schädel bestimmen?

Mit dem Anlegen eines Gesichtsbogens.

Namen von Gesichtsbögen sind z. B. Whip-Mix-Gesichtsbogen, Gesichtsbogen nach Hofmann.

90 Welche Instrumente und Hilfsmittel legen Sie für die Handbißnahme für totale Prothesen bereit?

- Mundspiegel
- Bißschablonen
- rosa Wachs
- Wachsmesser
- Flamme
- Farbstift
- Meßzirkel
- Holzspatel
- Heftklammern
- Zahnfarbring oder Zahnsortiment
- Handspiegel für Patienten

91 Wozu werden bei der Bißnahme Farbstifte und Meßzirkel benötigt?

- Mit dem Farbstift werden Markierungspunkte unter die Nase und auf das Kinn gezeichnet.
- Mit dem Meßzirkel wird die richtige Bißhöhe z. B. anhand der alten Prothese abgenommen.

Nach den Abmessungen kann man beurteilen, ob die Wachswälle der Bißschablonen die richtige Höhe haben.

92 Welche Instrumente und Materialien werden für die Einprobe der Wachsaufstellung totaler Prothesen benötigt?

- Grundbesteck
- Wachsaufstellung
- rosa Wachs
- Flamme
- Handspiegel
- Zellophanstreifen oder Artikulationspapier
- ggf. Haftpulver

93 Was kann die Zahnarzthelferin einem Patienten mit einer neuen totalen Prothese erklären?

- wie er beim Einsetzen und Herausnehmen der Prothese vorgehen soll,
- wie er die Prothese reinigen soll,

- daß er die Schleimhaut bürsten soll und warum,
- daß Prothesen nach einigen Tagen besser haften als am Tag der Eingliederung,
- wie er sich beim Auftreten von Druckstellen verhalten soll,
- wie er sich an das Sprechen mit der neuen Prothese gewöhnt,
- wie er sich beim Essen am besten an die neue Prothese gewöhnt.

94 Warum muß der Träger einer Totalprothese die Schleimhaut bürsten?

- Um Speisereste und abgeschilferte Epithelzellen zu entfernen,
- um die Schleimhaut zu massieren.

Das Massieren der Schleimhaut fördert die Durchblutung.

95 Welche Ratschläge kann man einem Patienten geben, um ihm das Essen mit einer totalen Prothese zu erleichtern?

Er sollte

- in den ersten Tagen nach der Eingliederung nicht versuchen, einzelne Bissen abzubeißen, sondern die Nahrung, z. B. Brot, in kleine, mundgerechte Bissen zu schneiden,
- nicht im Frontzahnbereich abbeißen, sondern hinter den Eckzähnen,
- beim Kauen beide Seiten gleichmäßig belasten.

Da die meisten Menschen eine bevorzugte Kauseite haben, muß der Patient das beidseitige Kauen bewußt üben.

96 Welche Instrumente und Hilfsmittel werden benötigt, wenn ein Patient zur Behandlung einer Druckstelle kommt?

- Grundbesteck
- Artikulationspapier bzw. -folie
- Kunststoff-Fräse
- keramische Schleifkörper
- Gummipolierer
- Paste zum Markieren der Druckstelle
- ggf. entzündungshemmende Salbe

Druckstelle = Dekubitus

97 Was versteht man unter einer Deckprothese (Cover-denture-Prothese)?

Eine Prothese, die aussieht wie eine totale Prothese, weil die wenigen noch vorhandenen natürlichen Zähne z. B. durch Konuskronen verdeckt werden.

Cover denture, sprich: kawer dentscher

▸ Arbeitsgänge bei der Anfertigung partieller Prothesen

98 Welche vorbereitende Arbeiten können vor der Abformung für eine partielle Prothese notwendig sein?

- Sanierung des Restgebisses
- Ausheilung von Zahnbetterkrankungen
- Einschleifen von Mulden für Klammerauflagen
- Überkronen von Klammerzähnen

99 Welche fünf Arbeitsgänge sind zum Anfertigen einer partiellen Modellgußprothese am Patienten erforderlich?

- Situationsabformung
- Gerüsteinprobe und Bißnahme
- Einprobe
- Eingliederung
- Nachkontrolle

Häufig wird nach Abformung mit einem Konfektionslöffel eine zweite Abformung mit individuellem Abformlöffel genommen.

100 Welche Instrumente und Hilfsmittel benötigt man beim Eingliedern einer partiellen Modellgußprothese?

- Grundbesteck
- Handspiegel
- Artikulationspapier bzw. -folie
- Schleifsteinchen
- Kunststoff-Fräse
- Gummipolierer
- Zange zum Biegen der Klammern

101 Welche Hinweise kann die Helferin einem Patienten mit einer neuen partiellen Modellgußprothese zur Mundhygiene geben?

- Mundhygiene ist für Träger einer Prothese noch wichtiger als zuvor.
- Zum Reinigen Prothese möglichst immer entfernen.
- Prothese mit Zahnbürste, evtl. auch unter Zugabe von Zahnpasta, von allen Seiten gründlich reinigen.
- Eigene Zähne vor dem Wiedereinsetzen der Prothese ebenfalls gründlich reinigen.

▸ Immediatprothese und Interimsprothese

102 Was versteht man unter einer Immediatprothese?

Eine Sofortprothese, d. h. eine Prothese, die sofort nach der Extraktion eingefügt wird.

immediat = unmittelbar
Immediatprothesen müssen nach der Wundheilung unterfüttert werden.

103 Nennen Sie die Arbeitsgänge der Sitzung, in der eine untere Immediatprothese zum Ersatz der Schneidezähne eingegliedert wird.

- Infiltrationsanästhesie
- Extraktion der Zähne
- ggf. Abtragen störender Knochensepten
- Einprobe und Korrektur der Prothese
- Eingliederung

104 Was versteht man unter einer Interimsprothese?

Den provisorischen Zahnersatz, der eingesetzt wird, um die Zeit bis zur endgültigen prothetischen Versorgung zu überbrücken.

Ein solcher Zahnersatz wird z. B. benötigt, um den Erfolg einer Parodontalbehandlung abzuwarten.

▸ Wiederherstellungen

105 Welchen Sinn hat das Unterfüttern einer Prothese?

Durch Auftragen von Kunststoff können mangelhaft sitzende Prothesen dem Kiefer wieder genau angepaßt werden.

106 Warum müssen Prothesen von Zeit zu Zeit unterfüttert werden?

Weil der Kiefer sich im Lauf der Jahre, wie jedes lebende Gewebe, verändert, und dadurch Prothesenbett und Prothesenbasis nicht mehr zusammenpassen.

107 Geben Sie den Unterschied an zwischen a) direkter und b) indirekter Unterfütterung.

a) Bei der direkten Unterfütterung wird vom Zahnarzt ein Kaltplast (Autopolymerisat) auf die Prothesenbasis aufgetragen und im Mund des Patienten angepaßt.
b) Die indirekte Unterfütterung wird vom Zahntechniker im Labor durchgeführt. Er benötigt dazu einen Abdruck des betreffenden Kiefers mit der zu unterfütternden Prothese.

108 Schildern Sie das Vorgehen bei einer indirekten Unterfütterung in beiden Sitzungen.

1. Sitzung:
- Prothese säubern und trocknen
- Anrühren und Auftragen des Abformmaterials
- Abformung als Situationsabformung oder als Funktionsabformung

2. Sitzung:
- Einprobe und evtl. Korrektur der unterfütterten Prothese
- Überprüfen der Okklusion
- Eingliederung

109 Welche Instrumente und Materialien werden für die direkte Unterfütterung benötigt?

- Grundbesteck
- Reparaturfräse
- Autopolymerisat und Anrührzubehör
- Vaseline
- Kunststoff-Fräse
- Gummipolierer

110 Unter welchen Bedingungen kann es zum Bruch der Prothese kommen?

- Durch äußere Gewalteinwirkung
- durch Ermüdung des Materials vor allem bei schlecht sitzenden, schaukelnden Prothesen

111 In welchem Fall ist zur Reparatur eines Bruchs bei einer Prothese a) kein Abdruck nötig, b) ein Abdruck erforderlich?

a) Wenn die Bruchstücke sich in der Hand genau zusammenfügen lassen.
b) Wenn es sich um einen sogenannten Defektbruch handelt, d.h. wenn ein Stück vom Prothesenkunststoff fehlt.

7.5 Kieferorthopädische Behandlung

1 Welche Aufgaben hat die Kieferorthopädie?

Verhütung und Behandlung von Kieferanomalien, d.h.
- Korrektur von Zahnfehlstellungen,
- Behebung von Form- und Lageveränderungen der Kiefer.

Ein eugnathes Gebiß ist ein ausgeglichenes, wohlgeformtes Gebiß. Von einem dysgnathen Gebiß spricht man, wenn eine Fehlentwicklung der Zahnstellung oder der Kiefer vorliegt.

▸ Verhütung von Anomalien

2 Wodurch kann eine Mutter bereits beim Säugling darauf einwirken, daß es zu einer normalen Kieferentwicklung kommt?

- Möglichst stillen, zumindest in den ersten Wochen
- bei Flaschennahrung Saugerloch nicht vergrößern
- versuchen, das Fingerlutschen zu verhindern
- rechtzeitig harte Nahrung zum Beißen geben
- versuchen, einseitige Schlaflage zu vermeiden

Bei „Lutschkindern" ist ein Nuk-Sauger das kleinere Übel als die Finger.

3 Warum ist Zähneputzen bereits beim Kleinkind wichtig zur Vermeidung von Kieferanomalien?

Bei frühzeitigem Milchzahnverlust kann es zu Unregelmäßigkeiten beim Durchbruch der bleibenden Zähne und zu mangelhaftem Kieferwachstum kommen.

Milchzahnverlust mehr als drei Jahre vor dem Zahnwechsel führt zu Durchbruchsverzögerung bei den bleibenden Zähnen.
Milchzahnverlust weniger als drei Jahre vor dem Zahnwechsel führt zu verfrühtem Durchbruch oft an falscher Stelle.

4 Worauf kann Mundatmung beruhen?

- Zu groß entwickelte Rachenmandel
- Nasenpolypen oder Verbiegung der Nasenscheidewand
- Angewohnheit

Kinder mit behinderter Nasenatmung werden vor einer kieferorthopädischen Behandlung dem Hals-Nasen-Ohren-Arzt vorgestellt.

5 Wodurch kann man einem Kind eine habituelle (gewohnheitsmäßige) Mundatmung abgewöhnen?

- Durch spielerisches Muskeltraining der Lippenmuskeln
- durch Eingliedern einer Mundvorhofplatte.

6 Wodurch kann Rachitis verhindert werden?

- Vernünftige Ernährung von Mutter und Kind, d.h. durch Vitamin-D-reiche und calciumreiche Nahrung,
- die Haut des Kindes möglichst häufig dem Tageslicht aussetzen,
- ggf. zusätzliche Gabe von Vitamin-D-Präparaten.

7 Bis zu welchem Lebensalter sollte man einem Kind das Lutschen spätestens abgewöhnt haben?

Bis zum 4. Lebensjahr.

8 Wie kann man einem Vierjährigen das Lutschen abgewöhnen?

- Viel Zuwendung,
- vor dem Einschlafen dabeisitzen,
- vom Lutschen ablenken,
- loben, wenn das Kind einmal den Finger nicht im Mund hat.

9 Wie kann man einem Neunjährigen das Lutschen abgewöhnen?

- Durch Zuwendung und Anerkennung.
- Einen schriftlichen Vertrag mit Unterschriften aller Beteiligten abschließen.
- Eine Erfolgsstatistik führen.

Versuche, an die Einsicht zu appellieren, ebenso Drohungen, sind bei Neunjährigen meist erfolglos.

10 Warum kann man sagen: der Kieferorthopäde sorgt mit seiner Behandlung auch für Karies- und Parodontalprophylaxe?

- Weil er Schmutznischen beseitigt, in denen sich schwer zu entfernende Beläge festsetzen können,
- weil er eine reguläre Verzahnung und damit eine günstige Belastung des Zahnbettes herstellt.

▸ Diagnostik in der Kieferorthopädie

11 In welche fünf Abschnitte gliedern sich die Maßnahmen bei einem kieferorthopädischen Behandlungsfall?

- Befunderhebung
- Diagnosestellung
- Behandlungsplanung
- Behandlungsphase
- Retentionsphase

12 Welche Punkte umfaßt die Befunderhebung vor einer kieferorthopädischen Behandlung?

- Anamnese
- klinische Untersuchung
- Röntgenuntersuchungen
- Modellanalyse
- Gesichtsanalyse

Anamnese = Erhebung der Vorgeschichte einer Krankheit

13 Wonach wird bei der kieferorthopädischen Anamnese gefragt?

- Säuglingsernährung (Stillen oder Flaschennahrung)
- Gründe für frühzeitigen Milchzahnverlust
- Kinderkrankheiten
- Vorkommen von Anomalien in der Familie
- Beginn der 1. Dentition

14 Welche Feststellungen trifft der Zahnarzt bei der klinischen Untersuchung?

- Sind alle Zähne altersgemäß durchgebrochen?
- In welchem Zustand sind Zähne und Zahnfleisch?
- Wie ist es mit der Mundhygiene bestellt?
- Wie ist der Muskeltonus?

15 Nennen Sie drei wichtige Befunde, über die der Röntgenstatus der Zähne vor einer kieferorthopädischen Behandlung Auskunft geben soll.

Beispiele:
- Sind alle Zähne angelegt?
- Sind überzählige Zähne vorhanden?
- Wie liegen die Zahnkeime?

16 Wozu dient die Fernröntgenaufnahme bei der kieferorthopädischen Befunderhebung?

Sie gibt Auskunft über Entwicklung und Lagebeziehung der Kiefer zum Schädel und des Unterkiefers zum Oberkiefer.

17 Was kann der Kieferorthopäde an der Röntgenaufnahme des Handskeletts feststellen?

Ob die Knochenentwicklung dem kalendarischen Alter des Kindes entspricht.

Diese Feststellung ermöglicht es, eine Prognose (Voraussage) über die Behandlungsdauer zu machen.

18 Welche Abweichungen mißt der Zahnarzt am Modell anhand a) der Tuberebene, b) der Raphe-Median-Ebene, c) der Kauebene?

a) Sagittale Abweichungen
b) transversale Abweichungen
c) vertikale Abweichungen

19 Nennen Sie Beispiele für a) sagittale, b) transversale, c) vertikale Anomalien.

a) Progenie, Prognathie
b) Kreuzbiß
c) offener Biß, tiefer Biß

20 Für welche drei Zwecke fertigt der Kieferorthopäde Situationsabformungen an?

Zur Herstellung von
- Situationsmodellen zur Planung
- Arbeitsmodellen, auf denen der Zahntechniker die Behandlungsgeräte anfertigt
- Kontrollmodellen, die den Behandlungsablauf dokumentieren

21 Wieviel Jahre müssen kieferorthopädische Modelle aufbewahrt werden?

Drei Jahre nach dem Ende der Behandlung

22 Von welchen Objekten werden im Rahmen der KfO-Befunderhebung Fotografien angefertigt?

- Gesicht von vorn und im Profil,
- Gebiß in Okklusionsstellung.

23 Welche Feststellungen kann man anhand der Fotografien treffen?

- Ist das Profil im Vergleich zu einem Durchschnittsgesicht normal entwickelt?
- Liegt eine Verschiebung der Mittellinie vor?
- Sind die Gesichtshälften symmetrisch entwickelt?

24 Welche Aufgaben kann die Zahnarzthelferin im Rahmen der Befunderhebung in einem kieferorthopädischen Fall erfüllen?

- Bereitlegen der Instrumente
- Aufnahme der Befunde nach Diktat
- Röntgenaufnahmen und Fotografien nach Anweisung anfertigen
- Bezugslinien in die Fernröntgenaufnahmen und in die Fotografien einzeichnen
- Abformmaterial anrühren
- Modelle ausgießen und sockeln

Wichtig ist, daß die Zahnarzthelferin versucht, ein Vertrauensverhältnis zum Kind aufzubauen. Sie hat häufig leichter Zugang zu dem kleinen Patienten als der behandelnde Zahnarzt.

▸ Behandlungsmöglichkeiten

25 Nennen Sie die drei Gruppen von intraoralen kieferorthopädischen Behandlungsgeräten.

- Festsitzende Geräte
- herausnehmbare aktive Geräte
- herausnehmbare passive Geräte

26 Nennen Sie zwei extraorale Hilfsmittel für die kieferorthopädische Behandlung.

- Kopf-Kinn-Kappe
- Headgear

Headgear = Kopfgeschirr

27 Welche chirurgischen Eingriffe können die kieferorthopädische Behandlung unterstützen oder ersetzen a) bei Zahnüberzahl, b) bei Diastema, c) bei retinierten Zähnen d) bei Progenie?

a) Extraktion der Zähne oder Entfernung der Zahnkeime
b) Beseitigen des Lippenbändchens und Schwächen des Septums
c) Freilegen der Zähne zur kieferorthopädischen Einstellung
d) Teilresektion des Kieferknochens.

28 Was versteht man unter einer myofunktionellen Therapie?

Das spezielle Training von Zunge, Kaumuskeln und mimischen Muskeln durch Übungen.

Eine myofunktionelle Therapie kann man z. B. anwenden, wenn ein Kind beim Schlucken gewohnheitsmäßig die Zunge zwischen die Zähne schiebt.

▸ Herausnehmbare Behandlungsgeräte

29 Aus welchen Einzelteilen ist eine aktive Dehnplatte, z. B. nach Schwarz, aufgebaut?

- Geteilte Basisplatte aus Kunststoff
- Schraube
- Halteelemente
- Labialbogen

Halteelemente sind z. B. Adamsklammern und Pfeilklammern.

30 Welche Wirkung hat das Aufdrehen der Dehnschraube bei einer Dehnplatte?

Der Sägespalt wird breiter, dadurch drückt die Basisplatte gegen die Zähne, denen sie anliegt.

31 Welche Reaktionen werden im Kiefer durch den Druck der Dehnplatte ausgelöst?

Der Knochen wird in der Druckzone abgebaut, die Zähne wandern in dieses Gebiet hinein. Hinter den gewanderten Zähnen wird neuer Knochen aufgebaut.

32 Wozu dient a) eine Protrusionsfeder, b) eine Retrusionsfeder?

a) Die Protrusionsfeder dient zum Vorschieben und/oder zum Drehen eines einzelnen Zahnes.
b) Die Retrusionsfeder schiebt oder zieht einen einzelnen Zahn zurück.

Protrusions- und Retrusionsfedern werden aus federndem Stahldraht gebogen.

33 Was versteht man unter einem Funktions-Kieferorthopädischen Gerät (FKO-Gerät)?

Es ist ein passives Gerät, das lose in der Mundhöhle liegt. Es besteht aus einem Kunststoffblock, der Oberkiefer und Unterkiefer umfaßt.

Das FKO-Gerät heißt auch Aktivator.

34 Auf welche Weise wirkt ein passives Behandlungsgerät?

Das passive Gerät wird durch Muskeltätigkeit bewegt und gegen die Zähne gestoßen. Dadurch bekommt der Kiefer ständig Impulse, die zu Umbauvorgängen führen.

Passive Behandlungsgeräte sind z.B. Aktivator, Funktionsregler nach Fränkel und Bionator nach Balters.

35 Welche zwei Hauptaufgaben hat der Aktivator?

- Veränderung der Bißlage und
- Veränderung der Bißhöhe

Durch Eingliederung eines Aktivators kann gleichzeitig die habituelle Mundatmung abgestellt werden.

36 Was versteht man in der Kieferorthopädie unter einer schiefen Ebene?

Die schiefe Ebene ist ein herausnehmbares oder festzementiertes Behandlungsgerät. Es hat im Seitenzahnbereich einen Aufbiß, im Frontzahnbereich eine Aufbißebene, die in einem bestimmten Winkel geneigt ist.

37 Welche Wirkung hat die Schiefe Ebene?

Sie ermöglicht bei progener Verzahnung (Rückbiß der oberen Schneidezähne) ein Überstellen des oder der falsch beißenden Zähne in die richtige Bißlage.

Die Behandlung mit der Schiefen Ebene dauert meist nur einige Wochen.

38 Was ist eine Mundvorhofplatte?

Ein Behandlungsmittel aus Kunststoff, das ohne Halteelemente und ohne aktive Behandlungselemente lose im Mundvorhof getragen wird.

Mundvorhofplatten kann man individuell anfertigen oder in verschiedenen Größen vom Dentalhandel beziehen.

39 Nennen Sie drei Fälle, in denen eine Mundvorhofplatte eingegliedert wird.

Zum Abgewöhnen
- des Lutschens
- des Lippenbeißens
- der habituellen Mundatmung

40 Welche Vorteile haben herausnehmbare Behandlungsgeräte?

- Sie können zum Essen und zum Zähneputzen aus dem Mund genommen werden.
- Sie sind leicht zu reparieren bzw. zu ändern.

41 Welchen entscheidenden Nachteil haben herausnehmbare Behandlungsgeräte?

Der Behandlungserfolg hängt von der Mitarbeit des Patienten ab, der die vorgeschriebene Tragedauer einhalten kann oder nicht.

42 Welche Instrumente und Hilfsmittel sind zum Eingliedern eines herausnehmbaren kieferorthopädischen Behandlungsgerätes erforderlich?

- Grundbesteck
- Biegezangen für die aktiven Elemente und die Halteelemente
- Blaupapier
- Kunststoff-Fräse
- Gummipolierer
- Handspiegel
- Schlüssel zum Aktivieren der Schraube

43 Welche Hinweise bekommen Kind bzw. Eltern nach dem Einsetzen eines herausnehmbaren Behandlungsgeräts?

- Mindesttragedauer unbedingt einhalten
- Gerät und Zähne regelmäßig pflegen
- Kontrolltermine einhalten
- Schrauben nach Anweisung aufdrehen
- Gerät in speziellem Behälter aufbewahren, wenn es nicht getragen wird
- Bei Schwierigkeiten auch außerhalb des Kontrolltermins den Zahnarzt aufsuchen

44 Welche Aufgabe hat die Zahnarzthelferin während der Behandlungsphase mit herausnehmbaren Geräten?

- Nach dem Einsetzen Anweisungen erteilen
- Darauf achten, daß die Kontrolltermine eingehalten werden, notfalls schriftlich mahnen
- Mundhygiene überprüfen
- Zwischenmodelle ausgießen, sockeln und archivieren
- Kinder zum Tragen der Geräte motivieren

Motiv = Beweggrund;
Motivation = Patienten durch Erklärungen zum gewünschten Verhalten veranlassen.

▸ Festsitzende Behandlungsgeräte

45 Wodurch werden festsitzende Behandlungsgeräte befestigt?

- Durch dünne Stahlbänder mit aufgeschweißten Haltevorrichtungen (Schlösser, Brackets)
- durch Kunststoffblöckchen mit einpolymerisierten Brackets

Wenn ein Großteil oder alle der vorhandenen Zähne bebändert werden, dann spricht man von einer Multibandbehandlung.

46 Wie werden a) Stahlbänder, b) Kunststoffbrackets an den Zähnen befestigt?

a) Stahlbänder werden aufzementiert,
b) Kunststoffbrackets werden mit Kunststoff auf die angeätzte Schmelzoberfläche geklebt.

47 Welche aktiven Elemente werden bei der Multibandbehandlung eingesetzt?

- federnde Stahlbögen
- Einzelfederchen
- Gummizüge

48 Was ist ein Headgear?

Ein extraorales Behandlungsmittel, das bei Multibandbehandlungen eingesetzt werden kann. Ein Headgear besteht aus einer Kopfkappe aus festen Bändern und einem Gesichtsbogen.

Der Gesichtsbogen wird einerseits an den bebänderten Zähnen befestigt, auf der anderen Seite mit Gummibändern an der Kopfkappe. Dadurch entsteht ein Zug auf die Zähne.

49 Was versteht man unter einer Kopf-Kinn-Kappe?

Ein extraorales Behandlungsmittel aus einer bandförmigen Kopfkappe und einer Kinnkappe aus Kunststoff. Beide sind durch Gummizüge miteinander verbunden.

Eine Kopf-Kinn-Kappe kann man z. B. zur Unterstützung einer Progeniebehandlung nachts tragen lassen.

50 Welche Vorteile haben festsitzende Behandlungsgeräte?

- Der Patient kann die Behandlung nicht negativ beeinflussen, weil er das Gerät nicht herausnehmen kann.
- Die Behandlungszeit ist wesentlich kürzer als bei herausnehmbaren Geräten.

Einen Headgear kann der Patient allerdings entfernen.

51 Welche Nachteile haben festsitzende Geräte?

- Sie stellen eine ständige kosmetische Beeinträchtigung dar.
- Die Gefahr der Kariesentstehung und/oder einer Zahnfleischentzündung ist bei mangelhafter Mundpflege sehr groß.

52 Welche besonderen Hilfsmittel gibt es zur Mundpflege bei festsitzenden Behandlungsgeräten?

- Munddusche
- spezielle Zahnbürsten (ein- oder zweireihig)

▶ Retentionsphase

53 Was versteht man bei einer KfO-Behandlung unter der Retentionsphase?

Die Retentionsphase ist die Zeit, die sich an die eigentliche aktive Behandlung anschließt. In dieser Zeit muß der Patient eine Retentionsplatte tragen.

54 Warum ist nach einer kieferorthopädischen Behandlung eine Retentionsphase erforderlich?

Weil sich der Kieferknochen und das Kiefergelenk den durchgeführten Zahnstellungskorrekturen und Lageveränderungen erst anpassen müssen. Diese Anpassung geht nicht so schnell vor sich wie die Zahnstellungsänderungen.

55 Was kann passieren, wenn ein Patient die geplante Retentionszeit nicht einhält?

Es kommt zu einem Rezidiv, d. h. die Zähne wandern in ihre alte Stellung zurück.

56 Wie lange dauert eine kieferorthopädische Behandlung im Schnitt?

Etwa drei Jahre.

Es gibt Behandlungen, die wesentlich kürzer dauern, aber auch längerdauernde.

57 Welche Regel gilt für das Verhältnis von Behandlungsdauer zu Retentionsdauer?

Je kürzer die Behandlungsdauer, um so länger die Retentionsdauer und umgekehrt.

7.6 Systematische Behandlung von Zahnbetterkrankungen

1 Warum müssen Zahnbetterkrankungen unbedingt behandelt werden?

Weil sie nicht von selbst ausheilen und weil bei Nichtbehandlung die Zähne schließlich verloren gehen.

Über die Hälfte aller Zähne müssen wegen einer Parodontopathie extrahiert werden.

2 In welche Abschnitte kann man die systematische Parodontalbehandlung einteilen?

- Vorbehandlung (Initialbehandlung)
- Befunderhebung, Diagnosestellung und Therapieplan nach dem Parodontalstatus
- Therapie
- Nachsorge

▶ Vorbehandlung

3 Welchen Sinn hat die von den gesetzlichen Krankenkassen zur Bedingung gemachte Vorbehandlung bei einer Parodontalbehandlung?

Die Vorbehandlung soll hygienische Verhältnisse in der Mundhöhle schaffen, die Mundhygiene beim Patienten verbessern und ihn für die nachfolgende Behandlung motivieren.

Die Vorbehandlung kann man auch als Hygienephase bezeichnen.

4 Warum ist eine Parodontalbehandlung ohne aktive Mitarbeit des Patienten sinnlos?

Weil die Hauptursache der meisten Zahnbetterkrankungen die Beläge sind. Wenn der Patient seine Mundhöhle nicht regelmäßig und ordentlich pflegt, kommt die Erkrankung trotz aller Bemühungen des Zahnarztes nicht zum Stillstand.

Siehe auch Kapitel Kariesprophylaxe Seite 139.

5 Was gehört zur Vorbehandlung?

- Hinweise zur Mundhygiene
- Ernährungsberatung
- Zahnärztliche Maßnahmen zur Verbesserung der Mundverhältnisse
- Kontrolle der Mundhygiene

Die Vorbehandlung dauert, je nach Fall drei bis acht Wochen.

6 Welchen Sinn hat das Anfärben von Belägen (Plaques)?

Dem Patienten soll gezeigt werden, an welchen Stellen Beläge bevorzugt liegen bleiben. Das erleichtert ihm die häusliche Mundpflege.

7 Was versteht man unter a) Papillenblutungsindex (PBI), b) Plaque-Index (PI)?

a) Die Feststellung der Blutungsbereitschaft des Zahnfleisches und das schriftliche Festhalten des Ergebnisses.
b) Die Feststellung, wie stark die Belagbildung auf den Zähnen eines Patienten ist.

Der PBI gibt Auskunft über den Entzündungsgrad des Zahnfleisches. Er ist eine hervorragende Motivationshilfe zur Mundhygiene.

8 Was versteht man unter „professioneller Zahnreinigung"?

Das Beseitigen von weichen und harten Belägen sowie von Farbbelägen durch den Zahnarzt.

9 Welche örtlichen Reizfaktoren – abgesehen von den Belägen – entfernt der Zahnarzt bei der Vorbehandlung vor einer systematischen Pa-behandlung?

- Überstehende Kronen- und Füllungsränder
- rauhe Füllungen
- kariöse Defekte
- Zahnwurzeln

10 Zählen Sie Instrumente und Hilfsmittel auf, die bei der professionellen Zahnreinigung eingesetzt werden können a) zur Zahnstein- und Konkremententfernung, b) zur Politur.

a)
- Scaler und Feilen
- Maschineninstrumente
- Ultraschallgerät

b)
- kelch- und radförmige Bürstchen
- Gummikelche
- Schleif- und Polierpasten

▸ Ultraschallgeräte zur Entfernung harter Zahnbeläge

11 Was ist Ultraschall?

Ultraschall ist für das menschliche Gehör nicht mehr wahrnehmbarer Schall. Die Frequenz liegt oberhalb von 20000 Hertz je Sekunde (20000 Hertz = 20 Kilohertz).

Der Hörbereich des menschlichen Ohrs geht von etwa 16 Hertz (untere Hörgrenze) bis etwa 16000 Hertz (obere Hörgrenze). Im Alter läßt die Fähigkeit, hohe Töne zu hören, stark nach.

12 Welche Wirkung haben die Ultraschallwellen eines Zahnsteinentfernungsgerätes?

Sie versetzen eine feine Arbeitsspitze in hochfrequente Schwingungen, so daß sie vibriert. Berührt man mit der Spitze die harten Zahnbeläge, so wird das Gefüge gelockert, und sie werden vom Zahn abgesprengt.

Durch den Wasserstrahl werden die gelösten Teilchen fortgespült.

13 Warum darf bei der Zahnsteinentfernung mit Ultraschall die Wasserzufuhr nicht zu gering sein?

Um Schäden am Zahnfleisch und Zahnzement durch die hohen Temperaturen zu vermeiden, die beim Arbeiten mit Ultraschall entstehen.

Die Temperatur kann dabei bis etwa 200 °C ansteigen.

14 Warum sollen Behandler und Assistenz beim Benützen eines Ultraschallgerätes das Gesicht schützen?

Durch den Sprühnebel werden Keime, Speichel- und Bluttröpfchen versprüht. Das kann zu Infektionen führen. Ferner können feine und feinste abgelöste Zahnstein- bzw. Konkrementteilchen in die Augen gelangen und Verletzungen hervorrufen.

Als Gesichtsschutz eignen sich Schutzbrille sowie Nasen- und Mundschutz oder ein Gesichtsschild aus Plastik.

15 Warum müssen die Arbeitsansätze von Ultraschall-Zahnreinigungsgeräten nach jeder Behandlung ausgewechselt und sterilisiert werden?

Die Arbeitsansätze kommen direkt mit Blut und mit Keimen in Kontakt. Außerdem werden beim Entfernen von Zahnstein und anderen Belägen Keime versprüht.

16 Wodurch kann eine Keimübertragung über nicht sterilisierbare Handstücke von Ultraschallgeräten vermieden werden?

- Sorgfältige Desinfektion der Handstücke bzw. Griffe
- Verwendung von Kunststoffhüllen (Einmalartikel)

17 Warum werden die Zähne nach dem Entfernen der harten Beläge immer poliert?

Weil sie danach rauh sind. An diesen rauhen Stellen können sich sehr schnell neue Beläge festsetzen.

18 Welche Aufgaben hat die Helferin bei der Vorbehandlung (Initialbehandlung)?

- Aufklärung des Patienten über richtige Mundhygiene und richtige Ernährung
- Vorbereitung und Mithilfe bei der Zahnreinigung
- Niederschrift der Befunde bei Kontrolluntersuchungen

19 Wie sollte die Nahrung beschaffen sein, damit das Zahnbett nicht geschädigt wird?

- Sie sollte hart und faserreich sein, um Beläge abzuscheuern und um das Zahnfleisch zu massieren.
- Sie sollte die Belagbildung nicht begünstigen, also nicht klebrig sein.
- Sie sollte reich an Vitamin C sein.

▸ Parodontalstatus

20 Welche Unterlagen müssen vor Beginn der PA-Behandlung vorliegen?

- genehmigter PA-Status
- Modelle von Ober- und Unterkiefer
- Röntgenstatus

21 Nach welchen Allgemeinerkrankungen fragt der Zahnarzt bei der Erhebung der Anamnese für den Parodontalstatus?

- Zuckerkrankheit
- Gefäßerkrankungen
- Magen-Darm-Erkrankungen

22 Warum ist es bei einer geplanten PA-Behandlung wichtig, nach Allgemeinerkrankungen zu fragen?

Weil diese Erkrankungen den Krankheitsverlauf und die Therapie bei einer Parodontopathie ungünstig beeinflussen können.

23 Welche Daten der speziellen Vorgeschichte sind für den Parodontal-Status wichtig?

- Hatte der Patient früher Gingivitis-ulcerosa-Erkrankungen?
- Neigt der Patient zu Belagbildung und/oder zu Zahnfleischbluten?
- Beobachtete er Zahnwanderungen?
- Wodurch gingen Zähne verloren?
- Hat zu einem früheren Zeitpunkt eine kieferorthopädische Behandlung stattgefunden?
- Betreibt der Patient Parafunktionen?

24 Welche Parafunktionen werden im Rahmen des Parodontalstatus aufgenommen?

- Knirschen
- Pressen
- Lippenpressen
- Zungenpressen

Weitere Parafunktionen sind z. B. Lippensaugen, Wangenbeißen oder auch Lutschunarten. Parafunktionen werden meist unbewußt ausgeführt.

25 Welche Folgen können Parafunktionen im Gebiß haben?

- Überlastung des Zahnbettes, die zu Zahnwanderung, Zahnlockerung und Zahnverlust führen kann
- Abrasion von Zähnen
- Bruch von Zahnersatz
- Kiefergelenkbeschwerden

Abrasion = Abrieb

26 Was bedeuten die Symbole a) bis d) auf dem Parodontalstatus (Bild)?

a) Fehlende Zähne
b) tiefzerstörte, nicht erhaltungswürdige Zähne, auch geplante Extraktionen
c) freiliegende Bi- und Trifurkationen
d) marktote Zähne

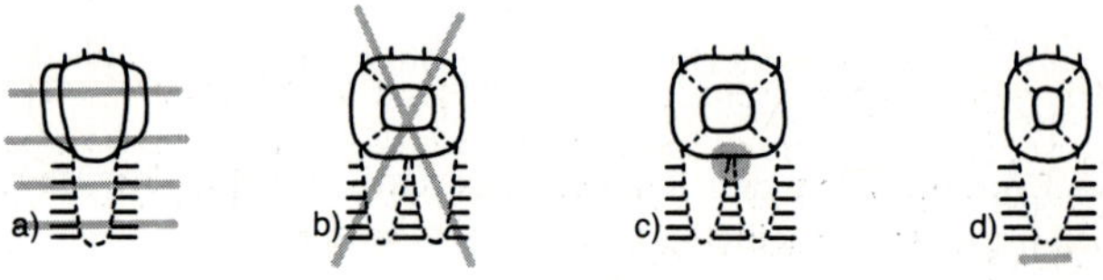

27 Welche Bedeutung haben die Zahlenangaben bei den beiden Darstellungen a) und b) im Bild?

a) Millimeterangaben der Taschentiefe mesial und distal gemessen
b) Millimeterangaben der Taschentiefe facial und oral gemessen

a) 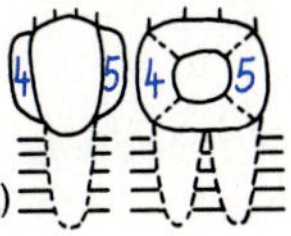 b) 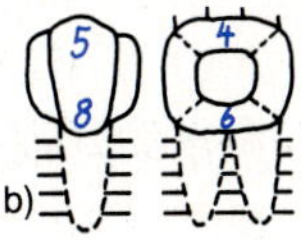

28 Mit welchen Farben werden die Angaben zu den Fragen 26 und 27 auf dem Parodontal-Status gemacht?

Blau: fehlende Zähne und Taschentiefen
Rot: – nicht erhaltungswürdige Zähne
– freiliegende Wurzelteilungen
– negatives Ergebnis der Vitalitätsprüfung

29 Welche drei Arten von Sonden werden zum Messen der Taschentiefe verwendet?

– Parodontometer in Form von Drahtschlaufen
– starre Parodontalsonden, ganz aus Metall
– Parodontalsonden mit beweglichem Kunststoffaufsatz

30 Welche drei Grade der Zahnlockerung unterscheidet man?

I = gerade fühlbar
II = sichtbar
III = beweglich auf Lippen und Zungendruck und/oder in axialer Richtung

Die Zahnlockerung kann manuell oder mit Hilfe einer mechanischen oder einer elektronischen Vorrichtung (z. B. Periotestgerät) gemessen werden.

31 Welche Art von Behandlung ist vorgesehen, wenn auf dem Parodontal-Status die Felder „Taschentherapie“ angekreuzt werden?

Eine Lokalbehandlung durch einen parodontal-chirurgischen Eingriff.

32 Nennen Sie die drei häufigsten Arten von parodontal-chirurgischen Eingriffen.

– subgingivale Kürettage
– Gingivektomie
– Lappenoperation

Neben den eigentlichen parodontal-chirurgischen Eingriffen sind im Verlauf der Behandlung einer Zahnbetterkrankung auch weitere chirurgische Maßnahmen denkbar, z. B. das Entfernen tiefzerstörter Zähne oder das Verlegen störender Bänder.

33 Welche Maßnahmen können im PA-Plan außer der Taschentherapie noch beantragt werden?

- Einschleifen
- temporäre Schienung
- definitive Schienung
- Munddusche

Auch die auf den chirurgischen Eingriff folgende Nachbehandlung wird beantragt.

34 Welche Maßnahmen bei einer PA-Behandlung gehören zur funktionellen Behandlung?

- Einschleifen von Okklusion und Artikulation
- Ausschaltung von Parafunktionen durch Aufbißschiene
- Ersatz fehlender Zähne
- myofunktionelle Therapie

Myofunktionelle Therapie siehe Kieferorthopädie (Seite 241).

▸ Behandlungsmaßnahmen

35 Wie verläuft eine subgingivale Kürettage?

- Anästhesie
- Entfernung der subgingivalen harten Beläge
- Abtragen der infizierten Wurzelzementschicht
- Entfernung von Granulationsgewebe und von Taschenepithel

Eine Kürettage wird durchgeführt, wenn die Taschentiefe nicht mehr als 4 mm beträgt. Man will damit ein Reattachment, d. h. ein Wiederanwachsen des Zahnfleisches am Zahn erreichen.

36 Was versteht man unter einer Gingivektomie?

Die chirurgische Abtragung der marginalen Gingiva bei gewuchertem Zahnfleisch.

37 Mit welchen Instrumenten kann der Zahnarzt das Zahnfleisch bei einer Gingivektomie abtragen?

Mit Hilfe von
- Skalpell
- feiner Zahnfleischschere
- Schlinge eines Elektrochirurgie-Gerätes

38 Was versteht man unter einem Elektrochirurgie-Gerät?

Ein Gerät, in dem ein hochfrequenter, d.h. sehr kurzwelliger Strom erzeugt wird, der über ein Handstück mit Hilfe von verschieden geformten Elektroden in das Gewebe geleitet werden kann.

Mit Hilfe dieses Stromes kann man Weichgewebe schneiden, aber auch Blutgefäße „verschweißen", d.h. verschließen, um eine Blutstillung zu erreichen.

39 Warum wird nach einer Gingivektomie ein Wundverband gelegt?

Um die Wunde vor mechanischen, thermischen und chemischen Reizen zu schützen und damit die Wundheilung zu fördern.

Beispiele für Wundverbände: Coepak, Vulnocoll, Nobetec.

40 Beschreiben Sie die einzelnen Schritte bei einer Lappenoperation.

- Anästhesie
- Bildung eines Schleimhautperiostlappens
- Entfernen von Konkrementen und der obersten Zementschicht an den freiliegenden Zahnwurzeln
- Abtragen von Granulationsgewebe von der Tascheninnenwand
- ggf. Formen des Knochens
- Wundverschluß durch Interdentalnähte

Wenn erforderlich, kann das Zahnfleisch vor dem Zurückklappen gekürzt werden.

41 Welche Ziele verfolgen alle parodontal-chirurgischen Eingriffe?

- den Krankheitsverlauf stoppen
- bewirken, daß das Zahnfleisch am Zahnzement wieder anheilt
- in der Mundhöhle Zustände schaffen, die dem Patienten eine effektive Mundhygiene ermöglichen

42 Welche Wirkungen hat die Anwendung einer Mundddusche?

- Reinigung der Zähne und des Zahnfleisches von Belägen
- Massage des Zahnfleischs
- Erhöhung der Durchblutung des Zahnfleisches durch Wärmezufuhr

Merke: Plaques können erst dann durch die Munddusche herausgespült werden, wenn sie zuvor mit der Zahnbürste gelockert wurden.

43 Welchem Zweck dient das Einschleifen bei einer Parodontalbehandlung?

Es dient der Beseitigung von Frühkontakten und der gleichmäßigen Verteilung der Belastung auf alle Parodontien.

44 Nennen Sie je zwei Beispiele von a) temporären, b) definitiven Schienungsmethoden.

a) temporär z. B.
- Aufbißschiene aus Kunststoff
- Auftragen eines Composites

b) definitiv z. B.
- herausnehmbare Elbrechtschiene
- festsitzende Kronenschiene

45 Welchen Zweck hat die Eingliederung von temporären Schienen?

- Nach einem chirurgischen Eingriff gelockerte Zähne sollen verblockt werden, um die Belastung zu verteilen
- Ausschaltung von Parafunktionen

Parafunktionen siehe Seite 250.

46 Nach welchen Maßnahmen der Parodontalbehandlung kann es notwendig sein, die Zahnhartsubstanzen zu fluoridieren?

- Nach dem Einschleifen der Okklusion
- nach einem chirurgischen Eingriff, der die Zahnhälse freigelegt hat

Präparate zur lokalen Fluoridanwendung in der zahnärztlichen Praxis sind z. B. Elmex-Gelee oder Duraphat.

47 Warum ist es erforderlich, daß Patienten nach einer erfolgreich abgeschlossenen Parodontalbehandlung jährlich mehrmals zur Kontrolle kommen?

- Um rechtzeitig Nachlässigkeiten in der Mundpflege zu entdecken
- um den Patienten immer wieder zu einer optimalen Zahnpflege anzuhalten (Remotivation = Wieder-Motivierung)
- um regelmäßig eine professionelle Zahnreinigung vornehmen zu können

Das ständige Wiederbestellen des Patienten nennt man Recall (Rückruf).

8 Zwischenfälle

▸ Lokale Zwischenfälle

1 Nennen Sie lokale Zwischenfälle, die bei einem chirurgischen Eingriff auftreten können.

- Wurzelfraktur
- übermäßige Blutungen
- Eröffnung der Kieferhöhle

2 Welche zwei Arten von Blutungen können bei chirurgischen Eingriffen auftreten?

- Sickerblutung (Kapillarblutung)
- Gefäßblutung aus einem verletzten größeren Gefäß

3 Wodurch wird eine über das normale Maß hinausgehende Sickerblutung während eines chirurgischen Eingriffs gestillt?

- Drucktamponade mit Tupfer
- Aufbringen eines blutstillenden Mittels
- Verschließen der Kapillaren mit dem Elektrotom

4 Was versteht man unter einer Gefäßligatur?

Das Abbinden eines verletzten größeren Blutgefäßes.

5 Welche Instrumente werden für eine Gefäßligatur benötigt?

Gefäßklemme und Nahtbesteck.

6 Warum bindet man ein Gefäß mit Catgut ab und nicht mit Seide?

Über der Gefäßligatur wird die Schleimhaut verschlossen. Zum Entfernen des Seidenfadens müßte sie wieder geöffnet werden. Einen Catgutfaden muß man später nicht wieder entfernen, weil er resorbiert wird.

7 Wie nennt man die Maßnahme, mit der man eine Gefäßblutung aus dem Knochen stillen kann?

Knochenbolzung bzw. Knochenverbolzung.

Bei einer Knochenbolzung zur Blutstillung wird das Gefäß durch einen hineingeschlagenen Knochenspan verschlossen.

8 Welche Gefahr besteht, wenn dem Zahnarzt z. B. bei der Wurzelbehandlung, ein Kleininstrument entgleitet?

Der Patient könnte das Instrument verschlucken oder aspirieren.

Dieses Ereignis ist sehr folgenschwer, da Wurzelbehandlungsinstrumente nadelförmig sind und die Wände des Atmungs- oder Verdauungstraktes durchstechen können. Sie sind ferner meist sehr stark kontaminiert.

9 Welche Sicherungsmöglichkeiten gegen das Verschlucken oder Aspirieren von Wurzelbehandlungsinstrumenten gibt es?

– Anlegen von Sicherungskettchen
– Einspannen in einen Halter
– Befestigen eines Zahnseidefadens am Instrumentengriff
– Anlegen von Cofferdam

10 Wodurch kann die Zahnarzthelferin dazu beitragen, daß ein Instrumentenbruch im Wurzelkanal verhindert wird?

Durch sorgfältige Instrumentenpflege, d. h.
– Desinfektionsbad nicht zu hoch konzentrieren
– Sterilisationstemperatur nicht überschreiten
– unbrauchbare Instrumente aussortieren

11 Wie kann die Zahnarzthelferin dabei helfen, daß es beim Beschleifen eines Zahnes nicht zu Verletzungen von Zunge oder Wange kommt?

– Scheibenschutz bereitlegen
– aufmerksam abhalten
– für gute Ausleuchtung sorgen
– dem Patienten keinen Anlaß zu Abwehrbewegungen geben

Anlaß für Abwehrbewegungen des Patienten sind z. B. Einklemmen der Lippen, starker Druck auf den Mundboden, Kontakt der Absaugkanüle mit dem weichen Gaumen.

▸ Ohnmacht

12 Was ist eine Ohnmacht?

Eine kurz andauernde Bewußtlosigkeit.

13 Welcher Vorgang im Körper löst eine Ohnmacht aus?

Ungenügende Versorgung des Gehirns mit Sauerstoff, weil das Blut in die peripheren Gefäße absackt.

14 Welche Ursachen sind bei den Patienten des Zahnarztes häufig Auslöser einer Ohnmacht?

- Angst vor dem Eingriff
- Ekel, z. B. vor Gerüchen
- Anblick von Blut und Instrumenten
- Schmerzen

15 Wodurch kann die Zahnarzthelferin helfen, eine Ohnmacht zu verhindern?

- Den Patienten freundlich und ruhig betreuen.
- Für frische Luft und Sauberkeit im Behandlungszimmer sorgen.
- Darauf achten, daß Arbeitskleidung und Brillen von Arzt und Assistenz keine Blutspritzer aufweisen.
- Instrumente so bereitlegen und zureichen, daß der Patient nicht unnötig geängstigt wird.

16 Welche objektiven Symptome kündigen eine Ohnmacht an?

- Blässe im Nasen-Oberlippen-Bereich
- Schweißausbruch
- beschleunigter Puls
- leichter Blutdruckabfall

17 Welche Beschwerden des Patienten deuten auf eine bevorstehende Ohnmacht hin?

- Schwäche
- Schwindelgefühl
- Schwarzwerden vor den Augen
- Hören gestört (als ob alles weit weg wäre)
- Übelkeit

18 Welche Maßnahmen werden bei einer Ohnmacht ergriffen?

- Flachlagerung
- Hochlagern der Beine
- beengende Kleidung öffnen
- Reize auf die Haut
- Riechreize

Eine Ohnmacht klingt normalerweise innerhalb einer Minute ab. Bei längerer Ohnmacht: Patient in stabile Seitenlage bringen.

▸ Kollaps (Schock)

19 Was ist ein Kollaps (Schock)?

Kollaps (Schock) ist ein schwerer, lebensbedrohender Kreislaufzusammenbruch.

Die Anfangssymptome sind ähnlich wie bei der Ohnmacht. Hinzu kommen: blaue Fingerspitzen, Frieren, stark wechselnde Pulsfrequenz, niederer Blutdruck.

20 Was versteht man unter einem anaphylaktischen Schock?

Ein anaphylaktischer Schock ist ein schwerer Herz- und Kreislaufzwischenfall aufgrund einer bestehenden Allergie.

Anaphylaxie = Schutzlosigkeit

21 Welche ersten Maßnahmen werden bei einem kollabierten Patienten ergriffen, der bei Bewußtsein ist?

- Mundhöhle ausräumen
- Flachlagerung; Beine im Winkel von 90° hochlegen
- Sauerstoff zuführen
- zudecken

Ein kollabierter Patient darf nie allein gelassen werden.

22 Warum wird ein kollabierter bewußtloser Patient mit erhaltener Atmung nicht in Rückenlage, sondern in stabiler Seitenlage gelagert?

Da Schluck- und Hustenreflexe erloschen sind, besteht bei Rückenlagerung die Gefahr, daß der Patient Speichel, Blut oder Erbrochenes aspiriert. Außerdem fällt in Rückenlage die Zunge nach hinten und verlegt den Atemweg.

23 Beschreiben Sie die Lagerung eines Patienten in der stabilen Seitenlage.

- Patient liegt auf der rechten Seite.
- Rechter Arm nach vorn, rechtes Bein gestreckt.
- Linker Arm angewinkelt vor dem Kopf.
- Linkes Bein in Hüfte und Knie abgewinkelt, Knie vor dem rechten Bein auf dem Boden, rechter Fuß auf dem linken Bein.

▸ Krämpfe

24 Was versteht man unter einem Krampf?

Krampf nennt man das unwillkürliche, schmerzhafte Zusammenziehen eines Muskels oder einer Muskelgruppe.

Beispiele: Magenkrampf, Wadenkrampf, Krampf der Kaumuskulatur.

25 Welche allgemeinen Maßnahmen sind bei einem epileptischen Krampfanfall notwendig?

- Lagerung auf dem Boden, um Verletzungen zu vermeiden
- Gummikeil zwischen die Zähne, um Bißverletzungen zu verhindern

26 Wodurch kann es bei aufgeregten Patienten gelegentlich zu einem tetanischen Krampfanfall kommen?

Die Patienten atmen heftig. Dabei atmen sie zu viel CO_2 ab. Das führt zu einem CO_2-Mangel im Blut, der den Krampfanfall auslöst.

Eine Tetanie kann als Ursache auch einen Calciummangel haben. Häufig wissen die betroffenen Patienten von ihrer Krankheit und haben eine Trinkampulle mit Calcium bei sich.

27 Warum läßt man einen Patienten mit einem tetanischen Krampfanfall in eine Plastiktüte aus- und einatmen?

Durch die Rückatmung der eigenen Ausatmungsluft bekommt der Patient eine größere Menge CO_2 zugeführt als bei der normalen Atmung. Damit kann der CO_2-Mangel im Blut behoben werden.

▸ Reanimation

28 Was versteht man unter dem Begriff „Reanimation"?

Reanimation bedeutet Wiederbelebung eines Patienten, der einen Herzstillstand hat.

Zu den Maßnahmen, die bei einer Reanimation ergriffen werden, gehören künstliche Beatmung und Herzmassage.

29 Warum muß bei Atemstillstand rasch und zielbewußt gehandelt werden?

Bleibt das Gehirn länger als drei Minuten ohne Sauerstoff, so kommt es zu irreparablen (nicht wiederherstellbaren) Schäden.

30 Wodurch kann bei der künstlichen Beatmung der Atemweg freigehalten werden?

- Der Kopf wird nach hinten überstreckt und der Unterkiefer nach vorne geschoben
- Einführung eines Atemtubus (Mund-Rachen-Tubus)

Ein bekannter Mund-Rachen-Tubus ist der Guedel-Tubus.

31 Mit welchen Methoden kann ein Patient künstlich beatmet werden?

- Mund-zu-Mund-Beatmung bzw. Mund-zu-Nase-Beatmung
- Beatmung mit Hilfe von Atemmaske und Atembeutel
- Zufuhr von Sauerstoff über eine Atemmaske

Ist in der Praxis ein Lachgasgerät vorhanden, so kann die O_2-Zufuhr mit diesem Gerät erfolgen.

32 In welchem Rhythmus erfolgt die Mund-zu-Mund- bzw. Mund-zu-Nase-Beatmung?

Zu Beginn 5 bis 10 schnelle Lufteinblasungen, danach Weiterbeatmung mit etwa 12 Atemstößen je Minute.

Bei Kleinkindern muß die Atemspende auf mindestens 25 Atemstöße in der Minute erhöht werden.

33 Welche Sauerstoffquellen stehen in der zahnärztlichen Praxis zur Verfügung?

- Sauerstoff-Flasche
- Festsauerstoff

34 Welche Aufgaben hat die Zahnarzthelferin bei einer intravenösen Injektion?

- Notfallkoffer bereitstellen
- Staubinde am Oberarm anlegen
- Medikament nach Anweisung des Arztes aufziehen
- Einstichstelle desinfizieren
- Einstichstelle nach der Injektion versorgen

Die Zahnarzthelferin muß sich genau einprägen, an welcher Stelle im Notfallkoffer die einzelnen Mittel zu finden sind. Im Notfall muß sie schnell reagieren.

35 Was ist bei der regelmäßigen Kontrolle des Notfallkoffers zu prüfen?

- Vollständigkeit der Medikamente und Instrumente
- Verfallsdaten
- Sauerstoffvorrat
- Funktionsfähigkeit der Taschenlampe

Gehört zum Notfallkoffer ein Atembeutel, so muß die Gängigkeit des Ventils überprüft werden.

9 Pharmakologie

9.1 Das Rezept

1 Was versteht man unter Pharmakologie?

Pharmakologie ist die Lehre von der Wirkungsweise der Arzneimittel.

Pharmakon = Arzneimittel
Besondere Arzneimittel für die Zahnarztpraxis siehe auch bei Kapitel 4 (Kariesprophylaxe) und 7 (Behandlung).

2 Welche drei Arten von apothekenpflichtigen Arzneimitteln unterscheidet man?

1. rezeptfreie Arzneimittel
2. rezeptpflichtige Arzneimittel
3. Betäubungsmittel

Apothekenpflichtige Mittel dürfen nur in Apotheken verkauft werden. Betäubungsmittel müssen auf grünen Sonderrezepten in dreifacher Ausfertigung verschrieben werden. Die Durchschriften muß der Arzt drei Jahre diebstahlsicher aufbewahren.

3 Nennen Sie rezeptfreie Arzneimittel aus dem zahnmedizinischen Bereich.

Beispiele:
- Fluoridtabletten
- medizinische Mundwässer
- einige Analgetika (schmerzstillende Mittel)

Rezeptfreie Arzneimittel dürfen an jedermann beliebig oft und in beliebiger Menge abgegeben werden.

4 Was sind Betäubungsmittel?

Betäubungsmittel sind Mittel mit einer stark dämpfenden Wirkung auf das Schmerzzentrum im Gehirn. Daneben beeinflussen sie auch andere Hirnteile.

Die Einnahme von Betäubungsmitteln führt zu Abhängigkeit von diesem Medikament.
Wichtige Betäubungsmittel sind z. B. Morphium und Opium.

5 Was ist ein Rezept?

Eine schriftliche Anweisung des Arztes an den Apotheker zur Zubereitung bzw. Abgabe von Medikamenten.

Ein Rezept ist eine Urkunde. Mißbrauch und Fälschung von Rezepten werden bestraft!

6 Welche Personen dürfen ein Rezept ausstellen?

Nur approbierte, d.h. als Arzt zugelassene
Ärzte, Zahnärzte und Tierärzte

Das Ausschreiben des Rezeptes geschieht in der Praxis häufig durch die Helferin nach Anweisung des Zahnarztes. Es genügt, wenn der Zahnarzt das Rezept nach Überprüfung unterschreibt.

7 Welche zwei Arten von Rezeptformularen sind in der Zahnarztpraxis normalerweise vorhanden?

Kassenrezepte und Privatrezepte

Da Betäubungsmittel in der ambulanten zahnärztlichen Praxis kaum verordnet werden, haben die meisten Zahnärzte keine Betäubungsmittel-Rezepte.

8 Welche Eintragungen müssen außer der eigentlichen Verordnung auf einem Kassenrezept vorgenommen werden?

– Ankreuzen der Kassenart
– Name der Kasse angeben
– Personalien des Patienten
– Ankreuzen der Versicherungsgruppe
– Ausstellungsdatum
– Unterschrift des Zahnarztes

Rezepte müssen dokumentenecht geschrieben werden, d.h. mit Tinte, Kugelschreiber oder Schreibmaschine.

9 Welcher Stempel gehört auf ein Kassenrezept?

Der Nummernstempel mit der KZV-Nummer des Zahnarztes.

10 Welche vier Angaben muß die Verordnung enthalten?

– Name des Arzneimittels
– Arzneiform
– verordnete Menge
– Menge des wirksamen Bestandteils

In Einzelfällen wird auch eine Gebrauchsanweisung für den Patienten auf das Rezept geschrieben. Der Apotheker muß sie auf die Medikamentenpackung übertragen.

11 Welche Angaben werden auf Rezepten a) mit römischen Ziffern, b) mit arabischen Ziffern geschrieben?

a) Mit römischen Ziffern: Stückzahl
b) Mit arabischen Ziffern: Gewicht in Gramm oder Volumenangabe in ml (Milliliter)

Die Mengenangabe „IE" = Internationale Einheit bezieht sich auf die biologische Wirksamkeit eines Medikamentes. Sie wird z. B. angewendet für Hormone und Blutgerinnungsfaktoren.

12 Was bedeuten die Eintragungen a) „pro communitate", b) „noctu" auf dem Rezept?

a) Für Sprechstundenbedarf.
b) Das Rezept wurde während der Nachtzeit ausgestellt. Das Arzneimittel muß noch in dieser Nacht an den Patienten gegeben werden. Die Nachttaxe (Nachtzuschlag) für den Apotheker bezahlt in diesem Fall die Krankenkasse.

Für Apotheken gilt als „Nacht" die Zeit von 20.00 Uhr bis 7.00 Uhr. noctu = nächtlich, nachts

13 Auf welche Kassen wird Sprechstundenbedarf verschrieben?

– für RVO-Kassen: auf den Namen der betreffenden AOK
– für Ersatzkassen: auf den Namen der BEK

Sprechstundenbedarf sollte vierteljährlich einmal verschrieben werden.

14 Wodurch unterscheidet sich ein Privatrezept von einem Kassenrezept?

Beim Privatrezept
– ist im Kopf des Rezeptes Name, Berufsbezeichnung und Praxisadresse des Zahnarztes eingedruckt
– wird der Name des Patienten unter die Verordnung geschrieben
– ist kein Stempel nötig

Auf keinen Fall gehört auf ein Privatrezept der KZV-Stempel.

15 Was hat beim Verlust von Rezeptvordrucken zu geschehen?

– Bei Kassenrezepten: Meldung an die KZV
– bei Privatrezepten: Meldung an die BZK
– bei Betäubungsmittelrezepten: Meldung an das Bundesgesundheitsamt
– Bei allen: Anzeige (gegen Unbekannt) bei der Polizei.

9.2 Formen und Anwendung von Arzneimitteln

16 Woran erkennt man an der Flasche eines Medikamentes, ob es für den äußeren oder inneren Gebrauch bestimmt ist?

Flaschen mit Medikamenten, die nur für den äußeren Gebrauch bestimmt sind, haben ein rotes Etikett, Flaschen mit Medikamenten für den inneren Gebrauch ein weißes.

17 Welche Medikamente werden in dunklen Flaschen aufbewahrt?

Medikamente, die sich unter Lichteinfluß zersetzen.

H_2O_2 (Wasserstoffsuperoxyd) ist z. B. ein Medikament, das in dunklen Flaschen aufbewahrt werden muß.

18 Welche Grundsätze muß die Zahnarzthelferin bei der Vorratshaltung von Medikamenten beachten?

- Medikamente normalerweise kühl und trocken lagern. Temperatur (etwa) 15 bis 25 °C.
- Der Medikamentenvorrat darf für Unbefugte nicht erreichbar sein!
- Regelmäßige Kontrolle der Verfallsdaten.
- Neu gekaufte Packungen erst nach Verbrauch der vorhandenen verwenden (neue Packungen nach hinten bzw. nach unten legen)!

Medikamente mit dem Aufdruck „kühl“ müssen bei einer Temperatur unter 15 °C aufbewahrt werden, manche sogar im Kühlschrank!

19 Wann müssen Medikamente vernichtet werden?

- Wenn das Verfallsdatum überschritten ist
- wenn ein Medikament nicht zweifelsfrei zu identifizieren ist, z. B. weil die Beschriftung verloren gegangen oder nicht mehr lesbar ist
- wenn sich das Medikament sichtbar verändert hat

20 Was versteht man unter der Dosis eines Medikamentes?

Dosis ist die Menge eines Medikamentes, die dem Patienten gegeben werden soll.

Man unterscheidet u. a. Einzeldosis, Tagesdosis, Minimaldosis (kleinste) und Maximaldosis (größte Dosis).

21 Was versteht man unter a) externer, b) interner Applikation eines Medikamentes?

a) Äußerliche Verabreichung bzw. Anwendung
b) innerliche Verabreichung bzw. Anwendung

22 Nennen Sie Beispiele für die externe Anwendung von Medikamenten in der zahnärztlichen Praxis.

- Aufbringen einer entzündungshemmenden Salbe auf eine Druckstelle
- Spülen einer Wunde mit antiseptischer Lösung
- Einlegen von Wundkegeln in Wunden
- Pinseln von überempfindlichen Zahnhälsen mit einem Fluoridlack

23 Auf welchen Wegen können Medikamente zur internen Anwendung in den Körper gebracht werden?

- Auf dem Verdauungsweg, entweder peroral (durch den Mund) oder rektal (durch den Mastdarm)
- unter Umgehung des Verdauungsweges durch eine Injektion
- auf dem Atemweg durch Inhalieren

Unter Umgehung des Verdauungsweges nennt man parenteral.

24 Nennen Sie die häufigsten Arten der parenteralen Applikation von Medikamenten.

- Subkutane Injektion = Einspritzung unter die Haut
- submuköse Injektion = Einspritzung unter die Schleimhaut
- intramuskuläre Injektion = Einspritzung in einen Muskel
- intravenöse Injektion = Einspritzung in eine Vene

Die häufigste Art der Injektion in der Zahnarztpraxis ist die submuköse.

25 An welcher Stelle des menschlichen Körpers gibt man normalerweise eine a) intravenöse, b) intramuskuläre Injektion?

a) In die Ellenbeugenvene
b) In den großen Gesäßmuskel

Von einer intraartikulären Injektion spricht man, wenn ein Medikament in den Gelenkspalt gespritzt wird, z. B. Cortison bei einer Kiefergelenkentzündung.

26 Welche der folgenden Mittel werden a) äußerlich, b) innerlich angewandt: Analgetika, Antibiotika, Lokal-Antibiotika, Lokal-Anästhetika, Oberflächen-Anästhetika, Wundpuder?

a) äußerlich:
- Lokal-Antibiotika
- Oberflächen-Anästhetika
- Wundpuder

b) innerlich:
- Analgetika
- Antibiotika
- Lokal-Anästhetika

27 Wodurch unterscheiden sich a) Tabletten und b) Dragees?

a) Tabletten sind unter hohem Druck aus pulveriger Substanz in Scheibenform gepreßte Arzneimittel.
b) Dragee nennt man runde oder ovale Tabletten, die einen Überzug haben.

Eine Tablette besteht aus Wirkstoffen und Füllstoffen. Sogenannte Sprengmittel bewirken das Zerfallen der Tablette in Flüssigkeiten.

28 Aus welchen Gründen füllt man manchmal feste oder flüssige Arzneimittel in Kapseln?

- Schlecht schmeckende Arzneien können auf diese Weise besser eingenommen werden.
- Die Kapsel schützt säureempfindliche Medikamente vor der Magensäure und die Magenschleimhaut vor aggressiven Wirksubstanzen.

Kapseln bestehen aus Stärke oder aus Gelatine. Sie haben meist eine länglich-ovale Form und sind manchmal zweifarbig.

29 Was versteht man unter einem Suppositorium?

Ein Suppositorium ist ein Zäpfchen, bei dem der Wirkstoff in eine Trägermasse eingearbeitet ist, die bei Körpertemperatur schmilzt.

Suppositorien werden in den Mastdarm (Rektum) eingeführt.

30 Welche Vorteile haben Suppositorien (Zäpfchen)?

- Mit Zäpfchen kann man Medikamente verabreichen, die für die Magenpassage nicht geeignet sind.
- Zäpfchen sind auch bei Magenempfindlichen und Magenkranken anwendbar.

Nicht geeignet für die Magenpassage sind Medikamente, die von Verdauungssäften zerstört werden oder solche, die die Magenschleimhaut reizen.

31 Was versteht man unter einer Lösung?

Lösung nennt man eine Arzneimittelzubereitung, bei der ein fester Stoff in einer geeigneten Flüssigkeit, z. B. Wasser, Alkohol oder Glycerin, aufgelöst ist.

Werden mehrere flüssige Stoffe gemischt, spricht man von einer Mischung.

32 Geben Sie zwei Beispiele für die interne Anwendung von Lösungen in der Zahnarztpraxis.

- Injektion eines Lokal-Anästhetikums, eines Kreislaufmittels oder eines Hämostyptikums
- perorale Gabe eines Kreislaufmittels oder eines Hämostyptikums

Beispiel für eine externe Anwendung: Spülung der Mundhöhle mit einem Antiseptikum.

33 Was ist eine Tinktur?

Tinktur nennt man einen dünnflüssigen Auszug aus Pflanzen auf alkoholischer Basis (meist Weingeist).

Zur Bekämpfung von Entzündungen werden z. B. Kamillenauszüge angewendet.

34 Geben Sie die Unterschiede zwischen einer Salbe und einer Paste an.

Bei Salben ist die Trägermasse für die Wirkstoffe meist ein Fett, z. B. Vaseline oder Paraffin. Salben sind gut streichfähig.
Bei Pasten enthält die Trägermasse einen größeren Anteil eines unlöslichen Pulvers, z. B. Zinkoxid. Pasten sind daher fester, weniger streichfähig als Salben und haften länger.

Gelees haben eine fettfreie Trägermasse.

9.3 Ausgewählte Arzneimittelgruppen

35 Welche beiden Arzneimittelgruppen werden vom Zahnarzt zur Schmerzausschaltung eingesetzt?

1. Lokal-Anästhetika
2. Analgetika

36 Welcher Unterschied besteht in der Wirkungsweise der Lokal-Anästhetika und der Analgetika?

- Lokal-Anästhetika schalten am Ort der Einspritzung die Reizaufnahmefähigkeit oder die Leitfähigkeit der sensiblen Nerven aus.
- neben teilweise lokaler Wirkung lähmen Analgetika die Zentren der Schmerz-Wahrnehmung im Gehirn.

Bei Überdosierung von Analgetika kann es zu lebensbedrohenden Zuständen kommen.

37 Worauf müssen Patienten, denen Analgetika verordnet werden, unbedingt hingewiesen werden?

- Zeitpunkt und Menge der Einnahme
- Gefährlichkeit des gleichzeitigen Alkoholgenusses
- mögliche Beeinträchtigung der Konzentrationsfähigkeit und damit der Fahrtüchtigkeit
- Notwendigkeit, sich sofort zu melden, wenn unerwartete Nebenwirkungen auftreten

Besondere Vorsicht ist bei sogenannten Nacht-Analgetika geboten, die neben dem schmerzstillenden Mittel ein Schlafmittel enthalten, das länger wirkt als das Schmerzmittel.

38 Was sind Hämostyptika?

Blutstillende Mittel

Blutstillende Mittel werden auch als Hämostatika bezeichnet.

39 Auf welche Weise wirken Hämostyptika?

Sie wirken entweder gerinnungsfördernd oder gefäßzusammenziehend.

Hämostyptika können örtlich oder innerlich angewendet werden.

40 Welche Arzneimittelgruppen werden unter dem Oberbegriff „antibakterielle Chemotherapeutika" zusammengefaßt?

Antibiotika und Sulfonamide.

41 Was versteht man unter Antibiotika?

Antibiotika sind Medikamente, die Bakterien im menschlichen Körper hemmen oder abtöten ohne die Körperzellen zu schädigen.

Sulfonamide sind synthetisch hergestellte Wirkstoffe mit bakterienschädigender Wirkung. Sie werden in der Zahnarztpraxis kaum eingesetzt.

42 In welcher Form kann man Antibiotika verabreichen?

- peroral in Form von Tabletten oder Kapseln
- parenteral durch intramuskuläre oder intravenöse Injektion
- lokal, wenn es sich um ein Lokal-Antibiotikum handelt

Der Zahnarzt setzt Antibiotika fast ausschließlich peroral ein.

43 Warum muß der Patient ein verordnetes Antibiotikum regelmäßig einnehmen?

Um die Konzentration des Medikamentes im Blut (Blutspiegel) auf wirksamer Höhe zu halten.

44 Warum darf der Patient das Antibiotikum nicht ohne ausdrückliche Anweisung des Arztes absetzen, auch wenn die Beschwerden abgeklungen sind?

Das Abklingen der Beschwerden ist kein sicheres Zeichen für die Vernichtung aller Keime. Setzt der Patient das Medikament zu früh ab, kann es zu einem Rückfall kommen.

45 Was sind Antiseptika?

Bakteriostatisch wirkende Mittel, die zur Verhinderung oder Bekämpfung einer Wundinfektion eingesetzt werden.

Antiseptika sind nur lokal anwendbar. Bei innerer Anwendung würden sie die Körperzellen schädigen.

46 Bei welchen Behandlungen werden in der zahnärztlichen Praxis Antiseptika eingesetzt?

- Wurzelbehandlung
- Schleimhaut- und Taschenbehandlung
- Wundbehandlung

47 In welchem Fall werden Antiphlogistika eingesetzt?

Wenn eine Entzündung bekämpft werden soll.

Antiphlogistika sind entzündungshemmende Mittel.

48 Was versteht man unter a) Sedativa, b) Tranquilizern (Tranquillantia)?

a) Sedativa sind Beruhigungsmittel.
b) Tranquilizer sind Medikamente, die Angst- und Spannungszustände lösen.

49 In welchem Fall setzt der Zahnarzt Sedativa bzw. Tranquilizer ein?

Zur Prämedikation bei überängstlichen bzw. aufgeregten Patienten.

Prämedikation = medikamentöse Vorbehandlung

50 In welchen Fällen werden in der Zahnarztpraxis Kreislaufmittel eingesetzt?

- Bei drohender Ohnmacht
- zur schnelleren Erholung eines Patienten nach einer Ohnmacht
- bei schweren Kreislaufzwischenfällen

Kreislaufmittel nennt man auch Sympathikomimetika. Sie bewirken eine Verengung der peripheren Gefäße. Dies führt zur Steigerung des Blutdrucks.

51 Wie können Kreislaufmittel appliziert werden?

- peroral in Form von Tropfen
- durch intravenöse, intramuskuläre oder submusköse Injektion

Sachwortregister

T

U

V

W

Z